超声医学基础与临床应用

郑斌 等 主编

吉林科学技术出版社

图书在版编目（CIP）数据

超声医学基础与临床应用 / 郑斌等主编 . -- 长春 : 吉林科学技术出版社 , 2023.6

ISBN 978-7-5744-0549-3

Ⅰ . ①超 … Ⅱ . ①郑 … Ⅲ . ①超声波诊断 Ⅳ . ① R445.1

中国国家版本馆 CIP 数据核字 (2023) 第 103494 号

超声医学基础与临床应用

主　　编　郑　斌等
出 版 人　宛　霞
责任编辑　韩铭鑫
封面设计　刘　雨
制　　版　刘　雨
幅面尺寸　185mm × 260mm
开　　本　16
字　　数　313 千字
印　　张　14.5
印　　数　1–1500 册
版　　次　2023年6月第1版
印　　次　2024年1月第1次印刷

出　　版　吉林科学技术出版社
发　　行　吉林科学技术出版社
地　　址　长春市福祉大路5788号
邮　　编　130118
发行部电话/传真　0431-81629529 81629530 81629531
81629532 81629533 81629534
储运部电话　0431-86059116
编辑部电话　0431-81629518
印　　刷　廊坊市印艺阁数字科技有限公司

书　　号　ISBN 978-7-5744-0549-3
定　　价　114.00元

前　言

超声显像诊断是临床医学中的一门新兴学科，目前正在向城乡各基层医院和乡村卫生所推广、普及，在临床工作中日益得到广泛应用。超声技术在临床工作中应用广泛，它不仅涉及一般内外科、妇产科、儿科等主要科室，还与不少专科如神经内科、心血管科、泌尿外科、内分泌科、肿瘤科等有着密切联系。由于超声检查具有无创性，诊断正确率高，以及操作简便、快捷、经济、重复性好等特点，并可做全身各部位的检查，因此深受临床医师的重视，且受到患者的欢迎，已成为疾病检查及诊断不可或缺的部分。由于超声显像诊断对人体无害，操作方便，报告结果迅速，且有较高的准确性，因此，该检查方法深受广大患者的欢迎。近年来，超声诊断技术层出不穷，图像分辨力不断提高，使得超声医学发生了一场新的革命性变化。广大的超声诊断工作者迫切需要对超声诊断的临床应用范围、适应证、检查方法、各类疾病的主要超声表现及临床意义有一个新的了解和认识。为此我们编写了《超声医学基础与临床应用》一书。

该书从临床医生的角度出发，是作者在参阅了国内大量的医学著作和文献的基础上，结合多年从事超声显像诊断的临床经验和科研成果精心编写而成的，所以说它是一部集科学性、实用性、可读性为一体的图文并茂的医学图书，是临床医生、超声医生临床必备的工具书。

由于编著者的水平有限，书中难免存在疏漏之处，敬请超声医学界的专家、同仁和广大读者批评指正。

目录

第一章　组织多普勒超声

第一节　组织多普勒超声的原理

组织多普勒显像(DTI)是应用超声波的散射原理来检测组织的回波，是检测选定心肌各小区肌纤维散射点所组成的“斑点”连续追踪的信号－心脏的运动，为区别多普勒超声常用于检测血流，故将此种超声模式称为组织多普勒。组织多普勒超声为在心肌组织与心内血流两种混合的多普勒频移的频率中，选用低频的频移信号所获得的曲线。组织多普勒频移图经自相关技术处理后，用彩色编码的形式显示二维彩色图像。

通常，需将取样容积放置于相应的心肌感兴趣区(ROI)，显示其心肌运动的多普勒速度图，以最常用的标准心尖四腔观上的近二尖瓣环处的左心室心肌(二尖瓣环室间隔处或左心室侧壁)为例，可见组织多普勒超声运动速度曲线包括了收缩期波、快速充盈期波和舒张晚期波，并且可以测量到等容收缩波与等容舒张波。

第二节　衍生于组织多普勒超声的其他技术

在DTI基础上还开发了一些图像技术，包括了曲线M型超声、组织追踪法、应变与应变率成像等技术，其在超声波仪器上的商业名称为定量组织多普勒技术。研制定量组织多普勒技术的目的是希望它能对冠心病患者在负荷超声状态下，定位检测出心肌缺血。

一、曲线解剖M型超声

曲线解剖M型超声(CAMM)作为组织多普勒的衍生技术之一，利用彩色能量多普勒超声，曲线解剖M型超声呈圆弧形描绘心内膜面，并在心内膜设多个点采样之后，则以类似M型超声的模式，将曲线M型超声取样线沿心内膜面多点所取信息，组成形成x轴－时间，y轴为沿心内膜面多个取样点的彩色多普勒能量图。曲线解剖M型超声心动图可根据操作医师的意图，在二维彩色能量多普勒超声图上以马蹄形(心尖部四腔或二腔观)或圆圈形(胸骨旁短轴观)，选取所要观察的心肌区域，沿着心内膜面进行多点采样，用鼠标勾画完马蹄形或圆圈形以后，即可获得同步显示的曲线解剖M型超声心动图。形象地说，就是将弯曲的心内膜舒展开来，又铺展在时间坐标图上面，观察超声切面内整条采样心内膜在心动周期中的运动状态。它所提供的信息包括了采样点心肌收缩、舒张运动的方向与程度、运动的起步时间等，还能提供每一采样点的运动曲线，用于显示心肌的运动程度与时间顺序。

二、组织追踪显像

组织追踪法是检测选定心肌各小区肌纤维散射点所组成的“斑点”连续追踪的信号，它主要用于形象地显示心肌的运动程度，用作自动分析心肌节段的工具。它既能描绘取样部位的速度曲线或直方图来表示心肌的位移幅度，又可以不同色彩编码在二维图像上显示位移的程度，比如将零位移设置为红色，把近似 1cm 的位移设置为蓝色，并且可以根据运动幅度的大小设置多种颜色。目的是让操作医师无需凭借临床经验，只要开启仪器上的组织追踪显像功能，就可以根据心肌图像的编码色彩立即了解患者心肌运动的状况，但是在实际临床诊断工作中，组织追踪显像显示心肌节段运动的能力仍然受到一定的限制。

三、跨壁速度梯度

左心室心肌收缩时在心脏的短轴方向呈向心性运动，通常心内膜心肌的运动速率高于心外膜心肌，因而产生了心肌运动速率阶差 (MVG)。由于心肌纤维为多层排列，心壁各层的运动速率有较大差别，呈现不均一的速度分布特征。这种跨心肌壁的速度阶差反映了心肌运动速率在空间移行上的改变，也反映了心内膜与心外膜之间心肌纤维长度应变的变化。心肌运动速率阶差 (MVG)=(心内膜心肌运动速率 - 心外膜心肌运动速率)/ 室壁厚度。

应用常规二维超声或组织多普勒(TDI)检测心室壁节段运动，较易受心脏移位的影响，尤其在负荷超声试验时，因心脏的移位运动加大，极易掩盖缺血心肌与非缺血心肌之间的运动幅度差别，造成识别室壁心肌节段运动的困难，而应用左心室跨壁压力梯度技术则相对不受心脏移位的影响。左心室跨壁压力梯度可以避免心脏过度移动引起的误差，而且左心室跨壁压力梯度不受左心室前负荷的影响。无论伴或不伴二尖瓣反流，左心室跨壁压力梯度都能够反映心肌损害的程度。左心室跨壁压力梯度能敏感地检测出缺血心肌，甚至能检出常规二维超声探测不清的异常运动室壁节段。该类室壁运动用节段分析法无法辨认，左心室跨壁压力梯度则能敏感辨认常规方法无法确认的异常运动节段，也为左心室跨壁压力梯度的实际应用提供了依据。因此，左心室跨壁压力梯度广泛应用于负荷超声、评估心肌活性及动物实验等领域。在犬中度心肌缺血实验中，已经证实反映中层环状心肌纤维的室壁增厚率与节段运动幅度无变化，而反映心内膜下纵向心肌纤维的运动速度与心内膜运动速度明显降低。心肌发生严重持续性缺血导致心肌坏死时，其坏死首先累及心内膜下，然后逐渐向外扩展，左心室跨壁压力梯度能较敏感地探测出心内膜下心肌缺血。文献报道了不同心脏疾病时，心内膜运动应变与心外膜应变差别的存在。斯坦福大学 Cheng 等在动物心肌壁上植入金属珠，观察造影室壁金属珠的三维动态运动。发现局部左心室心肌纤维的排列角度从心外膜下心肌的 −37° 至心内膜下的 +18°。心肌薄片的增厚对室壁增厚的贡献以心内膜下心肌最大、心外膜下心肌最小。可能的机制是心外膜下心肌细胞之间的间质僵硬度抵消了跨心室壁的应变阶差。在室壁所有的层面上，心肌薄片的切应力也参与了室壁的增厚。心肌薄片的伸展对室壁增厚贡献在心外膜下最大，而在心内膜下心肌最小。应用心肌超声背向散射方法对于了解心肌纤维的三维排列特征也是有用的方法。

我们曾设计了应用组织多普勒成像快速获取左心室短轴多个采样点的心内外膜心肌运动速率，以曲线解剖 M 型超声方式描绘心内膜或心外膜面的运动，在左心室短轴组织多普勒图像上，自动计算每个心肌节段采样点心内膜运动速率与心外膜速率，并自动计算出心肌运动速率阶差。用曲线解剖 M 型超声图像方式自动计测左心室跨壁压力梯度方法操作简便易行、重复性较好，使复杂的左心室跨壁压力梯度测定过程经简化后易于在临床中应用。不过，心肌运动速率阶差测定仍属简便粗略的力学测定方法。

四、组织多普勒测定应变与应变率

组织多普勒超声测定心肌应变 (应变，ε) 及应变率 (SR)，成为组织多普勒技术的主要贡献，应变是指心肌发生变形的能力，即心肌长度的变化值占心肌原长度的百分数，而应变率则反映了心肌发生变形的速度。应变和应变率获取的是相邻两点心肌之间发生形变的信息。组织多普勒超声采用近似计算法计算 SR，SR=(V1−V2)/L，单位是 s^{-1}。由于组织多普勒探测到的不是长度，故在计算应变过程中把速度粗略折算为长度，组织多普勒由其衍生技术实现了在人体推算出组织的应变与应变率数值的应用。

曾有文献以为组织多普勒超声测定心肌应变及应变率能判断局部心肌的变形能力，且不易受周围心肌组织的牵拉和心脏整体运动的影响，克服了心脏整体运动 (如旋转运动) 和相邻心肌节段的被动牵拉对室壁运动速度的影响，相对的不受呼吸、心脏搏动的影响，故在分析节段性室壁运动时就能排除心脏的整体运动及非缺血室壁节段对缺血室壁节段运动的影响。可以识别不同节段之间心肌变形在空间和时间相分布上的细微差别，得到该节段相邻心肌在声束方向上相对运动的准确信息，从而反映左心室局部的收缩和舒张功能，能客观评价局部心肌的收缩和舒张功能。

组织多普勒超声在应变及应变率的测量中易受到噪声干扰、帧频限制和声束角度的影响，致使其重复性检测不理想。因此，多数作者认为，在研究心肌的样本中应尽量选择具有清晰二维图像者，减小取样点运动方向和声束间的角度以提高测量准确性。

第三节 组织多普勒的争议

组织多普勒技术的显示方式较多，速度、加速度、运动幅度、时间延迟、应变率成像等。自1998年Heimdial等报道了组织多普勒技术测定心肌应变后，人们对应用组织多普勒技术分析左心室节段运动局部心肌运动寄予较大的期望，研制组织多普勒的初始愿望就是期盼应变与应变率对室壁节段运动异常的检出率能达到与经验丰富医师相等的水平，使节段运动分析结果能在各医院之间进行比较，并作为各个心超室间质量控制的手段。但在实际工作中，还是遇到了组织多普勒应变、应变率重复性欠缺的问题。从理论上来说，组织多普勒应当是检出心肌病变或心肌缺血的心肌节段运动异常的有效工具。比如坏死心肌不发生变形，心肌收缩和舒张运动消失，甚至出现矛盾运动曲线，应变率可为零。在运动异常的心肌节段，其应变与应变率均降低，反映局部心肌功能的异常。但在实际应用中心肌应变与应变率的显示并不理想，而且在实际操作中组织多普勒应变、应变率图像尚存一些技术困难，使人们对组织多普勒技术的实用价值提出了疑问。持否定意见的人认为，因组织多普勒所包含的低频信号不止是心肌组织，故认为将组织多普勒冠以“组织”的字头是一种误导，应称为“低频多普勒”；甚至提出将组织多普勒应用于评价心肌组织的运动是“超声技术的倒退”。

一般认为，组织多普勒及其衍生技术较二维超声心动图的节段运动幅度和室壁增厚率分析更准确、更敏感。但是组织多普勒衍生技术测定应变、应变率有一定的误差，两次重复测量的误差有时高达17%。过去的文献均认为，组织多普勒衍生的技术可用于鉴别心肌的运动是由于主动收缩或是被动运动，但最终未能证实此作用。也曾试图用该技术鉴别“心肌顿抑”和“心肌冬眠”，但也未获得成功。实践经验证实，组织多普勒应变及应变率仍然受操作者经验因素的影响，仍然需要经验丰富的医师来使用，尚未达到组织多普勒设计者要把应变及应变率变成一种客观评价手段的初衷。尽管组织多普勒有上述的缺点，但是组织多普勒在评价节段运动异常患者的心肌节段中，仍具有一定的临床应用价值。目前，组织多普勒在以下情况的应用仍然得到了业内的认可，这包括了组织多普勒检测心脏机械运动不同步、指导同步化治疗。组织多普勒测定左心室功能，尤其使用二尖瓣运动曲线测定左心室舒张功能，也用于分析右心室功能；可用于心肌运动严重降低或消失情况下的局部心肌功能分析；用于评价房颤预测心脏转复的治疗效果；可用于鉴别诊断限制性心肌病和缩窄性心包炎等。采用磁共振技术为验证手段，对组织多普勒衍生技术所做的应变进行的临床研究发现，使用组织多普勒超声与磁共振测得的应变之间相关性低于实验研究的报道(r值仅为0.40～0.50)。因此，组织多普勒技术的临床作用尚需要今后做大规模的人群随机盲法研究，对其临床应用价值做出公正的评价。

一、从力学角度看组织多普勒存在的问题

目前应用应变与应变率测量生物体心脏仍存在一定的误差，这是因为测定任何在体心脏的应变时，均不可能对零应力状态的心肌初始构形进行测定。在应用组织多普勒原理计算 Lagrangian 应变或 Cauchy 应变公式里，由于心肌初始长度不是在零应力状态下获得，其应变的计算错误也难以避免。应变计算的另一个错误来源于力学理论假设心肌组织是不可压缩的，实际上，心肌在心动周期中的血液灌流压变化很大，力学计算未将心壁厚度变化考虑在内，也造成计算的误差。

常规彩色多普勒超声图像是在滤除了各种低速杂波、消除了高振幅低频率的心肌组织运动和其他的“噪声”信号后获得的。组织多普勒则采用消除高频率的血流信号，保留低频率的心肌组织和其他“噪声”信号的技术。大多数操作医师体会到，一旦开启了超声仪器上的组织多普勒功能键，超声图像质量立即变差。组织多普勒应变与应变率测定的误差还来源于噪声干扰，导致图像上出现多余且失真的应变曲线。除了组织多普勒的角度依赖性外，组织多普勒图像质量还受采样帧频的影响，并受心脏的运动与周围组织牵拉及呼吸、心脏的移位的影响。比如组织多普勒技术在无收缩运动的房间隔，也会记录到由牵拉所致的应变或应变率曲线。据文献分析，组织多普勒的计算误差主要成因是缘于组织多普勒的成像原理，组织多普勒从超声图像上像素的移动来推算像素运动速度，并将其假设为心肌组织的运动，其实像素的速度尚不能等同于组织的运动。组织多普勒技术的空间分辨力也较差，无法准确测定特点位置的心肌。因此，有作者认为组织多普勒应变与应变率存在明显的设计错误，应变及应变率只能通过局部心肌长度的变化来计算，组织多普勒的设计者人为将速度替换为长度，使用应变 = 采样点之间运动速率之差 / 采样点之间距离的公式来计算，在数学上属于错误计算，这些均是组织多普勒技术的内在缺陷。心脏的运动包含了运动、移动与扭动等因素，并含切应力成分。组织多普勒技术测定的应变及应变率，忽略了心脏三维方向的运动，不能精确反映局部心肌的运动速率。相比之下，速度向量成像技术在反映心脏运动的综合矢量方面的能力则更佳。

据文献报道，经过组织多普勒技术的应用实践，人们逐渐认识到组织多普勒技术虽然在测定左心室舒张功能、评估心室同步化方面具有确切的效果，但是实践经验证实，组织多普勒应变及应变率仍然受操作人经验因素的影响，仍然需要经验丰富的医师来使用，尚未达到组织多普勒设计者要把应变及应变率变成一种客观评价手段的初衷。由此使人对组织多普勒技术的实用价值产生了疑问，甚至出现了负面评价组织多普勒的观点。

经斑点成像技术对比研究证实，组织多普勒应变率在评价节段运动异常患者的心肌节段中，尚有一定的临床应用价值，但是重复性相对较差；组织多普勒应变的测量结果不够准确，组织多普勒应变及应变率的测量误差均较速度向量成像测量结果要大。由于各个研究病例数及方法学的局限，尚需进一步深入评价组织多普勒应变、应变率在心脏病的临床实用价值。

二、组织多普勒的再评价与临床应用价值

组织多普勒超声是经过大量离体模拟实验、声纳微测量法、磁共振法和各种动物实验验证的，并且通过大量临床研究证实了它的有效性。但是组织多普勒方法的测量误差也为文献所证实。笔者曾试用速度向量成像技术 (VVI) 对组织多普勒应变与应变率在节段运动辨认与定量分析中的作用进行评价。选用速度向量成像技术的理由是它通过采集高帧频二维超声灰阶图像，将心肌组织对超声能量的散射及反射形成的斑点，通过逐帧追踪超声图像的像素点，计算获得应变与应变率。从成像理论上来说，它较组织多普勒方法更为准确。将速度向量成像与组织多普勒所测结果相比较，观察到组织多普勒应变除了心底节段外，均未见正常与异常节段运动组间的显著性差异 ($P > 0.05$)，测量数据与速度向量成像所见相差较大，提示可能存在一定的测量误差。组织多普勒应变率除了左心室侧壁心尖段外，均观察到正常与异常节段运动组间的显著性差异 ($P < 0.05 \sim 0.01$)，与速度向量成像的结果比较接近，提示应用组织多普勒应变率分析异常节段运动仍然有其实用价值。组织多普勒应变率对左心室侧壁心尖段检出能力欠佳的原因，可能与组织多普勒显示左心室心尖部图像相对较差有关。不过，组织多普勒应变除了室间隔及左心室侧壁的基底段外，均未见显著性差异 ($P > 0.05$)。笔者曾观察到同一操作者间测定组织多普勒应变及应变率的误差为 6.70% ～ 15.52%，两个操作者间的测量误差在 3.84% ～ 16.50%，采用速度向量成像技术作为组织多普勒的验证手段，除了因速度向量成像技术的取样部位、计算数据的单位均与组织多普勒方法相似，也是由于速度向量成像应变及应变率在同一操作者间或两个操作者间的测量误差均比较小，重复性相对较好。将速度向量成像技术作为组织多普勒的比较手段是较为合理的。

尽管组织多普勒超声在实际应用中存在一些问题，但是组织多普勒在以下情况的应用仍然得到了业内的认可：检测心脏机械运动不同步、指导同步化治疗；测定左心室收缩功能与舒张功能；测定右心室功能；对冠心病患者测量分析局部心肌功能；评价房颤预测心脏转复的治疗效果；鉴别诊断限制性心肌病和缩窄性心包炎等。

第四节　组织多普勒超声的临床应用

一、多普勒组织超声评价犬左心室心肌长轴功能

左心室心肌由中层的环形肌和心内、外膜下的纵形肌组成，根据心肌纤维的解剖排列，心肌在长轴方向的舒缩运动在正常心脏功能维持中起重要作用。心肌缺血发生时，心肌在长轴方向的运动也会表现异常。在对心脏进行多普勒组织超声的研究中，较为重要的发现就是它能直接检测心肌沿长轴的运动，这对评价心脏功能有重要的帮助。

组织多普勒超声评估左心室局部心肌功能，最先是观察心肌的运动曲线，测定运动位移及心肌运动的速度，后来又研制出通过模拟形变计算应变与应变率的方式。其中最为简便的组织多普勒超声测量方法就是测量心肌的位移曲线，采用组织速度显像实时获取各个节段心肌的信息，提取其中的速度信息并积分，获得心肌各节段的多普勒轴向运动位移信息。它能对同一心动周期不同心肌节段运动位移进行同步分析比较，从而提供了一种评价心肌长轴运动的手段。

通过应用组织多普勒位移曲线对心肌梗死动物模型的左心室心肌运动研究显示，心肌组织多普勒位移曲线能定量评价左心室局域心肌组织的运动位移。可以反映不同心肌节段在同一时相的位移变化，为评价心肌梗死左心室节段性室壁运动异常提供了一种定量方法。从心尖四腔、心尖二腔观可以观察到，在正常犬心肌运动呈现规律性变化，瓣环处位移最大，其余各节段心肌由心底向心尖位移逐渐降低。心肌梗死后位移曲线正常规律丧失，部分节段曲线收缩期上升支出现切迹，提示心肌运动异常或出现反常运动；前壁、前间隔、后间隔近心尖部位移峰值降低，其心肌病理切片上呈现心肌缺血及坏死，与心肌病理学灌流减低或无灌流区相吻合。

二、组织多普勒超声评价心肌梗死犬的左心室舒张期局部心肌功能

动物实验证明，冠状动脉血流阻断 5 ～ 15min，心肌超微结构即可有轻微变化，阻断 15 ～ 18min 缺血区心肌收缩停止。舒张是心室肌在收缩后恢复到收缩前状态 (即心室收缩前的起始张力和长度) 的过程。业已证实，在等容舒张期，心肌依赖于耗能而作主动伸长。若出现能量供应障碍，则可导致等容舒张期延长、心肌舒张迟缓、舒张程度降低、舒张不同步等。而且心肌缺血可以使心脏各部的舒缩在时间和空间上出现不协调。

有学者运用组织多普勒超声对 24 条开胸术所做的急性心肌梗死模型研究显示，急性心肌梗死后受累节段的舒张早期峰值速度明显低于正常时的相应节段 ($P < 0.01$)；受累

节段的等容舒张期负向峰值速度显著低于正常时 ($P < 0.05$)、加速度增加 ($P < 0.05$)。等容舒张期局部室壁运动异常可作为评价急性心肌梗死后心肌舒张功能异常的敏感指标。等容舒张期时间在冠状动脉结扎后明显延迟的原因，可能与等容舒张期局部受损心肌主动舒张力下降、局部受损心肌运动异常致使整体心肌主动舒张力的正常协同遭受破坏等因素有关。其余各节段位移峰值虽有降低及达峰值时间、等容收缩期时间、等容舒张期开始时间略延迟，从理论上推断，心肌梗死后由于代谢障碍所致的 ATP 生成减少、细胞内 K^+ 丢失、无机磷酸盐增多、细胞内酸中毒，导致心肌的兴奋－收缩偶联障碍等，将会导致心肌收缩力降低，收缩速度延缓，且受损节段运动异常将会影响心脏的整体运动，导致整体心肌运动幅度降低。

三、正常人组织多普勒超声测定心肌应变及应变率

应用组织多普勒超声应变及应变率技术测定正常人左心室心肌应变及应变率变化。测定 40 例年龄 24 ～ 55 岁的正常人，平均 (35.48±11.90) 岁的心肌应变和应变率，测定组织多普勒超声的局部心肌应变 (前壁、前间隔、后间隔、侧壁、后壁)。正常人左心室出现自基底段到心尖段逐渐递减趋势，其下壁各节段之间无统计学上的显著性差异。后间隔应变最高，同一室壁不同节段显著性差异明显大于不同室壁的同等节段。应变率在不同室壁的同等节段显著性差异存在于中间段和心尖段。在不相邻室壁的同等节段两两比较中，无论收缩期还是舒张期应变率显著性意义均在中间段和心尖段体现。在同一室壁相邻节段两两比较中，显著性差异多存在于基底段和心尖段、中间段和心尖段之间。但在后壁及下壁的收缩期应变率、舒张早期应变率无显著差异。另外，在部分室壁出现中间段或心尖段应变率高于其他节段水平，Bogaert 等也通过磁共振显像技术对正常人左心室心肌运动对此现象进行研究，解释为心肌运动在长轴方向上从心底至心尖室壁增厚率逐渐增强，室壁张力也依次增强，心尖部射血分数明显高于心底部。加之心脏的整体收缩方向指向位于二尖瓣瓣环水平至心尖长轴的2/3 处的中点处，由长轴方向伸长和缩短、短轴方向的增厚和变薄以及旋转环形运动共同构成自心尖向心底扭转运动。所以可能出现中间段或心尖段局部心肌的形变更明显，其应变率高于其他节段水平的情况。

组织多普勒应变及应变率的测量易受噪声干扰、帧频限制和声束角度的影响，致使测量重复性不理想。认为在正常人左心室心肌应变和应变率曲线中，无论在同一室壁不同节段还是在不同室壁同一节段上，可能并未出现规律一致的分布模式。在严格实行方法学控制条件下，应用组织多普勒所测定的正常人应变和应变率曲线，无论在同一室壁不同节段还是在不同室壁同一节段上可能并无规律一致的分布模式。

四、组织多普勒超声评价高血压左心室局部收缩功能

应用组织多普勒超声探讨应变及应变率技术评价高血压不同构型组左心室局部收缩功能及收缩后收缩现象。应用常规超声计算左心室质量指数 (LVMI) 和相对室壁厚度

(RWT)，根据左心室质量指数和相对室壁厚度将高血压患者40例分为左心室正常构型(LVN)20例和左心室重构型(LVR)20例各两组。运用定量组织多普勒技术对左心室各室壁各节段心肌进行应变和应变率分析，观察收缩后收缩(PSS)现象的发生率。观察到组织多普勒超声所测的左心室收缩期峰值应变和应变率在LVN组和LVR组均表现为整体下降趋势，与对照组比较有统计学上的显著性差异($P < 0.05$)。相比较高血压组从正常构型到重构阶段，其左心室壁各个节段的心肌收缩期应变和应变率则表现为明显下降趋势，而代表左心室整体收缩功能的射血分数和左心室短轴缩短率却未表现组间差异。这就说明即使在心脏整体收缩功能正常的情况下，左心室局部心肌的形变能力就已经有所下降，而应变和应变率较EF(射血分数)和FS(左心室短轴缩短率)更能敏感地反映高血压早期心肌收缩功能受损情况。这是因为心肌在长轴方向上的径向运动是维持正常心功能的重要条件，而EF和FS在测量中常受到后负荷的影响。另外，尚有心肌组织的牵拉和心脏整体运动作用，所以并不能像应变和应变率那样提供高血压早期心肌收缩能力的评价依据。应变和应变率反映的是局部心肌的变形能力和变形速度，故更能客观地体现心肌的生物学特性。而且研究发现在LVN组和LVR组应变和应变率均显著低于对照组，并且室壁应变和应变率绝对值降低的幅度反映了相应室壁不同节段的肥厚程度，说明高血压不同构型组收缩功能有不同程度的损害，LVN组和LVR组局部收缩功能的下降体现了肥厚心肌因心肌耗氧量的增加，引起细胞膜发生缺陷，心肌细胞内Ca^{2+}超负荷，钙泵活力降低，最终导致心肌收缩变形能力下降的结果。另外，Poulsen等还从分子生物学角度进一步指出血清学心肌纤维标志物和左心室长轴方向上的收缩功能受损相关，通过放射免疫法测定血浆中原胶原氨基端原肽-3(PIIINP)，发现其在左心室收缩功能正常情况下与局部心肌应变率存在显著负相关。高血压的心肌纤维化是成纤维细胞合成Ⅰ型和Ⅲ型胶原增多而导致胞外胶原减少的结果，心肌胶原纤维在心肌相邻节段的收缩中起到连接作用，在高血压患者中PIIINP升高而局部心肌应变率下降，提示因其心肌胶原纤维在质量和数量上的改变产生局部心肌的变性最终导致心肌的功能异常。加之室壁肥厚的心肌细胞因氧供相对减少，冠状动脉血管重构，冠状动脉储备量下降，进一步导致心肌僵硬度增加，致使心肌形变能力减慢，心室充盈能力减退，顺应性下降，使得心室整体舒张功能受损早于整体收缩功能受损。

五、组织多普勒超声评价高血压左心室的收缩后收缩

收缩后收缩(PSS)即长轴方向上主动脉瓣关闭后出现缩短现象，在SR显像上表现为等容舒张期SR曲线呈负向改变。Voigt等认为在正常人、缺血心肌、瘢痕心肌均可出现收缩后收缩现象，并推测因正常人心肌局部节段在等容舒张早期的延长机械运动，致使相邻节段的拉紧而后放松复位，导致了局部心肌的一种相对矛盾运动，所以在正常人也可观察到生理性PSS的存在。收缩后收缩的出现起到了在等容舒张期保持心肌再塑性中

心肌同步和相互平衡的作用，但病理性PSS常和SR的降低并存出现。而且收缩后收缩的发生明显晚于主动脉瓣关闭之后，其相邻心肌节段并未同时出现增强收缩。由此可见，在缺血心肌中收缩后收缩更强调的是病变心肌运动的不协调性，相应心肌节段延长收缩延迟舒张的体现。

研究发现，在高血压正常构型组有38%的节段出现收缩后收缩，而在高血压重构组则有高达55%的节段出现，且肥厚室壁节段心肌常发生收缩期峰值收缩速度的延迟，收缩期达峰时间后移及等容舒张期的延长，也较易伴随出现收缩后收缩现象。这是因为高血压心肌肥厚患者心肌细胞增大、间质细胞增生，心肌耗氧量增加，心肌相对缺血，能量供应障碍，缺血节段的心肌纤维主动拉伸的舒张能力大幅降低或丧失，心肌僵硬度增加，受累节段与正常节段间的舒张不协调，心肌运动效率减低，受邻近非缺血心肌舒张时的挤压而被动的反常收缩，说明在肥厚的心肌节段已经出现供血不足。另外，Carlhall等研究还发现高血压心肌肥厚患者常伴随一定程度的心室间传导不同步现象，由此推测在等容舒张期出现的收缩后收缩是心电机械运动和心室重塑两者之间失衡的结果，体现了心电传导偶联的不协同性。所以对于高血压患者，收缩后收缩的出现可能是心肌主动和被动收缩的相互作用。虽然研究发现在高血压LVN组和LVR组均有收缩后收缩的出现，但两组间收缩后收缩在等容舒张期间的发生时间、形态尚未发现明显差别规律。病理性收缩后收缩在高血压患者出现率较高，提示其局部缺血心肌节段存在心肌运动的不协调；而对照组收缩后收缩的出现为正常心肌在生理状态下同步与相互平衡的结果。

六、组织多普勒应变曲线评价心肌梗死患者的舒张期左心室局部心肌功能

应用组织多普勒定量组织速度成像的应变积分曲线描记技术，能测定出心肌梗死患者左心室舒张各期心肌的应变，以探讨组织多普勒应变曲线在评价局域左心室舒张功能中的价值。我们对前壁心肌梗死患者，观察左心室的组织多普勒图像。应用左心室各节段心肌长轴方向的同步应变积分曲线，测量舒张各期的时间、应变积分值及变化幅度。结果见心肌梗死患者应变积分曲线变化紊乱；在心肌缺血区节段内，等容舒张期多可记录到平缓或向下的波段，提示由于局部心肌主动舒张能力异常和不协调，几何构型异常，不仅使缺血节段其本身舒张功能严重受损，而且使整体心肌主动舒张力的正常协同遭受破坏，等容舒张期局部室壁应变积分异常可能是评价局部心肌缺血时或梗死后心肌舒张功能异常的敏感指标。

在快速充盈期，正常时，随着等容舒张期心肌的主动舒张伸长和左心室内压力的骤然降低，这一期心肌梗死患者缺血节段应变积分负值较正常为大，舒张期应变程度较小。

其原因可能在于快速充盈早期心肌主动伸长力和快速充盈晚期血液进入心室对室壁作用的降低，心肌梗死患者这些能力受损，应变程度降低，应变积分变化幅度减小。在缓慢充盈期，心肌梗死组应变积分负值逐渐减小即舒张期应变程度较大，说明朝向心底的应变代偿性增强，属心肌在缺血状态下的继发性改变。

心肌的舒张性是指心肌收缩后其张力下降和心肌纤维伸长的能力，即心肌纤维恢复到舒张末期长度的能力，主要包括主动舒张和被动舒张期。心肌舒张迟缓、舒张程度降低，舒张不同步等都是心肌舒张性受损的表现。研究已证实，在舒张早期尤其在等容舒张期，心肌依赖于耗能而作主动伸长。从代谢角度推测，只要能量生成障碍，即可导致舒张受损，其出现早于收缩功能受损。所以，心肌缺血必然引起舒张早期局部心肌舒张功能异常。心肌组织多普勒成像技术的出现，为研究局部心肌舒张功能提供了可能，并且初见其重要价值。心肌组织速度成像进一步提高了对室壁运动的检查能力。通过速度曲线评价左心室局域舒张功能已见报道，但由于声束夹角等因素的限制，速度等指标尚有其应用的局限性。

第二章　头颈部血管超声

随着我国国民经济的快速发展，人们生活条件和生活方式的明显改变，加之迅速到来的人口老龄化，导致国民的疾病谱、死亡谱发生了很大的变化。其中脑、颈部动脉血管狭窄或闭塞性病变是引发的缺血性脑血管病的重要危险因之一，采用脑、颅部血管超声对脑卒中高危人群的早期筛查早期诊断，使患者得到有效的治疗，是减少缺血性脑卒中的重要手段。

近 20 年来随着超声技术的不断发展，血管超声专业在脑、颈血管病的临床应用评估越来越广泛。对于从事相关超声技术的医技人员，熟悉相关脑、颈血管解剖及血流供应相关的血流动力学基础，是精准判断血管病变的重要理论基础，不断提高血管超声检查技术是精准评估脑颈血管病变的重要技能。

经颅多普勒 (TCD) 或经颅彩色多普勒超声 (TCCD/TCCS) 是用于颅内动脉狭窄或闭塞、侧支循环建立评估、颈动脉内膜切除术中监测、重症患者脑血流与颅内高压监测等病变诊断与评估的重要手段。颈部彩色多普勒血流成像 (CDFI) 是用于颈部血管生理性变异、动脉粥样硬化性或非动脉粥样硬化性狭窄闭塞性病变筛查的重要手段。

第一节　经颅超声多普勒的临床应用

一、概述

正常人类脑组织的重量是体重的 2% ～ 3%，而脑血流量占心脏输出量的 15% ～ 20%。脑组织代谢所消耗的葡萄糖占人体的 17%，维持正常的脑组织功能依赖于脑动脉系统不断地血液供应。正常脑血液循环的时间为 4 ～ 8 秒，平均 6 秒。脑细胞对缺血缺氧的耐受性很低，当血流中断 10 ～ 30 秒，神经细胞即受损伤，若中断 30 分钟，脑组织将出现广泛性缺血性梗死。因此，采用 TCD 或 TCCD 对颅内动脉血流动力学的检查，可以客观评估血管狭窄或闭塞性病变导致的缺血性脑血管病的相关血流动力学改变。

（一）解剖

正常人脑血流供应来自颈内动脉系统和椎－基底动脉系统。两大系统均由主动脉弓分支供血，包括无名动脉、颈总动脉、锁骨下动脉 (图 2-1A)。

1. 颈内动脉系

颈内动脉系指颈内动脉主干及其分支，其主要供应额叶、顶叶和部分间脑。颈内动脉 (ICA) 由颈总动脉 (CCA) 分出，直径约 4 ～ 5mm，其行程以颅底的颈动脉管外口为界，分为颅外段与颅内段 (图 2-1B)。

(1) 颅外段：又称颈段。位于颈外动脉的后外侧，沿咽侧壁上行至颅底经颈动脉管入颅 (图 2-1B)。

(2) 颅内段：按其走行可分为五段，即岩段 (C3)、海绵窦段 (C4)、膝段 (C5)、床突上段 (C6) 和终末段 (C7)。海绵窦段、膝段、床突上段呈 “S” 型弯曲称虹吸部。于 C7 段后壁发出后交通动脉与大脑前动脉与大脑中动脉，参加须底动脉环 (Willis 环) 的组成。

①眼动脉 (OA)：是 ICA 颅内段的第 1 分支，自颈内动脉虹吸弯发出，与视神经一起经视神经孔出颅腔入眼眶内 (图 2-1B)。

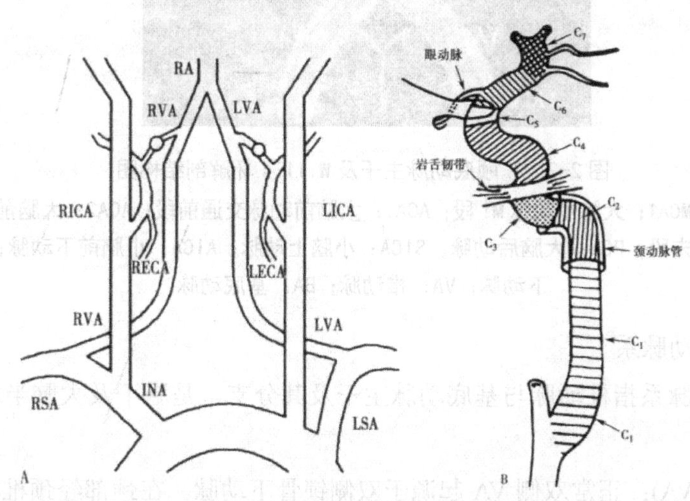

图 2-1　颈部动脉与颈内动脉解剖模式图

A. 主动脉弓上颈部动脉模式图。无名动脉 (INA)，左右侧锁骨下动脉 (LSA、RSA)，左右侧椎动脉 (LVA、RVA)，左右侧颈总动脉 (LCCA、RCCA)，左右侧颈内动脉 (LICA、RICA)，左右侧颈外动脉 (LECA、RECA)；B. 颈内动脉分段解剖模式图。颈内动脉分颅内段与颅外段。C1 为颅外段，C2 颈动脉管段 (入颅前段)。C3 ～ C7 颅内段。细化分段包括 C3 岩骨段、C4 海绵窦段、C5 膝段、C6 床突上段、C7 终末段

②大脑中动脉 (MCA)：由 ICA 终末段直接延续，是 ICA 的最大分支。

③大脑前动脉 (ACA)：是 ICA 终末段发出的较小终支。ACA 以前交通动脉 (ACoA) 为界，分为交通前段 (A1 段) 和交通后段 (A2 段)(图 2-2)。

④前交通动脉 (ACoA)：是双侧 ICA 系统的重要交通动脉，位于双侧 ACA 的 A1 段之间 (图 2-2)。

⑤后交通动脉 (PCoA)：自 ICA 终末段后内侧壁发出，与大脑后动脉前壁连接 (图 2-2)。它是颈内动脉系统与椎 - 基底动脉系统的重要交通，其血流方向取决于颈内动脉与椎 - 基底动脉间的血流灌注压力。在正常情况下，颈内动脉系统和椎 - 基底动脉系统的压力是均衡的，后交通动脉无血流流动。

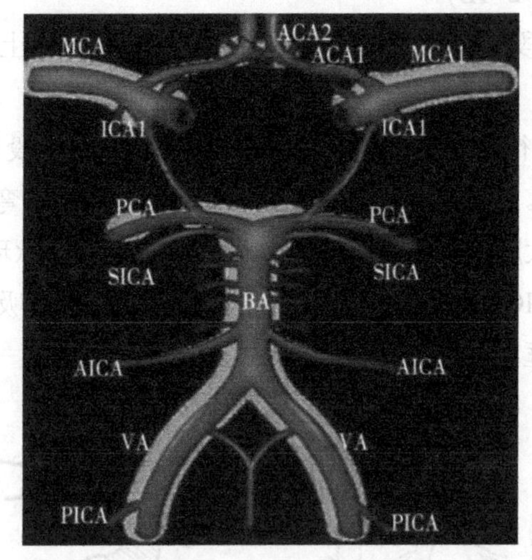

图 2-2　颅底动脉主干及 Willis 环解剖结构图

MCA：大脑中动脉；MCA1：大脑中动脉 M1 段；ACA1：大脑前动脉交通前段；ACA2：大脑前动脉交通后段；ICA1：颈内动脉终末段；PCA：大脑后动脉；SICA：小脑上动脉；AICA：小脑前下动脉；PICA：小脑后下动脉；VA：椎动脉；BA：基底动脉

2. 椎 - 基底动脉系

椎 - 基底动脉系指椎动脉与基底动脉主干及其分支，是脑干及大脑半球枕部的重要供血动脉。

(1) 椎动脉 (VA)：正常双侧 VA 起源于双侧锁骨下动脉。在颈部经颈椎横突孔上行，经枕骨大孔入颅，至脑桥下缘双侧 VA 汇合成基底动脉 (图 2-3)。根据椎动脉的解剖行程分为四段：颈段 (V1 段)- 椎动脉从锁骨下动脉发出至进入第六颈椎横突孔之前段。椎骨段 (椎间隙段，V2 段)- 椎动脉穿行于颈椎横突孔内段。枕段 (V3 段)- 椎动脉出第 1 颈椎横突孔至进入枕骨大孔前段。颅内段 (V4 段)- 经枕骨大孔进入颅腔至脑桥水平汇入基底动脉之前段。

(2) 基底动脉 (BA)：在脑桥下缘由双侧 VA 汇合而成，并沿脑桥腹侧正中沟上行，最后在脑桥与中脑交界处分出双侧大脑后动脉 (图 2-3)。

(3) 大脑后动脉 (PCA)：是 BA 的终末分支。正常情况下，PCA 的血液供应多来自椎 - 基底动脉系统，但有 25% ～ 30% 人群通过 ICA 系统供血。以 PCoA 为界可将 PCA

分为交通前段 (P1 段) 和交通后段 (P2 段)(图 2-3)。

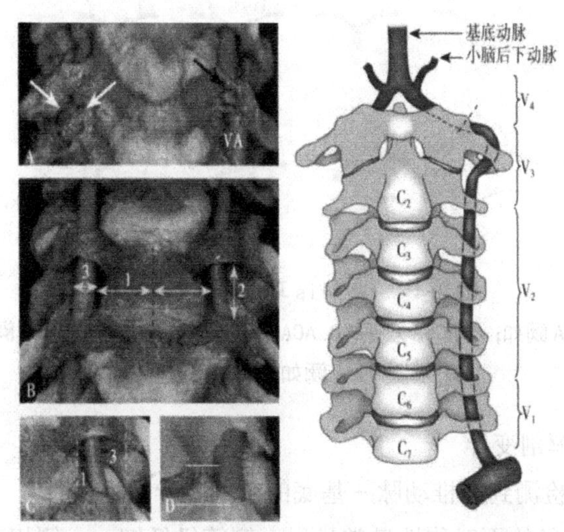

图 2-3 椎动脉解剖分段

左图为椎骨与椎动脉解剖图；右图为椎动脉解剖分段模式图

3. Willis 环

1664 年，Thomas Willis 首先提出了 “Willis 动脉环 ” 的概念。Willis 环由两侧 ACA 交通前段 (A1)、两侧 PCA 交通前段 (P1)、两侧 ICA 末端以及 ACoA 和 PCoA 组成。正常人 Willis 环结构类似 “ 六边形 ”。两侧 ICA 系统在脑底通过 ACoA 相连接，并且借 PCoA 与椎基底动脉系统连接。Willis 环是颅内动脉重要的侧支循环通路。

(二) 解剖变异

1. Willis 环结构变异

正常人颅底动脉环 (Willis 环) 结构并非是完整的，存在生理性变异。但评估方法不同变异率报道不一。既往研究显示，仅有 27% ～ 45.2% 的个体具有完整的 Willis 环，其中前循环变异率为 23.4%，后循环变异率为 31.4%。

常见变异类型有：

(1) ACoA、一侧或双侧 PCoA、一侧 ACA 的 A 段、一侧或双侧 PCA 的 A 段生理性阙如。

(2) PCA 直接起源于 ICA(胚胎型 PCA)。

(3) ACoA 或一侧或双侧 PCoA 双干等。了解 Willis 环结构变异可以帮助侧支循环建立的正确评估 (图 2-4)。

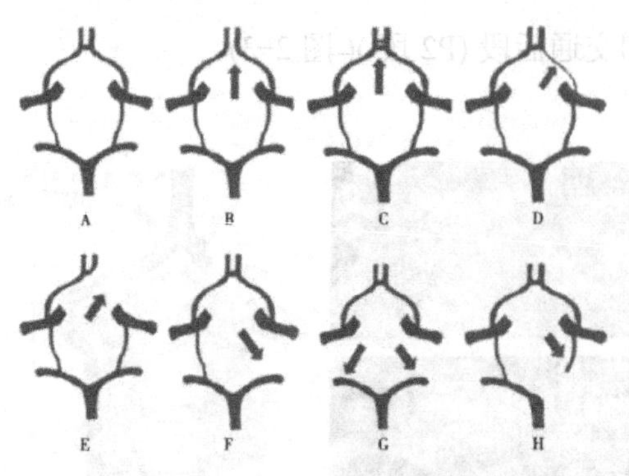

图 2-4　Willis 环结构变异模式图

A. 正常 Willis 环；B. ACoA 阙如；C. ACoA 双干；D. ACA 的 A_1 段发育不良；E. ACA 阙如；F. 一侧 PCoA 阙如；G. 双侧 PCoA 阙如；H. 胚胎型 PCA

2. 椎 - 基底动脉解剖变异

针对 TCCD 可以检测到的椎动脉 - 基底的解剖变异包括：

(1) 双侧椎动脉管径的不对称性最常见，一侧管径纤细，一侧相对增粗。

(2) 一侧椎动脉发出小脑后下动脉后闭锁。

(3) 椎动脉或基底动脉“开窗”，即血管在行程过程中短距离分叉后即汇合等解剖变异。

（三）重要相关知识

对于颅内动脉狭窄或闭塞性病变导致的缺血性脑血管病变的 TCD 或 TCCD 检查，了解临床相关责任血管导致的症状和体征，对于病变动脉及其程度的判断具有重要的价值。

1. 相关临床知识

颈内动脉系缺血性病变的最常见的症状和体征有：一过性黑蒙或失明，对侧偏瘫及感觉障碍 (眼动脉交叉瘫)，对侧偏瘫 (Homer 征交叉瘫)，对侧同向性偏盲 (大脑中 - 后动脉皮质支分水岭区缺血颞 - 枕交界区受累所致)，优势半球受累还可出现失语等。

椎 - 基底动脉系缺血性病变的常见症状和体征有：眩晕、恶心和呕吐，少数伴有耳鸣。跌倒发作 (突然出现双下肢无力而倒地，但随即自行站起，整个过程中意识清楚)。脑干和小脑缺血症状包括复视、交叉性感觉障碍、眼震、交叉性瘫痪、吞咽困难和构音障碍、共济失调及平衡障碍、意识障碍等。大脑后动脉缺血可出现一侧或两侧视力障碍或视野缺损等。

2. 其他影像学检查概述

对于颅内动脉病变的检查相关影像学手段包括：磁共振血管成像 (MRA)、CT 血管成像 (CTA) 和数字减影血管造影 (DSA)。

CT 血管造影 (CTA) 是将 CT 增强技术与薄层、大范围、快速扫描技术相结合，通过合理的后处理，清晰显示全身各部位血管结果，具有无创和操作简便的特点，对于血管变异、血管疾病以及显示病变和血管关系有重要价值。另外，通过静脉注射含碘造影剂后，经计算机对图像处理后的 CTA 成像，可以三维结果清楚显示颅底动脉环 (Willis 环)，对狭窄、闭塞性血管病变可提供重要的诊断依据 (图 2-5A)。

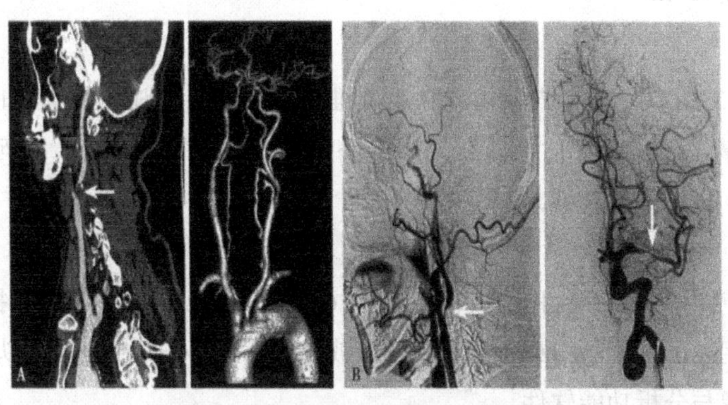

图 2-5　CT 血管成像、数字减影成像

A. CT 血管成像；左侧图显示颈内动脉狭窄（重度）（箭头所示），右侧图为三维重建 CT 血管成像（颈部及颅内动脉）；B. DSA 血管成像：左侧图显示颈内动脉重度狭窄（箭头所示），右侧显示颅内大脑中动脉重度狭窄（箭头所示）

磁共振血管造影 (MRA) 是对血管和血流信号特征显示的一种技术。MRA 作为一种无创伤性的检查，与 CT 及常规放射学相比具有特殊的优势，它不需使用对比剂，流体的流动即是 MRI 成像固有的生理对比剂。流体在 MRI 影像上的表现取决于其组织特征，流动速度、流动方向、流动方式及所使用的序列参数。

常用的 MRA 方法有时间飞越 (TOF) 法和相位对比 (PC) 法。三维 TOF 法的主要优点是信号丢失少，空间分辨力高，采集时间短，它善于检查动脉瘤、血管狭窄等病变。但是，由于 MRA 成像方法的局限性，临床上主要选择 MR 不同序列成像对脑组织缺血病变性质、血流灌注的应用。

数字减影血管造影 (DSA) 是通过电子计算机进行辅助成像的血管造影方法，是 70 年代以来应用于临床的一种崭新的 X 线检查新技术。DSA 不但能清楚地显示颈内动脉、椎 - 基底动脉、颅内大血管及大脑半球的血管图像，还可测定动脉的血流量，不但能提供病变的确切部位，而且对病变的范围及严重程度，亦可清楚地了解，为手术提供较可靠的客观依据。另外，对于缺血性脑血管病，DSA 可清楚地显示动脉管腔狭窄、闭塞、侧支循环建立等，对于脑出血、蛛网膜下隙出血，可进一步查明导致出血的病因，如动脉瘤、血管畸形、海绵状血管瘤等 (图 2-5B)。

二、扫查方法

(一)检查前准备

无论TCD或TCCS检查前患者无须特殊准备，可正常进食及饮水，避免血液黏稠度对血流速度测值的影响。注意头发的清洁，不要涂抹发胶类物质。

(二)检查方法

1. 体位

TCD或TCCD(TCCS)检查颈内动脉系及椎动脉－基底动脉系统血管时，可根据患者的病情、配合情况及病变评估的需要采用仰卧位、左侧或右侧卧位、俯卧位或坐位等不同体位。

2. 仪器

TCD检查颅内动脉，采用的探头频率为1.6～2.0MHz脉冲波多普勒探头。

TCCD采用1.0～2.5MHz的相控阵探头或1.0～5.0MHz纯净波探头，且主机具有TCCD检查成像与分析功能软件。

3. TCD检查

(1) 通过检查深度、血流信号的连续性、解剖位置、血流方向性检测鉴别颅底动脉。

(2) 通过血流方向变化鉴别不同的颅内动脉侧支循环的建立。

(3) 通过颈总动脉压迫试验对检查动脉及侧支循环类型进行鉴别。

(4) 通过屏气或过度换气试验对脑血管舒缩功能进行评价。

(5) 通过多普勒血流频谱测量计算血流动力学参数。

4. TCCD(TCCS)检查

(1) 通过二维灰阶超声成像模式检查双侧半球(额、顶、颞、枕叶等)实质结构、脑中线、侧脑室等，特别是蝶骨翼结构是显示MCA的重要解剖标志。

(2) 通过彩色多普勒血流成像模式观察颅内动脉的走向及血流充盈状态、血流方向。

(3) 通过脉冲波多普勒检测模式分析血流频谱，测量血流速度等血流动力学参数。

5. 检测声窗与动脉

(1) 颞窗：位于耳屏前方，可以检查MCA、ACA、ICA终末段与虹吸部各段、PCA、ACoA，PCoA。采用TCCD检查在颞窗透声良好的情况下，可以清晰显示颅底动脉环(Willis环)结构及血流充盈成像(图2-6A、B)。

(2) 眼窗(闭合的眼睑上)：检查眼动脉及虹吸部各段。

(3) 枕窗(枕骨大孔)：检查VA、小脑后下动脉、BA。

(4) 颌下窗：此检查部位通常应用较少。

(三)注意事项

(1) TCD 检查：对于所检动脉的判断单纯依靠血流频谱存在一定的局限性，操作者要根据检测的深度、血流方向、必要时结合颈总动脉压迫试验的结果进行综合评估。颈总动脉压迫试验应按照专业规范指南进行。

(2) TCCD 检查：在声窗透声差的受检者，颅底动脉的检查应通过 TCD 再行检查，避免遗漏病变血管的检查。

(3) 无论 TCD 或 TCCD 检查对于不透声患者，可选择经眼窗检查，但应降低探头的发射功率。经眼窗检查时，TCD 探头发射功率为 10%，TCCD 应降低机械指数 (MI) 至最低 (0.4 左右)。避免功率选择不当导致局部热效应，产生不良反应。

(4) 在声窗透声良好的情况下，当 TCD 发现血管病变时应联合 TCCD 通过 CDFI 模式进一步观察血流的方向、血流充盈等彩色血流声图特征，以提高颅内病变诊断的准确性。

三、正常声像图

(一)二维超声

TCD 不具有二维影像显示功能，CCD 对于颞窗透声良好的患者经颞窗可以显示近场与远场的颅骨 (高回声)、大脑中线 (中高回声) 及侧脑室 (无回声) 成像。在轴位横断切面上，于脑中线腹侧末端，可看到弧形高回声为蝶骨翼及前床突，将探头声束稍向下，在脑中线上顺序显示“ 心形 ” 及“ 蝴蝶样 ” 低回声的中脑与丘脑结构 (见图 2-6B)。经枕骨大孔窗，探头置于枕骨粗隆下，声束朝向患者鼻根部，二维成像显示中等偏高回声类似 “Y” 字形结构成像为延髓脊膜，其后方椭圆低回声为脑桥斜断面二维声像。

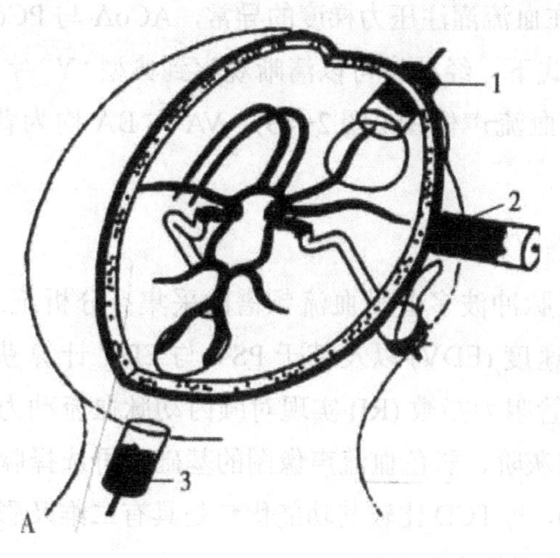

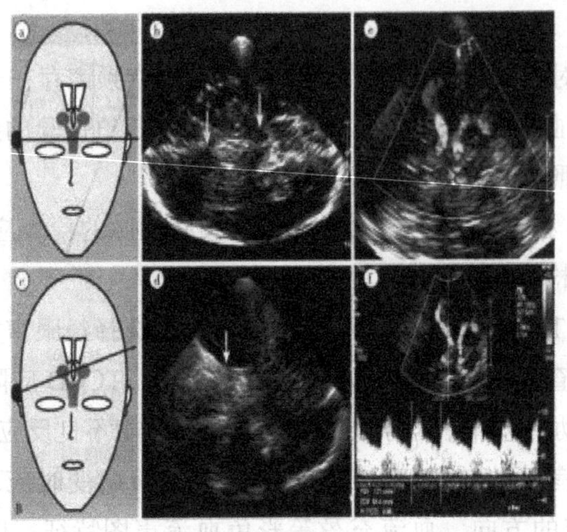

图 2-6　TCD 与 TCCD 检查声窗模式图与解剖图

A. TCD 或 TCCD 检查的声窗：a. 经眼窗检查。b. 经颞窗检查。c. 经枕窗检查；B. TCCD 检查：a. 声束与眉弓平行；b. 显示中强回声脑中线（左侧箭头）及低回声蝴蝶场结构（丘脑，右侧箭头）；c. 声束向前上方轴位倾斜；d. 显示弧形线状强回声（蝶骨翼）；e. CDFI 模式显示颅底动脉主干及 Willis 环彩色多普勒血流声像；f. 在 CDFI 模式引导下，选择频谱多普勒检测动脉血流参数

（二）彩色多普勒

彩色多普勒声像模式下，经颞窗可以清晰观察到双侧半球 MCA、ACA、PCA、主干及 Willis 环结构的彩色血流声像图 (图 2-7A)。MCA 主干、PCA 的 P1 段与 P2 段近段、ICA 终末段均为朝向探头 (正向，红色血流信号)，ACA 的 A1 段、MCA 与 PCA 远段分支动脉显示为朝向 (红色) 或背离探头的 (蓝色) 血流信号，与血管的走向有关。正常生理状态下 Willis 环不存在血流灌注压力梯度的异常，ACoA 与 PCoA 无血流充盈声像。

彩色多普勒声像模式下，经枕窗可以清晰观察到典型 "Y" 字形的双侧颅内段椎动脉 (VA) 汇合为 BA 近段的血流声像图 (图 2-7B)。VA 与 BA 均为背离探头、反向 (蓝色) 血流信号。

（三）脉冲多普勒

TCD 或 TCCD 通过脉冲波多普勒血流频谱的采集；分析记录收缩期峰值血流速度 (PSV) 和舒张期末血流速度 (EDV) 以及基于 PSV 与 EDV 计算获得的平均流速 (MV)、血管搏动指数 (PI) 或血管阻力指数 (RI) 实现对颅内动脉血流动力学功能状态的评估 (图 2-7A)。TCCD 是在二维灰阶、彩色血流声像图的基础上再选择脉冲波多普勒频谱测量血流动力学参数 (图 2-7B)，与 TCD 比较其功能优势是具有二维及彩色血流声像显示功能，但是其局限性是声窗的穿透性不如 TCD。

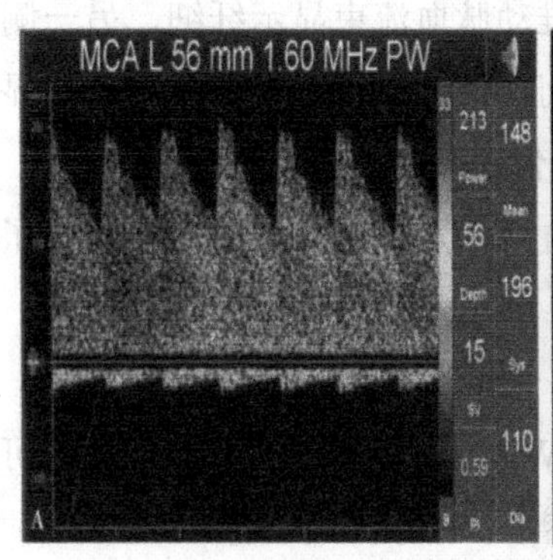

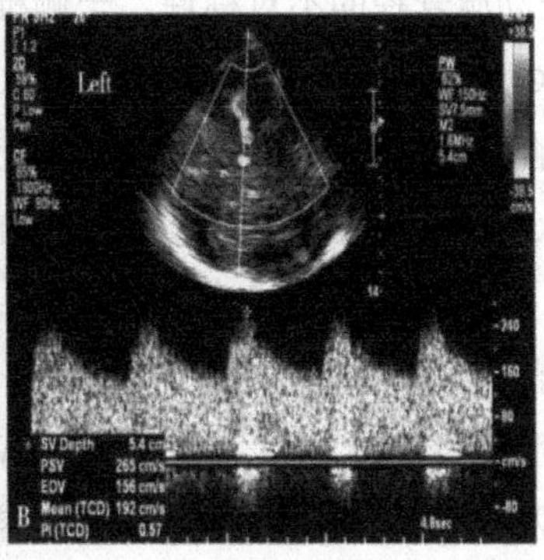

图 2-7　TCD 与 TCCD 血流动力学参数检测

A. TCD 检查左侧大脑中动脉（MCA L）血流动力学相关参数：检查深度（depth）56mm；峰值流速（sys）196cm/s；平均流速（mean）148cm/s；舒张 1 期末流速（dia）110cm/s；血管搏动指数（PI）0.59；取样容积（SV）15mm；B. TCCD 血流动力学参数检测。检查深度（SV Depth）5.4cm；峰值流速（PSV）265cm/s；平均流速（Mean TCD）192cm/s；舒张 1 期末流速（EDV）156cm/s；血管搏动指数 [PI（TCD）]0.57

四、解剖变异声像图

（一）Willis 环解剖变异

1. TCD

无二维显像功能。TCCD 具有二维声像图显示功能，但 Willis 环解剖变异的显示是建立在彩色血流声像显示的基础上。

2. 彩色多普勒

在彩色血流声像模式下最常检测到的 Willis 环解剖变异彩色血流声像特征主要是 willis 环不完整：

(1) 一侧 ACA 的 A1 段阙如。

(2) 一侧或双侧 PCA 的 P1 段生理性阙如；PCA 直接起源于 ICA(胚胎型 PCA)。

(3) ACoA 或 PCoA 阙如等，检测过程中请参照图 2-4 式图分析判断。

3. 脉冲多普勒

一侧 ACA 的 A1 段生理性阙如，另一侧 ACA 的 A1 流速代偿升高。PCA 起源于 ICA 者血流速度与对侧比较无显著性差异。

（二）椎 - 基底动脉解剖变异

1. 二维超声

对于椎 - 基底动脉的解剖变异的评估同样是在彩色血流声像模式下完成。

2. 彩色多普勒

在彩色血流声像模式下最常检测到的椎 - 基底动脉的解剖变异包括：

(1) 双侧椎动脉管径的不对称性。一侧椎动脉血流束显示纤细，另一侧相对增粗。

(2) 椎动脉远段闭锁。一侧椎动脉发出小脑后下动脉后闭锁。CDFI 显示双椎动脉与基底动脉无汇合征，无典型 "Y" 字形特征声像。

(3) 椎动脉或基底动脉 " 开窗 "。此类结构变异超声检查相对困难，了解相关知识不需要掌握。

3. 脉冲多普勒

双侧椎动脉管径不对称性生理变异，PW 检测显示管径纤细侧 PSV 可正常或相对减低，但 EDV 减低明显，PI 值升高；血流频谱呈高阻力性改变。

五、测量方法和正常

(一) 二维超声测量和正常值

TCD 不具有灰阶声像功能。TCCD 可通过二维灰阶声像检测脑实质结构，本节内容是针对颅底动脉血流声像图与血流动力学参数检测，灰阶声像不能显示清晰的动脉管腔结构，因此，不论 TCD 或 TCCD 均不能直接测量血管内径。

(二) 彩色血流声像

TCCD 可通过彩色血流声像模式显示颅内动脉的血流充盈声像，判断血管的狭窄或闭塞，毗邻动脉侧支循环代偿征。

(三) 脉冲多普勒测量和正常值

国际上采用 TCD 发明者 Aaslid(1982) 发表的正常值作为颅内动脉血流动力学参数正常值评估标准 (表 2-1)。

表 2-1　颅内动脉 TCD 检测正常值 (Aaslid 1982)

血管		深度 (mm)	血流方向	平均流速 (cm/s)
MCA	颞窗	30 ～ 60	正向	55±12
ACA_1	颞窗	60 ～ 85	负向	50±11
PCA	颞窗	60 ～ 70	正向、负向	40±10
ICA_1	颞窗	55 ～ 65	正向	39±09
CS	眼窗	60 ～ 80	正向、双向、负向	45±15
OA	眼窗	40 ～ 60	正向	20±10
VA	枕窗	60 ～ 80	负向	38±10
BA	枕窗	80 ～ 110	负向	41±10

六、常见疾病及声像图表现

动脉粥样硬化性颅内动脉狭窄闭塞是导致缺血性脑血管病的重要原因。本节内容主要针对 TCD 或 TCCD 对 MCA、VA 及 BA 狭窄的诊断评估。然而，动脉狭窄的诊断标准国内外尚不统一。2007 年 FeldmannE 等首次公布了美国 46 个中心以 DSA 为标准采用 TCD 评估血管狭窄≥ 50% 的诊断标准 (即 SONIA 试验研究)：MCAMFV ＞ 100cm/s，敏感性 78%、特异性 93%、PPV73%、NPV94%；VAMFV/BAMFV ＞ 80cm/s 的敏感性 69%、特异性 98%、阳性预测值 88%、阴性预测值 93%、准确性 92%。2011 年另一项多中心前瞻性研究重新评估了 SONIA 研究制定的标准，并引入了狭窄与狭窄前段血流速度比值 (SPR) 以提高诊断的准确性，明确了后循环血管狭窄评估标准：椎动脉颅内段轻度狭窄标准 PSV ＞ 90cm/s、Vmean ＞ 50cm/s。中度狭窄：PSV ＞ 140cm/s、Vmean ＞ 80cm/s、SPR ≥ 2。重度狭窄：PSV ＞ 200cm/s、Vmean ＞ 110cm/s、SPR ≥ 3。

(一) 大脑中动脉狭窄、闭塞

大脑中动脉重度狭窄或闭塞性病变是导致前循环系脑缺血的重要原因，准确评估狭窄程度及闭塞性病变的类型 (急性与慢性)，对于临床治疗方法的选择及患者的预后具有重要的临床价值。

1. 常见超声表现

(1) 彩色血流声像：MCA 轻度狭窄者 TCCD 彩色血流声像无明显异常。随着狭窄程度的增加，特别是 MCA 主干重度狭窄时，可观察到“血流束”变细，呈“束腰征”改变。当 MCA 闭塞后，沿 MCA 主干供血区域检测不到血流信号 (急性闭塞) 或仅探及不连续的散在分布的“点状”或“短线状”细小动脉血流信号 (慢性闭塞)。患侧 ACA 或 PCA 主干及远端分支血流充盈丰富 (软脑膜侧支代偿征)。

(2) 频谱多普勒 TCD 与 TCCD：通过 PSV、Vmean 可以对 MCA 狭窄程度进行评估。

①轻度狭窄：相对于 DSA 影像显示动脉血管内径减小＜ 50%。狭窄段流速升高，但血流频谱与音频无明显异常。

②中度狭窄：相对于 DSA 影像显示动脉血管内径减小 50% ～ 69%。诊断标准：狭窄段 180cm/s ＜ PSV ＜ 210cm/s，120cm/s ＜ Vmean ＜ 150cm/s。狭窄近段流速正常，远端流速相对减低，PI 值与血流频谱形态基本正常。

③重度狭窄：相对于 DSA 影像显示动脉血管内径减小≥ 70%。狭窄以近段流速相对减低，EDV 减低明显。诊断标准：PSV ＞ 210cm/s，Vmean ＞ 150cm/s；狭窄远段 (M2 段) 及其分支动脉血流速度、血管阻力指数 (RI) 或血管搏动指数 (PI) 明显减低，狭窄段 PSV1/ 狭窄远段 PSV2 ≥ 3 ：1，血流频谱形态异常，峰钝。TCCD 显示狭窄远段血流信号分布稀疏。

④ MCA 慢性闭塞：在 MCA 原供血区域，仅能探及低流速低阻力性不连续的血流频

谱。病变同侧 ACA 或 PCA 主干血流速度明显升高，血流代偿征 (与 MCA 重度狭窄的血流动力学变化特征相似)。

2. 鉴别诊断

(1) 脑血管痉挛：患者突发性血压升高、蛛网膜下隙出血等均可能继发脑血管痉挛。由于血管痉挛的发生会导致颅内动脉流速广泛性升高，但是，血管痉挛患者通过规范化治疗原发病 (如蛛网膜下隙出血)，血流速度可在短期内 (2 周～ 1 个月) 发生明显改善。而粥样硬化性 MCA 狭窄为节段性流速升高，即使经过系统治疗血流速度也不会在短期内发生明显的改变。

(2) 脑动静脉畸形病变是脑实质某一部位形成局限性增生的动静脉混杂的血管团，动静脉之间直接形成短路，供血动脉阻力明显减低，收缩与舒张末期末流速不对称性升高，表现为高流速低阻力性血流频谱特征 (图 2-8、B)，与粥样硬化性动脉狭窄的对称性血流速度升高有明显的差异性 (图 2-8、D)，血流频谱出现混迭征。

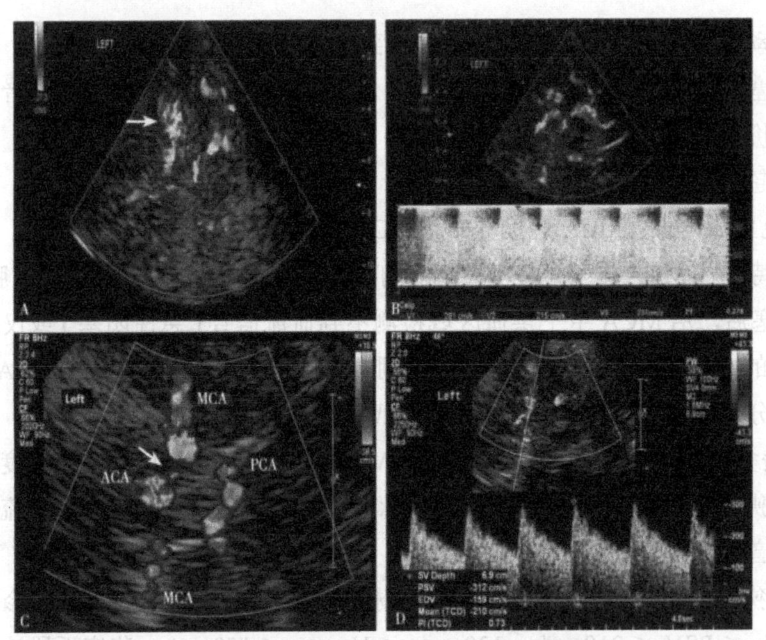

图 2-8　样硬化动脉狭窄与脑动静脉畸形的高流速比较

脑动静脉畸形：A. 左侧大脑中动脉供血区域增宽紊乱的彩色多普勒血流声像；B. 频谱多普勒检查左侧大脑中动脉峰值流速 (PSV) 281cm/s；平均流速 (Mean TCD) 237cm/s；舒张期末流速 (EDV) 215cm/s；血管搏动指数 [PI (TCD)] 0.278

动脉粥样硬化性狭窄：C. 左侧大脑中动脉起始段彩色血流束纤细 (箭头所示)；D. 频谱多普勒检查狭窄处检查深度 (SV Depth) 6.9cm；峰值流速 (PSV) 312cm/s；平均流速 (Mean TCD) 210cm/s；舒张期末流速 (EDV) 159cm/s；血管搏动指数 [PI (TCD)] 0. 73

(3) 颅外段颈内动脉狭窄或闭塞性病变：由于颅外段血流灌注异常导致同侧 MCA 的

低流速低阻力的血流动力学变化特征，特别是无颅内外动脉侧支循环的建立，无论 TCD 或 TCCD 均可能检查到低速低阻力性血流频谱，但是 TCCD 的 CDFI 模式 (颞窗透声良好的患者) 可以鉴别 MCA 主干血流的连续性，这是与 MCA 慢性闭塞鉴别的关键。

(4) 烟雾病：是一种原发性或继发性 (非特异性免疫炎性病变等)Willis 环发育异常病变。颅底动脉主干血流信号消失，出现“烟雾状”细下动脉，与 MCA 慢性闭塞性病变鉴别的关键是，烟雾病累及 MCA、ACA、ICA1，而 MCA 慢性闭塞性病变单纯累及 MCA，且患侧 ACA 与 PCA 具有代偿性血流动力学改变特征。

3. 注意事项及误诊漏诊原因分析

(1) 有关动脉粥样硬化性病变危险因素及相关临床症状与体征的询问不仔细；忽视 PSV、EDV 及血管搏动指数 (PI) 的综合分析，可能导致非动脉粥样硬化病变的判断 (如动静脉畸形、动静脉瘘等)。

(2) 诊断重度狭窄病变时，一定注意狭窄段与狭窄远段血流速度与血管阻力指数或血管搏动指数的变化特征。注意毗邻动脉血流动力学的变化。

(3) 不注意狭窄远段流速及狭窄段与狭窄远段流速比值的变化，可能导致重度与中度狭窄的诊断的错误。

4. 其他诊断方法

对于 MCA 狭窄性病变诊断的其他影像学方法包括：CTA、MRA、DSA。但是，随着对脑血管病变多模式诊断理念的推广，在临床对于 MCA 狭窄性病变选择 TCD 与 TCCD 的联合筛查手段，可以明显提高诊断准确性，CTA 与 MRA 也可以诊断 MCA 狭窄，但易出现高估狭窄程度。DSA 有创性方法可作为 MCA 重度狭窄病变球囊扩张或介入治疗的重要手段。

5. 病例

病例 1：

(1) 病史和相关检查：患者男性，42 岁，反复发作性右侧肢体无力伴言语不利 6 个月余，每次发作持续时间半小时至 3 小时不等，临床以缺血性脑血管病收治入院。临床查体发现，右侧下肢肌力Ⅴ－级，右上肢肌力Ⅴ级。既往有高脂血症 3 年，高血压病史 5 年，平素未行规律性药物治疗。

(2) 声像图和相关检查：入院后分别行脑血管 (TCCD)、DSA 检查结果 (图 2-9D)。

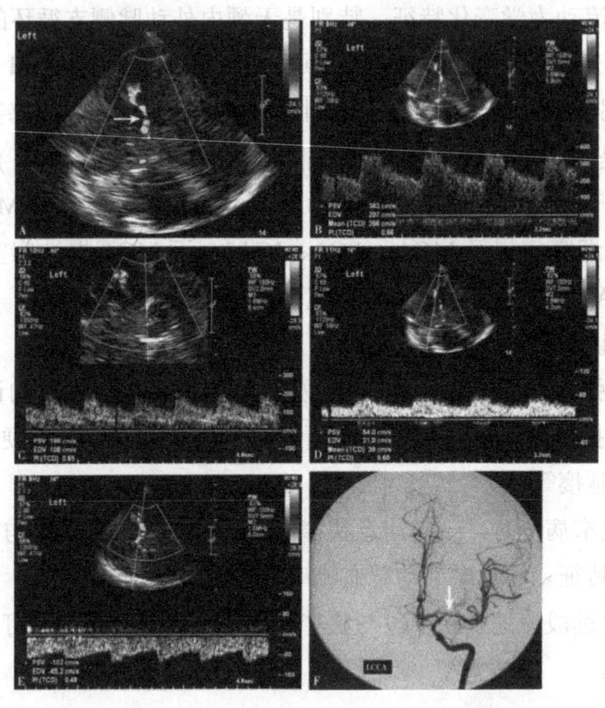

图 2-9　患者，男性 42 岁，TCCD 检查结果

A. CDFI 检查模式显示左侧 MCA 的水平段血流束呈“束腰征”（箭头所示）；B. 频谱多普勒模式检测狭窄段流速升高，PSV 383cm/s，EDV 206cm/s，PI 0.68；C. 狭窄远段流速明显减低，PSV 54cm/.s，EDV 31cm/s，PI 0.60，狭窄段（383cm/s）与狭窄远段流速（54rm/s）比值为 7.1；D. 同侧 PCA 流速代偿升高，PSV 198cm/s，EDV 106 < m/s，PI 0.68：E. 同侧 ACA 流速代偿升高，PSV 102cm/s，EDV 65.2rm/s，PI 0.48；F. 血管造影显示 LMCA 重度狭窄（箭头所示）

(3) 超声描述：双侧大脑中动脉主干 CDFI 血流声像显示异常，左侧大脑中动脉水平段可见节段性血流束变细（血管狭窄段），彩色血流呈“五彩镶嵌性”改变，频谱多普勒检测狭窄段血流速度明显升高，最高流速达 PSV 383cm/s、EDV 206cm/s；狭窄远段流速明显减低 PSV54cm/s，EDV31cm/s，血流束比值 7.1(大于 3:1)。同侧 PCA 及 ACA 流速代偿性升高。

(4) 提示诊断

①左侧大脑中动脉狭窄（重度）。

②左侧大脑前动脉、后动脉血流代偿。

病例 2：

(1) 病史：患者男性，56 岁，近 1 年来左侧肢体反复发作性感觉异常，1 周前出现左侧肢体无力，门诊 CT 检查右侧颞、颈、枕叶多发性脑缺血病灶，以脑梗死收治入院。临床查体发现左上肢肌力Ⅳ一级、左下肢肌力Ⅲ级；右侧肢体肌力Ⅴ级。既往有高血压病史 6 年，糖尿病史 10 余年。

(2) 声像图和相关检查：入院后行脑血管 (TCCD)、MRI 及 MRA 检查 (图 2-10F)，颈动脉超声检查显示颈动脉内 - 中膜不均匀增厚伴多发性斑块。

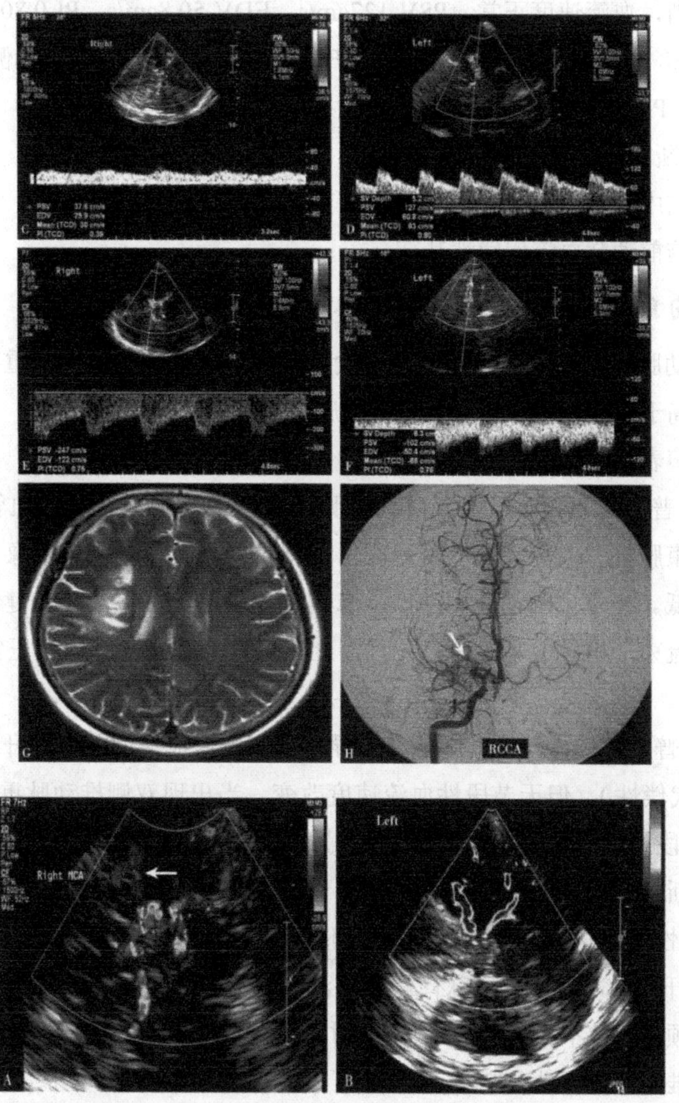

图 2-10　患者，男性 66 岁，TCCD 检查结果

A. 右侧 MCA 主干血流信号不连续，呈多支细小动脉血流声像特征（箭头所示）；B. 左侧 MCA 主干彩色血流声像显示血流信号连续，能量多普勒声像显示管腔清晰；C. 右侧 MCA 流速明显减低，PSV 37.6cm/s，EDV 25.9cm/s，PI 0.39；D. 左侧 MCA 流速正常，PSV 127cm/s，EDV 50.8cm/s，PI0.80；E. 右侧 ACA 流速明显升高 PSV 247cm/s，EDV 122cm/s，PI 0.76)；F. 左侧流速正常 PSV 102cm/s，EDV 50.4cm/s；G. 磁共振成像显示右侧颞叶、顶叶、脑室旁大面积状脑梗死；H. DSA 成像显示右侧 MCA 主干闭塞，呈烟雾血管征（箭头所示）

(3) 超声描述：双侧大脑中动脉主干血流声像不对称。右侧大脑中动脉主干无连续性血流声像，K 可探及细小动脉侧支血流。血流速度及血管搏动指数明显减低，PSV 37.7cm/s，EDV 25.9cm/s，PI 0.39，血流频谱呈低速低阻力向改变。左侧大脑中动脉主干血管腔显示清晰，血流速度正常，PSV 127cm/s，EDV 50.8cm/s，PI 0.80。双侧大脑前、血流速度不对称，右侧流速 (PSV 247cm/s，EDV 122cm/s，PI 0.76) 较左侧 (PSV 102cm/s，EDV 50.4cm/s，PI 0.76) 明显升高 (血流代偿征)。

(4) 提示诊断

①右侧大脑中动脉慢性闭塞性病变。

②右侧大脑前动脉血流代偿性升高。

(二) 颅内段椎动脉狭窄、闭塞

颅内段椎动脉狭窄或闭塞性病变是引发后循环缺血性脑血管病的重要原因，其致残率、致死率远高于前循环动脉狭窄与闭塞性病变。

1. 常见超声表现

(1) 彩色多普勒：TCCD 可以观察到一侧或双侧椎动脉狭窄导致血管腔内血流充盈不全，出现“束腰征”改变，狭窄以远段出现紊乱的“花彩”血流声像，狭窄远段的血流充盈明显减低。当发生椎动脉闭塞后，患侧椎动脉血流信号消失；健侧椎动脉血流充盈并出现“血流束”相对增宽改变；并直接上行延续为基底动脉，无正常“Y”字形声像特征。

(2) 频谱多普勒：颅内段椎动脉狭窄会导致病变侧血流速度节段性升高，非狭窄侧流速相对升高 (代偿性)，但无节段性血流速度改变。当出现双侧椎动脉重度狭窄时 (狭窄 ≥ 70%)，其远段 BA、PCA 流速与 PI 值均明显减低，血流频谱呈现低阻力性改变。

2. 鉴别诊断

(1) 非狭窄性血流速度升高：由于前循环动脉病变 (如颈内动脉狭窄或闭塞) 导致后交通动脉侧支开放后，继发椎动脉代偿性血流速度升高而误诊为椎动脉狭窄，因此，当同一患者存在颈动脉狭窄 (≥ 70%) 或闭塞时，应注意后交通支侧支循环开放导致的血流速度升高，非椎动脉粥样性狭窄。

(2) 单侧或双侧椎动脉狭窄单纯 TCD 检查时，若血管走行迂曲，探测角度过大，缺乏检测经验的医生容易将一侧椎动脉狭窄病变误诊为双侧病变。因此，联合 TCCD 检测模式容易明确病变的节段与侧别，减少误诊或漏诊率。

(3) 生理性发育不对称：一侧椎动脉管径粗大，另一侧管径纤细，入颅后血流量减少或流速缓慢，如在检查仪器调节不当时会导致纤细侧管腔内无血流不充盈，导致假性血管闭塞，应注意鉴别。

(4) 椎动脉远段闭锁由于一侧椎动脉发育不良，在发出小脑后下动脉后血流信号消失，临床判断为生理性闭锁，非闭塞性病变。

3. 注意事项及误诊漏诊原因分析

(1) 对于椎动脉狭窄的诊断，一定注意在 CDFI 模式下获得椎动脉全程血流充盈声像，否则容易漏诊。

(2) 对于单侧或双侧椎动脉狭窄或闭塞性病变的判断，一定要通过 TCCD 模式下进一步检查，减少单纯 TCD 检查导致椎动脉狭窄或闭塞病变侧别的错误。

(3) 对于一侧椎动脉生理性发育纤细、远段血流信号不连续的患者，应全程检查 (从颅外段至颅内段) 椎动脉，减少椎动脉闭塞的假阳性结果。

4. 其他诊断方法

CTA、MRA、DSA 的检查结果可以证实 TCCD 或 TCD 检查结果的准确性。

5. 病例

(1) 病史：患者男性，72 岁，近 2 年来反复发作性头晕，严重时伴恶心呕吐。临床查体：双侧肢体肌力Ⅴ级。既往有高血压病史 10 余年，吸烟史 30 余年，戒烟 2 年。

(2) 声像图和相关检查：脑血管 (TCCD)、MRA(DSA) 检查 (图 2-11A ～ D)，颈动脉超声结果：颈动脉内 - 中膜不均匀增厚伴多发性斑块。

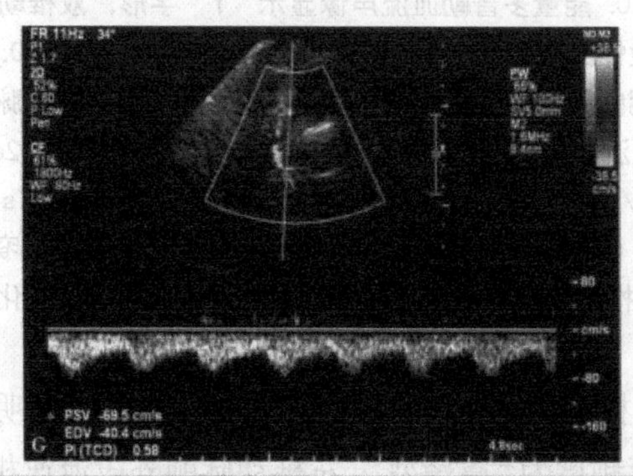

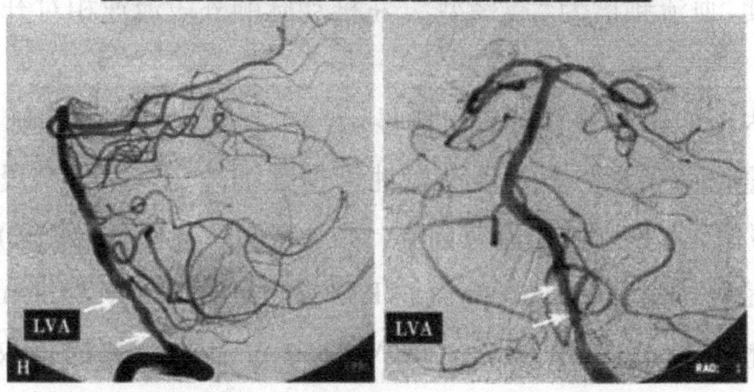

图 2-11　患者，女性 72 岁，TCCD 检查结果

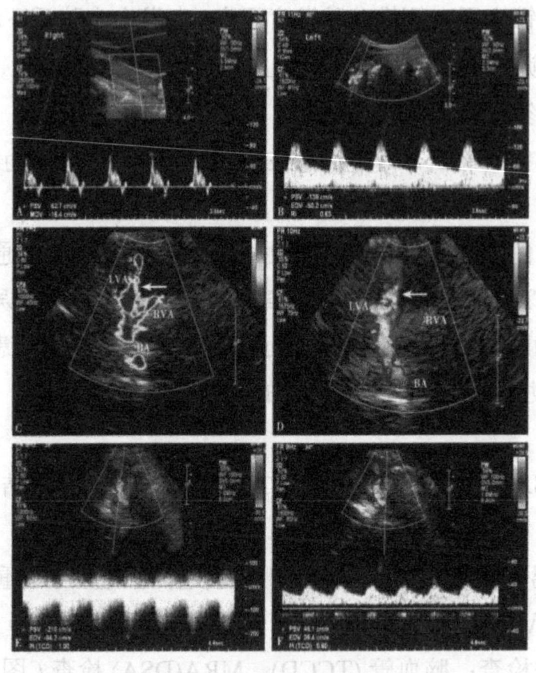

右侧椎动脉颅外段流速，PSV-62.7cm/s，EDV 16cm/s；B. 左椎动脉颅外段流速相对升高，PSV-136cm/s，EDV-50.2cm/s，频谱正常；C. 能量多普勒血流声像显示“Y”字形，双椎动脉血流充盈不对称，右侧椎动脉纤细，左侧椎动脉节段性血流充盈异常（纤细或增宽，箭头所示）；D. CDFI 模式下双侧 VA 彩色血流方向不一致，右椎动脉朝向探头（红色），无“中心亮带”征；左椎动脉背离探头（蓝色），血流充盈纤细节段出现“花彩”血流征；E. 左侧 VA 流速 PSV-210cm/s，EDV-84.2cm/s，PI 1.0；F. 右椎动脉 PSV 46.1cm/s，EDV 26.4cm/s，PI0.6；动脉 PSV-69.5cm/s，EDV-40.4cm/s，PI0.58；H. 数字减影血管造影左前斜位（左侧图）和 CTA 显像（右侧图）均显示左椎动脉节段性狭窄（箭头所示），且 CTA 显示自椎动脉至双侧大脑后动脉血管壁均有点片状钙化。

(3) 超声描述：双侧椎动脉颅速度不对称，右侧椎动脉流速明显减低 (-62.7/16cm/s)，舒张期反向不连续，血流频谱为“震荡型”。左椎动脉颅外段流速相对升高 -136/-50.2cm/s，血流频谱正常。

双椎动脉颅内段能量多普勒血流声像显示“Y”字形，右侧椎动脉彩色血流声像显示全程纤细，左侧椎动脉于入颅段出现节段性管径纤细改变，呈狭窄段“束腰征”及“花彩样”混叠血流声像。双椎动脉血流方向不一致，右侧朝向探头 (红色)，无“中心亮带”；左侧背离探头 (蓝色)。左椎动脉最高流速 PSV 210cm/s，EDV 84.2cm/s，血管搏动指数尚正常 (1.0)。右椎动脉 PSV 46.1cm/s，EDV 26.4cm/s，血管搏动指数减低 (0.60)，血流频谱呈低阻力性改变。

基底动脉 PSV -69.5cm/s，EDV -40.4cm/s，血管搏动指数减低 (0.58)。血流频谱呈低阻力性改变。

(4) 提示诊断

①右椎动脉闭塞 (颅外段)。

②左侧椎动脉狭窄 (重度)。

③左椎动脉逆向右椎动脉供血 (颅内段)。

(三) 基底动脉狭窄、闭塞

基底动脉 (BA) 重度狭窄或闭塞性病变，特别是急性基底动脉闭塞是临床预后最差、病死率最高的病变。对于基底动脉狭窄的早期筛查，TCCD 和 (或)TCD 的联合检查将提高病变的筛查阳性率和诊断准确率。

1. 常见超声表现

(1) 彩色多普勒：TCD 为一维超声检查，无彩色血流声像显示功能。TCCD 可通过 CDFI 模式直观 BA 狭窄管腔节段性血流充盈异常。

(2) 频谱多普勒：TCD 或 TCCD 两种方法均可以具有频谱多普勒模式，通过狭窄段与非狭窄段的血流速度检测对 BA 狭窄程度进行诊断评估。TCD 对 BA 狭窄的评估是在 VA 血流信号检测的基础上，以 2mm 的取样深度连续加深至 70 ～ 90mm 范围内获得升高的血流信号 (平均流速≥ 80cm/s)，即可诊断 BA 狭窄≥ 50%。对于 BA 狭窄程度的分级评估目前国内外尚无统一标准。TCD 对于 BA 闭塞的诊断无特异性，本节不进行详述。TCCD 对于 BA 闭塞性病变的诊断较 TCD 具有相对高的准确性；在 CDFI 模式引导下，可以确定狭窄或闭塞性病变。

当 BA 重度狭窄或闭塞时，其远段供血动脉 (PCA) 将出现血流速度和血管搏动指数的减低及血流频谱形态异常 (低阻力性改变)。

2. 鉴别诊断

对于 BA 狭窄的诊断鉴别主要是病因学的鉴别。对于青壮年无动脉粥样硬化危险因素且颈部动脉超声无相关声像改变时，特别是突发后循环缺血的患者，TCD 或 TCCD 发现 BA 重度狭窄者，应考虑基底动脉夹层，但是由于病因学鉴别相对困难，需要与临床及相关影像学检查相结合做出鉴别。因此，BA 狭窄的诊断鉴别不作为必须掌握内容。

3. 注意事项及误诊漏诊原因分析

(1) BA 狭窄部位的定位：近端 BA 与 VA 远端狭窄的定位单纯依靠 TCD 检查可能出现错误判断，应注意联合 TCCD 检查方法。

(2) 远端 BA 狭窄或闭塞性病变：由于 BA 走行较长平均 [(2.25±0.30)cm]，且走行并非直线，限于 TCCD 的检测深度、TCD 的盲探性，远端基底动脉尖狭窄或闭塞性病变检出相对困难，容易漏诊，应结合双侧 PCA 的检查结果综合判断。

4. 病例

(1) 病史：患者女性，62 岁，发作性双眼视物不清伴恶心呕吐及双下肢无力 3 个月余。

MR检查示脑桥、脑干缺血病灶。既往有高血压病20余年(最高BP180/110mmHg)，高脂血症5年，糖尿病史5年。入院查体：双下肢肌力Ⅳ一级，病理征阳性。

(2)声像图和相关检查：入院后TCCD及MRI检查结果，见图2-12A～F。

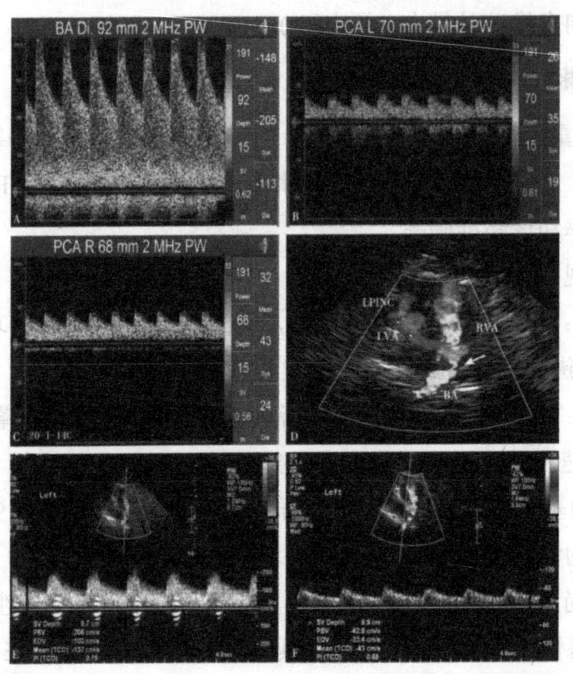

图2-12　患者女性，52岁，TCD(图A-C)与TCCD(图D-F)基底动脉超声检查结果

A.基底动脉(BA)深度92mm，峰值流速(Sys)205cm/s，舒张期末流速(Dia)113cm/s，平均流速(Mean)148cm/s，血管搏动指数(PI)0.62；B.左侧大脑后动脉(PCAL)深度70mm，峰值流速(Sys)35cm/s，舒张期末流速(Dia)19cm/s，平均流速(Mean)26cm/s，血管搏动指数(PI)0.61；C.右侧大脑后动脉(PCAR)深度68mm，峰值流速(Sys)43cm/s，舒张期末流速(Dia)24cm/s，平均流速(Mean)32cm/s，血管搏动指数(PI)0.58；D.彩色多普勒血流声像显示左、右侧椎动脉(LVA与RVA)与基底动脉汇合形成"Y"字征，基底动脉(BA)近端血流纤细呈"束腰征"(箭头所示)；E.深度87mm处测得峰值流速(PSV)206cm/s，舒张期末流速(EDV)103cm/s，平均流速(Mean)137cm/s，血管搏动指数(PI)0.75。血流频谱基线上下方探及"线条样"高频信号；F.深度99mm(狭窄远段BA)峰值流速(PSV)62.8cm/s，舒张期末流速(EDV)33.4cm/s，平均流速(Mean)43cm/s，血管搏动指数(PI)0.68

(3)超声描述：TCD检查发现基底动脉近端流速升高(峰值流速达205cm/s，舒张期末流速113cm/s)。双侧大脑后动脉流速(右侧：43cm/s，左侧35cm/s)和血管搏动指数(右侧0.58，左侧0.61)。

TCCD检查显示双侧椎动脉与基底动脉彩色血流声像为"Y"字形。双侧椎动脉血流声像显示充盈良好。基底动脉血流声像显示节段性充盈异常，其近端于双椎动脉汇合以远段可见血流束纤细，彩色血流声像呈"花彩样"，局部血流速度明显升高(PSV 206cm/s、EDV 103cm/s)，其远段流速(PSV 62.4cm/s、EDV 33.4cm/s)及血管搏动指数(0.68)相对减低，血流频谱呈现低阻力性改变。

(4) 提示诊断：基底动脉狭窄 (重度)。

(四) 颅内外动脉侧支循环评估

颅内动脉侧支循环是否建立的评估，对于临床评估颈动脉源性缺血性脑血管灌注的预后及颈动脉狭窄闭塞性病变血运重建方法的选择具有重要的临床指导价值。颅内外动脉侧支循环的开放与颈内动脉颅外段或颈总动脉存在重度狭窄 (≥ 70%) 或闭塞性病变有着密切相关性，颈动脉狭窄闭塞性病变的超声检查请参阅本章第二节“颈部血管超声检查”。

颅内外动脉侧支循环途径有三种，采用 TCD 或 TCCD 通过动脉血流方向的变化及颈总动脉压迫试验可以准确评估。

1. 常见超声表现

双侧半球 MCA、ACA、ICA，血流速度、血流频谱形态、PI 值的不对称性。

(1) ACoA 开放：TCD 或 TCCD 检查患侧 MCA、ACA、ICA，的 PSV、EDV 均低于健侧，TCD 或 TCCD 检查发现 ACA 的 A，段的血流方向逆转为正向 (红色)。无论 TCD 或 TCCD 检查过程中，短暂 (1 ～ 2 秒) 压迫健侧 CCA 时，患侧 MCA 血流速度进一步下降的特征，是判断 ACoA 开放的重要标准。

(2) PCoA 开放：TCD 或 TCCD 检测显示患侧 PCA 流速明显升高，通过患侧或健侧 CCA 压迫试验，使患侧 PCA 血流速度进一步升高是 PCoA 开放的重要标志。TCCD 检查可发现患侧 PCA 与患侧 ICA1 之间有朝向探头的红色血流信号 (PCA 向 MCA 供血特征)。

(3) 颈内 - 外动脉侧支开放征：TCD 或 TCCD 检查患侧眼动脉血流方向逆转，流速正常或相对升高。

2. 鉴别诊断

主要是鉴别颅底动脉环解剖变异导致侧支循环血流方向的异常。

(1) 胚胎型大脑后动脉：是一种较为常见的先天性 Willis 环变异。正常 PCA 是由椎 - 基底动脉系供血，当发生 PCA 直接由颈内动脉系供血时，称为胚胎性大脑后动脉。对于此类变异的判断，TCCD 检查有较高的特异性。

(2) CCA 压迫试验的准确性：由于不同操作者的 CCA 压迫试验的手法存在差异，可能导致患侧 MCA 血流信号变化不明显而判断为 ACoA 未开放。

3. 注意事项及误诊漏诊原因分析

对于颅内动脉侧支循环开放与否的评估，颈总动脉压迫试验 (TCD 检查) 和 Willis 环结构血流声像 (TCCD 检查) 显示的清晰性是准确评估的关键。掌握 Willis 环的解剖变异理论与评估方法是判断侧支循环是否建立的重要基础。

例如，当存在一侧 ACA 的 A1 段生理性阙如，另一侧 ACA 血流速度明显升高 (代偿性)，TCD 检查深度不准确、取样容积过大、取样门过深时，采用健侧 CCA 压迫试验时，阙如一侧的 ACA 可以出现假性血流速度减低，导致 ACoA 开放的假阳性。

4. 其他诊断方法

CTA、MRA 和 DSA 可以观察侧支循环的建立，但是前 2 种方法不如 TCCD 或 TCD 的动态评估准确。

5. 病例 (TCD 检测颅内外侧支循环开放)

(1) 病史：患者男性，65 岁。主因右侧肢体无力伴言语障碍 1 天入院。CT 检查示左侧脑室旁低密度缺血病灶。既往有高血压病 15 年，高脂血症 4 年，吸烟 30 余年。

(2) 声像图和相关检查：入院后 TCD(图 2-13A ～ F)、TCCD(图 2-13G、H) 及颈动脉超声检查结果 (图 2-13J)。

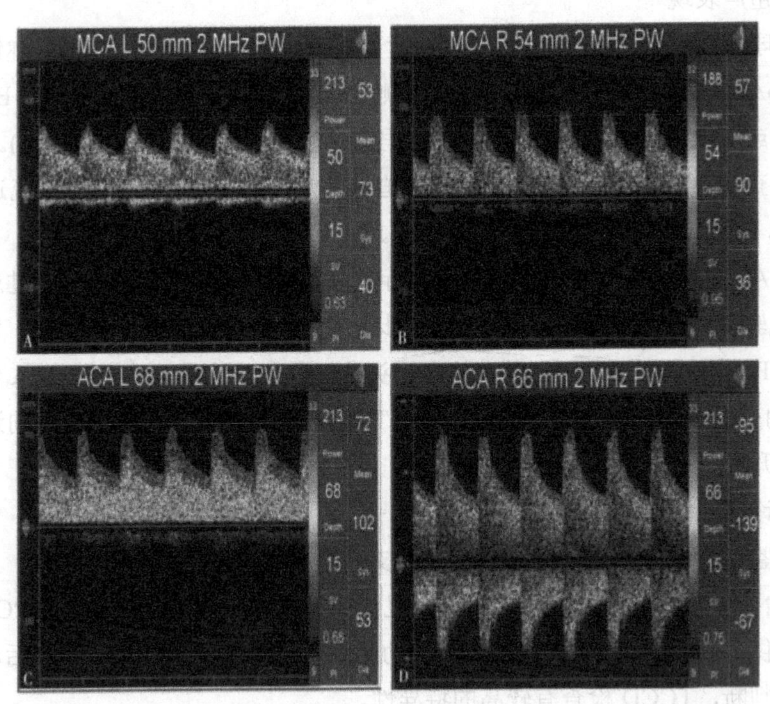

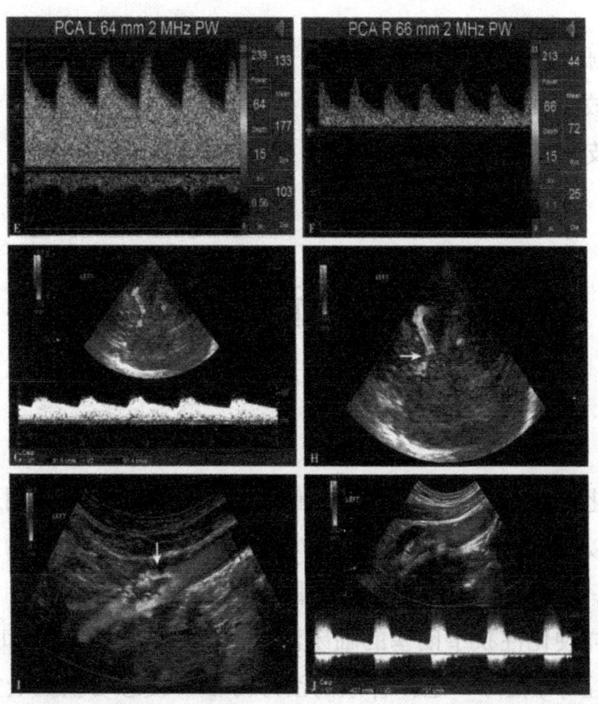

图 2-15　患者男性，65 岁，TCD（图 A-F）、TCCD（图 G、H）、颈动脉超声（图 J）检查结果

A. 左侧大脑中动脉（MCAL）峰值流速（Sys）37cm/s、舒张期末流速（Dia）40cm/s、平均流速（Mean）53cm/s、PI 0.63；B. 右侧大脑中动脉（MCAR）峰值流速（Sys）90cm/s、舒张期末流速（Dia）38cm/s、平均流速（Mean）57cm/s，PI 0.95；C. 左侧大脑前动脉（ACAL）峰值流速（Sys）102cm/s、舒张期末流速（Dia）53 ＜ cm/s、平均流速（Mean）72cm/s，PI0.68，血流方向朝向探头；D. 右侧大脑前动脉（ACAR）峰值流速（Sys）139cm/s、舒张期末流速（Dia）67cm/s、平均流速（Mean）95cm/s、PI 0.75，血流方向背离探头；E. 左侧大脑后动脉（PCAL）峰值流速（Sys）177cm/s、舒张期末流速（Dia）103cm/s、平均流速（Mean）133cm/s、PI 0.56; F. 右侧大脑后动脉（PCAR）峰值流速（Sys）72cm/s、舒张期末流速（Dia）25cm/s、平均流速（Mean）44cm/s，PI 1.1；G. TCCD 检查左侧 ACA 血流方向朝向探头（红色、箭头所示）；H. TCCD 检查左侧 ACA 峰值流速 91.5cm/s、舒张期末流速 51.4cm/s；I. 彩色血流声像显示左侧颈动脉分叉，颈内动脉近段粥样硬化斑块致血管狭窄狭窄处峰值流速 427cm/s、舒张期末流速 131cm/s。

(3) 超声描述：双侧大脑中动脉血流速度不对称，左侧血流速度明显低于右侧，血流频谱呈现低阻力性改变。双侧血管搏动指数不对称，左侧 (0.68) 明显低于右侧 (0.75)。

双侧大脑前动脉血流速度不对称，左侧流速低于右侧，血流频谱呈现低阻力性改变，右侧流速相对升高（代偿）。双侧血流方向不一致，左侧逆转（朝向探头，红色箭头），右侧正常（背离探头，灰色箭头）。TCCD 检查证实左侧大脑前动脉血流方朝向探头（红色，箭头所示），压迫右侧 CCA 时，左侧 MCA、ACA 流速进一步减低（前交通支开放征）。

双侧大脑后动脉 (PCA) 血流速度不对称，左侧流速明显高于右侧（左后交通支开放征），血管搏动指数 (0.56) 相对低于右侧 (1.1)。

(4) 提示诊断：

①左侧颈内动脉狭窄 (70% ～ 99%)。

②前交通支开放。

③左侧后交通支开放。

第二节　颈部血管超声

一、概述

颈动脉粥样硬化性疾病导致的缺血性脑血管病占 20% ～ 30%，对于颈动脉粥样硬化病变的超声检查可以早期发现血管狭窄或闭塞性病变，对于减少颈动脉源性缺血性脑卒中的发病率、病死率、致残率与复发率具有重要的临床意义。

对于颈动脉粥样硬化性狭窄闭塞的临床治疗可以内科药物治疗和外科血运重建 (颈动脉斑块切除、取栓等) 治疗。选择有效的治疗方法，使患者获益最大，可以有效减少脑缺血发生的风险。

颈部动脉血管超声检查，可以对颈部动脉狭窄的程度、动脉粥样硬化斑块的性质、血流动力学的变化、临床治疗的有效性等做出客观评估。

(一) 解剖

正常人从主动脉弓发出的颈部血管包括双侧颈总动脉 (CCA)、双侧锁骨下动脉 (SA)、无名动脉 (INA)。右侧颈总动脉自无名动脉分出，左侧颈总动脉直接起自主动脉弓。双侧颈总动脉走行于胸锁乳突肌的内缘，在甲状软骨上缘或第四颈椎水平分出颈内动脉 (ICA) 和颈外动脉 (ECA)。颈外动脉位于颈部前内侧，颈内动脉位于颈部后外侧。颈内动脉经颈动脉管入颅，以颈动脉管口为界分为颅外段和颅内段，双侧 SA 分出双侧 VA。

(二) 解剖变异

1. 颈内动脉解剖变异

(1) 颈动脉分叉变异正常 CCA 与甲状软骨水平 (相对第 3 ～ 4 颈椎水平) 分出 ICA 与 ICA。当一侧或双侧 CCA 分叉位置距下颌角＜ 1.5cm 为高位分叉，若分叉低于甲状软骨水平为低位分叉变异。

(2) 走行纡曲：非粥样硬化性颈内动脉直角型、S 型、袢型、螺旋性等弯曲走行。

(3) 管径不对称性：双侧颈内动脉管径不对称，一侧颈内动脉全程 (颅外段与颅内段) 均匀性减小，另一侧颈内动脉管径相对增宽。血管壁三层结构均正常。

(4) 颈动脉无分叉：CCA 无分叉，直接延续为 ICA 向颅内供血。ECA 直接起源于无名动脉或主动脉弓，远段分支结构正常，向颜面部供血。

2. 椎动脉解剖变异

(1) 双侧管径不对称一侧全程纤细，一侧相对增粗，正常人约有 25% 存在双侧椎动脉管径不对称性，也称一侧椎动脉优势供血型。

(2) 椎动脉走行变异：一侧或双侧椎动脉未经第 6 颈椎横突孔上行，而经颈 5 ～ 6、颈 4 ～ 5 或颈 3 ～ 4 椎间隙上行。

(3) 椎动脉起源变异：椎动脉未从锁骨下动脉分支，直接起源于主动脉弓、颈总动脉、无名动脉。

(4) 椎动脉起点变异：一侧或双侧椎动脉 V1 段未从锁骨下动脉的正前上管壁分支，而是在锁骨下动脉的下壁、后壁、前下壁或后下壁分出上行。右侧椎动脉还可能从右侧 CCA 与 SA 分叉处发出。这类变异相对增加了椎动脉起始段狭窄病变的检查难度。

(三) 重要相关知识

对于颈部的动脉狭窄或闭塞性病变的超声检查，了解临床相关症状和体征，有助于评估病变供血区域与临床相关性及责任病变与病变程度的判断。

1. 相关临床知识

正常颈部动脉向脑动脉供血分 2 大系统－颈内动脉系与椎基底动脉系。与脑血流供应相关的临床知识需要熟悉的是，不同系统的动脉病变与缺血性脑血管病的症状体征存在直接相关性。

颈动脉狭窄或闭塞性病变引起的颈内动脉系脑缺血常见的症状和体征有：黑蒙或失明，对侧偏瘫及感觉障碍；对侧同向性偏盲；优势半球受累，出现失语等语言功能障碍。

椎－基底动脉狭窄或闭塞性病变引起椎－基底动脉系缺血性病变的常见症状和体征有：眩晕、恶心和呕吐；少数患者伴有耳鸣、跌倒发作、复视、交叉性感觉障碍、眼震、交叉性瘫痪、吞咽困难和构音障碍、共济失调及平衡、意识障碍等。

2. 其他影像学检查

对于颈部动脉的其他影像学检查手段与颅内动脉病变检查相同，可参照本章第一节内容。

二、扫查方法

(一) 检查前准备

颈部动脉超声检查前的患者一般无须特殊准备，但既往有短暂性脑缺血发作或脑卒中病史者，特别是既往住院接受过外科血运重建治疗的患者，预约颈部动脉超声时应告知携带既往相关的影像学检查资料和 (或) 用药信息等。医生检查应详细询问患者既往史(脑血管病相关危险因素),以及与颈动脉狭窄性、闭塞性病变相关的临床症状体征,这些信息的了解对于发现责任病变血管提高血管超声评估诊断水平,具有重要的临床价值。

(二)检查方法

1. 检查仪器

颈动脉超声检查所用的超声仪应配备线阵或超宽频线阵探头。选择频率范围可以3.0 ~ 12.0MHZ 均可以,根据患者颈部的长度、体形选择不同类型的探头。对于肥胖、颈部较短、颈动脉分叉位置较高;或椎动脉、锁骨下动脉位置较深检查困难的患者,可备用 2.0 ~ 5.0MHZ 凸阵探头或 4.0 ~ 8.0MHz 小凸阵探头。

2. 检查体位

常用的检查体位是平卧位,一定注意头枕的高低以患者头部舒适及颈部肌肉放松为宜(适宜检查,尤其老年患者)。检测一侧颈部动脉时患者头略向对侧,但避免颈部过伸造成肌肉紧张影响检查和图像清晰度。

(三)检查血管

常规完整的颈部动脉检查应包括 INA 与双侧 CCA、ICA、ECA、VA、SA。

(四)注意事项

颈动脉超声检查应注意:

(1) 患者检查的体位,头部不宜过低,避免颈部肌肉过度紧张,特别是胸锁乳突肌的紧张可影响二维成像清晰度。

(2) 检查过程中应注意相关病史、危险因素及治疗有关病史的询问。

(3) 相关 CT、CTA、MRI、MRA 及 DSA 影像资料的阅读与借鉴。

(4) 颈内动脉颅外段远段病变检查,单纯线阵探头很难检查获得满意的成像,应适时选择凸阵探头检查。

三、正常声像图

(一)颈动脉超声

1. 二维超声

横切面连续扫查:探头自锁骨上窝横段切面,右侧 CCA 自无名动脉分叉处、左侧 CCA 从主动脉弓分支开始,连续观察 CCA 全程、ICA 与 ECA 分叉、ICA(起始段膨大为颈膨大或球部或颈动脉窦部)、ECA 主干及其分支。根据解剖标志可将 CCA 行程分为近段(自 INA 分支以远)、中段(甲状腺水平)、远段(分叉水平以下段 - 甲状腺上极)。ICA 检查显示范围通常应达到 4 ~ 6cm。

通过纵断面观察检测血管壁的三层结构，包括内膜、中膜、外膜层，分别在 ICA 与 ECA 分叉水平上、下方 1 ～ 1.5cm 范围内 (无斑块部位) 测量 CCA 远段内中膜厚度 (IMT)(图 2-14A、B)。

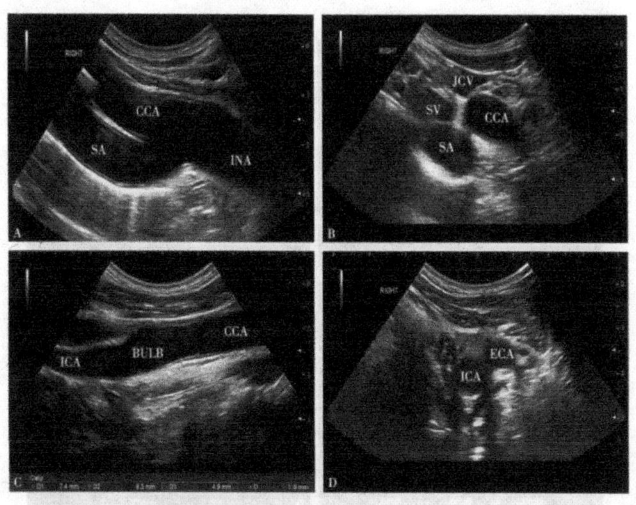

图 2-14　正常颈部动脉横断面和纵段面二维声像图

A. 右侧锁骨上窝纵断面扫查显示右侧颈总动脉 (CCA)、右侧锁骨下动脉 (SA) 及无名动脉 (INA) 长轴切面；B. 探头顺时针转 90° 显示 CCA、SA、右侧颈内静脉 (JCV) 及右侧锁骨下静脉 (SV) 横断面管腔；C. 纵断面测量 CCA(7.4mm)、颈动脉球部 (BULB)(9.3mm) 及颈内动脉 (ICA)(4.9mm) 管径方法；D. 横断面显示颈动脉分叉 ICA 与 ECA。

2. 彩色多普勒

选择彩色多普勒血流声像模式可以观察到 CCA、ICA 与 ECA 血流声像为横向 “Y” 字形。但是，正常颈动脉分叉的角度大小不一，分叉角度大者同一切面不易获得典型 “Y” 字形图像，另外检测手法将直接影响声束与血流之间的角度大小，影响彩色多普勒血流声像的质量与血管腔内血流充盈状态。正常颈部动脉血流声像仪器检测条件的调节原则是血流充盈管腔而不 “ 外溢 ”。正常右侧锁骨下动脉与彩色血流声像显示的模式下，其后方假性血管成像为声波的反射引起的血管 “ 镜像征 ”。ICA 声像应显示最远段；距颈动脉分叉 4 ～ 6cm 以远的颅外段 ICA 全长；(尽可能显示长段管腔的血流充盈状况而不局限于分叉水平)，减少远段病变的漏诊率。

3. 频谱多普勒

在 CDFI 声像显示的基础上，选择频谱多普勒功能，分别测定 CCA、ICA、ECA 的 PSV、EDV 与 RI 值。正常情况下三支动脉供血的靶器官不同，多普勒频谱及 RI 值不同。ECA 向颜面部供血，RI 值最高，频谱为高阻力型。ICA 向颅内动脉供血，其阻力最低，频谱为低阻力型，CCA 的血流向 ICA 与 ICA 分流，所以 CCA 的 RI 值是介于 ECA 与 ICA 之间 (图 2-15A、B、C)。另外，叩击颞浅动脉时，ECA 出现于叩击动作一致的 “ 震颤”波形，在 ICA 闭塞或次全闭塞时，ICA 血流检测不确定时，ECA 与 ICA 侧支循环建立，ECA 代偿性扩张，血流阻力下降时，颞浅动脉叩击试验是鉴别 ECA 与 ICA 的重要方法之一 (图 2-15D)。

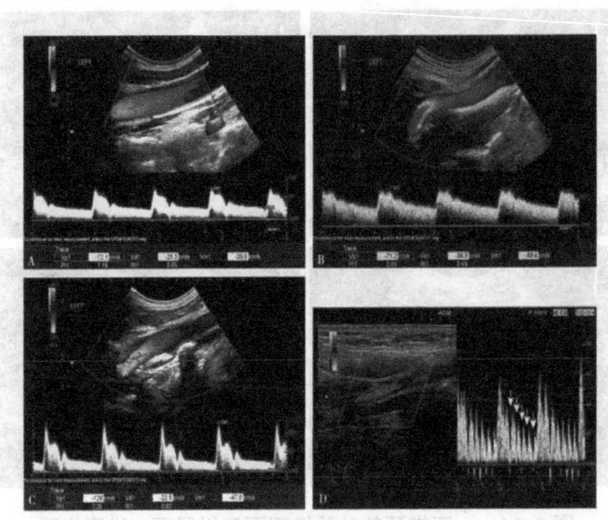

图 2-15　CCA、ICA、ECA 血流动力学参数、血管阻力差异性与颞浅动脉叩击试验

A. CCA 峰值流速 (VP1) 72.1cm/s、舒张期末流速 (VD1) 25.3cm/s、平均流速 (VM1) 39.6cm/s、血管搏动指数 (PI1) 1.18、血管阻力指数 (RI1) 0.65；B. ICA 峰值流速 (VD1) 71.2cm/s、舒张期末流速 (VD1) 36.3cm/s、平均流速 (VM1) 59.4cm/s、血管搏动指数 (PI1) 0.69、血管阻力指数 (RI1) 0.49；C. ECA 峰值流速 (VP1) 129cm/s、舒张期末流速 (VD1) 22.5cm/s、平均流速 (VM1) 47.5cm/s、血管搏动指数 (PI1) 2.25、血管阻力指数 (RU) 0.83；D. 颞脉叩击试验 ECA 频谱出现震颤波形（箭头所示），用于鉴别 ECA 与 ICA

4. 颈内、外动脉检查鉴别

当患者存在颈内动脉重度狭窄或闭塞时，ECA 是向颅内动脉供血的重要侧支循环途径，ECA 血流动力学特征将出现相对低阻力改变。因此，ECA 与 ICA 的鉴别是血管超声医师应该掌握的基本方法和技能 (表 2-2)。

表 2-2　颈内、外动脉的检查鉴别

项目	颈内动脉	颈外动脉
血管内径	较粗	较细
解剖特征	无分支	有分支
检测位置	颈部后外侧	颈部前内侧
血流频谱形态	低阻力型	高阻力型
颞浅动脉叩击试验	无变化	传导震颤性血流波形

（二）椎动脉超声

1. 二维超声

在 CCA 二维声像图的基础上，探头向后外侧方，以纵断切面显示节段性高回声后方伴声影的颈椎横突声像图，在相邻的横突声像之间可探及双线平行的血管腔为椎动脉的椎间隙段或椎骨段，在二维声像图显示清晰的血管壁结构基础上，测量椎动脉内径大小（图 2-16A）。以 V2 为基础可以向下或向上分别检测 V1 段或 V3 段。

2. 彩色多普勒

在二维声像图的基础上，选择 CDFI 模式可以显示节段性血流充盈的椎动脉 V2 段彩色血流声像图（图 2-16C）。通过声束方向变化向下或向上分别检测 V1 段（图 2-16C）或 V3 段彩色血流声像。

3. 频谱多普勒

在 CDFI 模式的基础上，选择频谱多普勒模式测量椎动脉的血流参数（见图 2-16D）。由于椎动脉向颅内供血，其血管搏动指数及阻力指数以 ICA 相似，是低阻力性血流频谱（见图 2-16D）。

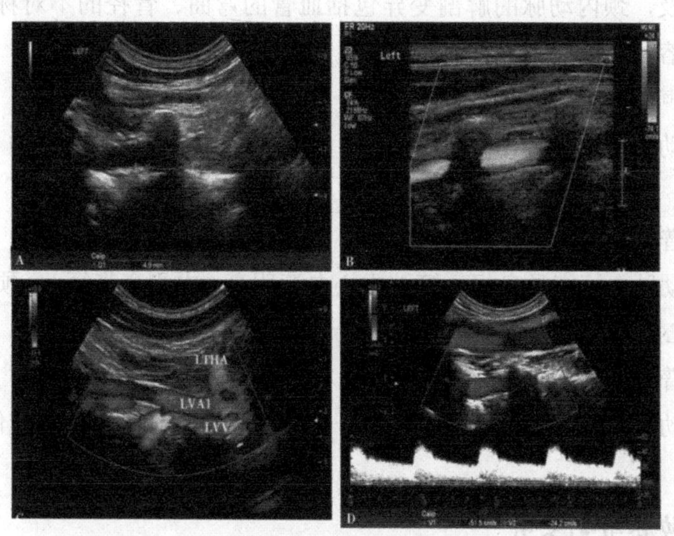

图 2-16　椎动脉二维与彩色多普勒血流声像图

A. 左椎动脉纵断面二维声像测量管径彩色定量血流声像图；C. 左椎动脉起始段（LVA1）分支水平血流声像图显示左侧甲状颈干动脉（LTHA）、左侧椎静脉（LVV）；D. 左侧椎动脉频谱多普勒检查峰值流速 51.5cm/s，舒张期末流速 24.2cm/s

（三）锁骨下动脉超声

1. 二维超声

探头置于锁骨上窝，避开锁骨，声束向后下方稍倾，从无名动脉上行或从颈总动脉下行连续观察检测左、右侧 SA 血管腔结构。右侧 SA 与 CCA 及 INA 典型的二维声像图为横向 “Y” 字形特征 (见图 2-17A)。

2. 彩色多普勒

CDF1 模式下可以观察 SA、RCCA 与 INA 彩色血流充盈声像显示的横向 “Y” 字形特征及其分支血流的方向 (见图 2-17A)。

3. 频谱多普勒

以脉冲多普勒超声检测锁骨下动脉的血流频谱，测量 PSV 与 EDV。正常 SA 血流频谱为外周动脉型，可为两相波、三相波或四相波。

(四) 无名动脉超声

无名动脉的检查与右侧 SA 检查的二维声像、彩色血流声像及频谱多普勒的探头方向、检查模式无明显差异性，本节不再重复。

四、解剖变异声像图

(一) 颈内动脉解剖变异

前文已述及，颈内动脉的解剖变异包括血管的弯曲、管径的不对称性 (双侧相差约 50%)。本节内容主要阐述不对称性变异。

1. 二维超声

双侧颈内动脉管径不对称，一侧正常，另一侧纤细 (较对侧减小约 50%)，血管壁结构正。

2. 彩色多普勒

正常颈内动脉血流充盈良好，管腔中心血流明亮 (中心亮带征)。颈内动脉纤细的血管腔内无 “ 中心亮带 ” 血流特征。

3. 脉冲多普勒

双侧颈内动脉血流速度不对称，管径纤细侧的颈内动脉流速相对减低，且 RI 值相对升高。

(二) 椎动脉解剖变异

1. 生理性椎动脉狭窄

(1) 二维超声：正常 VA 的解剖内径是 3.0 ～ 3.5mm。当一侧 VA 管径全程均匀性纤细≤ 2.0mm，称为椎动脉生理性狭窄，但血管壁结构正常。另一侧 VA 内径相对增粗。正常人约有 25% 存在双侧椎动脉管径不对称性，也称一侧椎动脉优势供血型。

(2) 彩色多普勒：双侧 VA 彩色血流充盈声像不对称，管径细的 VA 血流束纤细，无中心壳带。

(3) 频谱多普勒：双侧 VA 血流速度不对称，纤细侧的 VA 血流速度相对减低，RI

升高，呈高阻力性血流频谱特征。

椎动脉生理不对称性在临床较为多见，检查过程中应注意诊断鉴别。

2. 椎动脉走行异常

(1) 二维超声：从椎动脉分支 (起始段) 以纵断切面连续向上扫查，观察椎动脉入横突孔的位置，正常椎动脉是经第 6 颈椎横突孔上行。若椎动脉经颈 5 ～ 6 或颈 4 ～ 5 或颈 3 ～ 4 横突孔上行者均为走行变异，特别是经颈 3 ～ 4 及颈 4 以上横突孔上行者为高位走行变异。

(2) 彩色多普勒：纵断面可以清晰显示椎动脉入横突孔的位置，确定椎动脉走行变异 (图 2-17)。

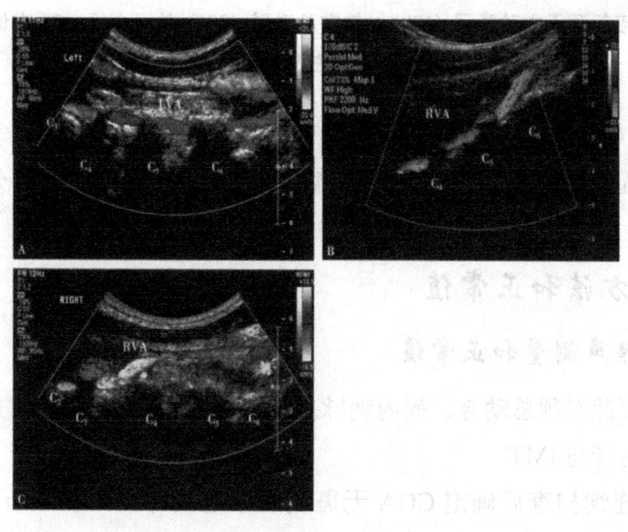

图 2-17　动脉走行与彩色血流声像图特征

A. 正常椎动脉从第 6 颈椎（C6）横凸孔上行；B. 椎动脉绕行第 6 颈椎（C6）后从第 6 ～ 5 椎间隙经第 5 颈椎横突孔（C5）上行；C. 椎动脉绕行第 6 ～ 4 颈椎（C6）后从第 4 ～ 3 椎间隙经第 3 颈椎横突孔（C5）上行（高位走行变异）

(3) 频谱多普勒：正常情况下椎动脉走行变异不会影响血流动力学的变化，多普勒频谱与血流速度的测定无明显异常。但是在患者颈部过度偏向一侧时，或旋颈时将导致同侧椎动脉的血流速度的下降，因此，检查过程中患者头部不易向对侧偏转。

3. 椎动脉起源变异

(1) 二维超声：纵断面检查显示椎动脉直接起源于主动脉弓或颈总动脉或无名动脉等，与锁骨下动脉之间无解剖从属关系。

(2) 彩色多普勒：在彩色血流声像模式下可以进一步证实椎动脉未从锁骨下动脉分支 (图 2-18A、B)。

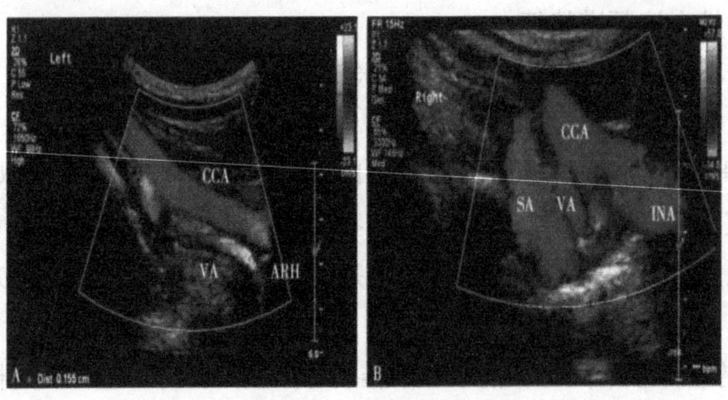

图 2-18　　椎动脉起源变异

左侧椎动脉（VA）直接起源于主动脉弓（ARH），与左总动脉（CCA）并行上行；B. 右侧椎动脉（VA）起源与右侧颈总动脉（CCA）与右侧锁骨下动脉（SA）之间

(3) 频谱多普勒：正常情况下单纯起源变异的椎动脉，血流动力学不受影响，检测到的血流速度也无明显异常。但是，应注意 VA 起始段与相关动脉的分支解剖结构与供血关系。

五、测量方法和正常值

（一）二维超声测量和正常值

本节内容主要针对颈总动脉、颈内动脉及椎动脉的二维超声测量与正常值评估。

1. 颈总动脉内径与 IMT

通过横断面连续扫查后确定 CCA 无斑块的中远段部位，以纵断面测量 CCA 的内径：

(1) 声束从前向后扫查时，测量 CCA 前壁内膜层下缘与后壁内膜层上缘的垂直距离。

(2) 声束从外侧壁向内侧壁扫查时，测量 CCA 外侧壁内膜层下缘与内侧壁内膜层上缘的垂直距离。

CCA 的 IMT 检测是国际上公认的评估动脉粥样硬化的重要的具有特异性的标准，正常人 CCA 的 IMT ＜ 1.0mm，当 IMT ≥ 1.0mm 视为 IMT 增厚异常。

2. 颈内动脉内径

正常人颈内动脉超声测量主要是球部的内径测量，当双侧颈内动脉球部以远内径粗细不对称者应分别检测。颈内动脉的 IMT 不作为重点测量内容。颈内动脉管径为 0.45 ～ 0.65cm，球部内径 0.6 ～ 1.1cm。

3. 椎动脉内径

常规椎动脉的内径测量选择椎间隙段 (V2) 血管走行相对平直的节段。正常人椎动脉解剖内径 0.3 ～ 0.35cm，一侧较另一侧内径＞ 50%，为一侧优势供血型。

(二)脉冲多普勒测量和正常值

颈动脉与椎动脉血流供应的靶器官是大脑和小脑。正常血流频谱为相对低阻力型。由于不同人种的差异性，国际上尚无统一的正常人颈动脉、椎动脉血流测量正常值，评估的原则是双侧同名动脉血管壁结构的对称性、血流频谱形态及颅内与颅外动脉血流动力学参数的一致性。

六、常见疾病及声像图表现

(一)早期动脉粥样硬化性疾病

1. 常见表现

(1) 二维超声：颈动脉内膜层不均匀性增厚，内－中膜融合且 IMT ＞ 1.0mm 时，为动脉粥样硬化的早期改变。当 IMT ＞ 1.5mm 或较周边 IMT 增厚 50% 并突出于管腔，SP 为动脉动脉粥样硬化病变的进一步发展阶段，即斑块形成阶段。斑块的基本结构组成包括表面的纤维帽、核心部、基底部和上下肩部 (图 2-19)。

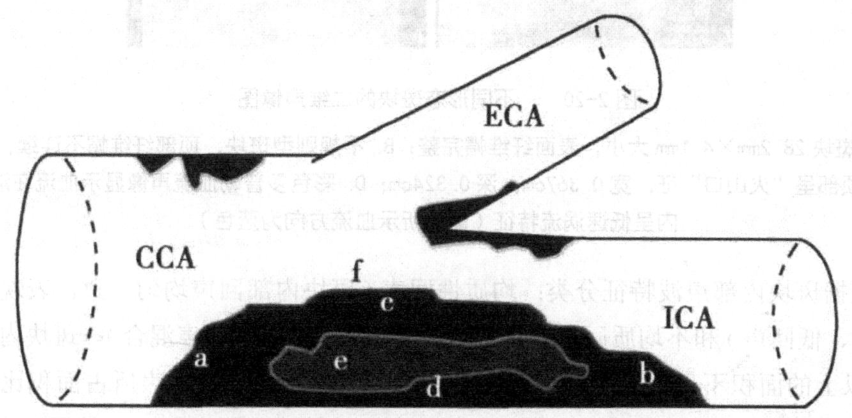

图 2-19　斑块解剖结构模式图颈总动脉（CCA）至颈内动脉（ICA）后壁斑块
a：上肩部；b：下肩部；c：顶部；d：基底部；e：核心部；f：纤维帽

纵断面斑块测量长径 (上下肩部的距离)，测量厚径从纵断面或横断面均可，从斑块顶部纤维帽上缘至斑块基底部最厚处的垂直距离)(图 2-20A)。厚径测量应注意纵断面与横断面结合综合评估。

斑块的二维超声评估应包括以下几方面：

①据斑块形态学分类：规则型 (表面纤维帽完整)(图 2-20A)、不规则型 (表面纤维帽不连续性)(图 2-24B) 和溃疡性斑块 (纤维帽破裂不完整，斑块形成“火山口”征)(图 2-20C) 及血流向斑块内灌注特征 (图 2-20D)。“火山口”宽 2mm，深 2mm 可确定溃疡性斑块。

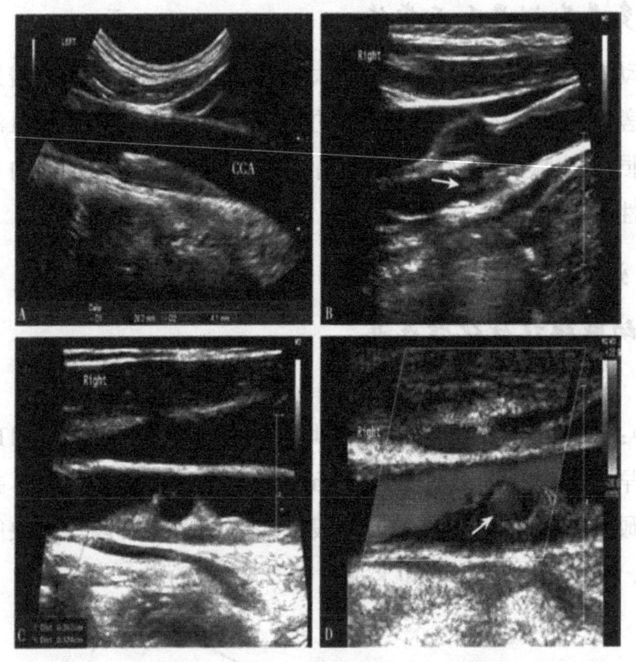

图 2-20　不同形态斑块的二维声像图

A. 规则型斑块 28.2mm×4.1mm 大小，表面纤维帽完整；B. 不规则型斑块，顶部纤维帽不连续；C. 溃疡性斑块，顶部呈“火山口”征，宽 0.367cm，深 0.324cm；D. 彩色多普勒血流声像显示血流在溃疡斑块内呈低速涡流特征（箭头所示血流方向为蓝色）

②根据斑块内部声波特征分类：均质性回声（斑块内部回声均匀一致，表现为均匀的高、中、低回声）和不均质回声斑块（斑块内部高、中、低回声混合）。斑块内部回声有 20% 以上的面积不一致为不均质回声斑块。依据斑块内不同回声所占面积比将不均质回声斑块可分类为高回声为主（图 2-21A)、低回声为主（图 2-21B)、等回声为主（图 2-21C) 和混杂回声（图 2-21D)4 型。临床检查中单一回声的斑块相对较少，因为斑块的组织结构并非单一性，其内含有脂质、炎性细胞、坏死组织、钙盐的沉积、血栓等，不同组织的密度不同对声波吸收与反射不同。

(2) 彩色多普勒：彩色多普勒模式是观察动脉血流的充盈状况。动脉粥样硬化早期 IMT 增厚阶段，动脉血流充盈无明显异常。当出现动脉粥样硬化斑块时，可探测到斑块所在部位的血管腔内血流充盈不全、异常血流灌注征或血流中断（见图 2-20D、图 2-21A)。

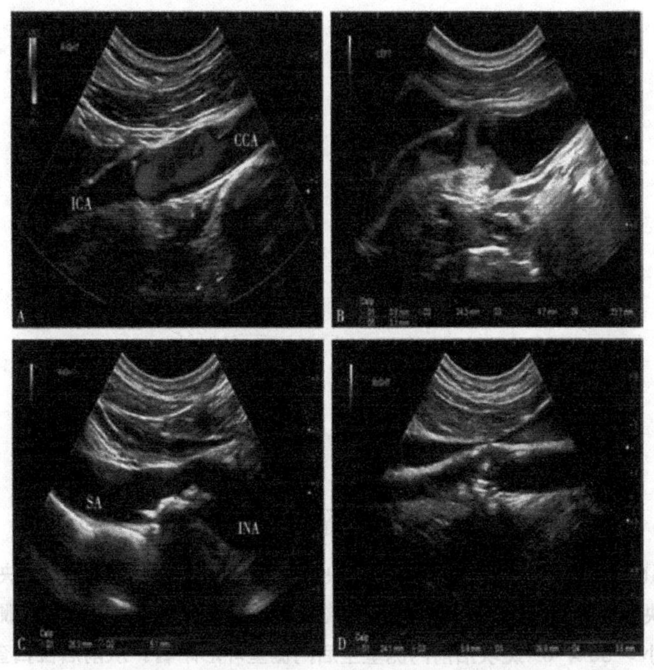

图 2-21　不同回声粥样硬化斑块二维声像图

A. 颈内动脉（ICA）管腔以低回声为主内有点片等回声与高回声相间的斑块充填，血流中断；B. 颈总动脉分叉至颈内动脉前、后壁分别探及 24.3mm×4.7mm、22.7mm×3.1mm 不规则中等回声为主的斑块，致管径减小，残余管径 0.8mm；C. 右侧锁骨下动脉起始段后壁探及 26.3mm×5.1mm 高回声为主的斑块；D. 右侧颈内动脉前、后壁分别探及 24.1mm×5.8mm、28.8mm×3.6mm 不规则不均质回声斑块

(3) 频谱多普勒：动脉粥样硬化的早期，动脉血流速度无明显异常，随着斑块的增大，导致病变管腔狭窄程度进展者，狭窄局部出现血流速度升高，狭窄前、后段血管腔内的血流速度减低等特征性血流动力学参数改变 (详见后续内容)。

2. 鉴别诊断

早期动脉粥样硬化性病变的主要病理改变是 IMT 不均匀性增厚。对于青壮年患者特别是年轻女性患者出现 IMT 的增厚，应注意病变累及的范围，注意大动脉炎性病变。通常大动脉炎性病变血管壁内膜层、中层平滑肌及外膜层均累及，管壁相对均匀性增厚为特征，并非单纯 IMT 增厚，二维声像图可以明确诊断，且通过病史及临床相关免疫学检验指标可以进一步鉴别。

3. 注意事项与误漏诊原因分析

对于 IMT 与斑块的定量检测与诊断标准的掌握不规范或不准确，可能导致动脉硬化早期病变的漏诊，特别是小斑块的漏诊。因此，颈动脉超声检查应强调并严格按照首先以横断面连续扫查，之后以纵断面测量的原则，可以减少不均匀性 IMT 增厚与小斑块的遗漏及斑块厚度测量的不准确 (图 2-22)。

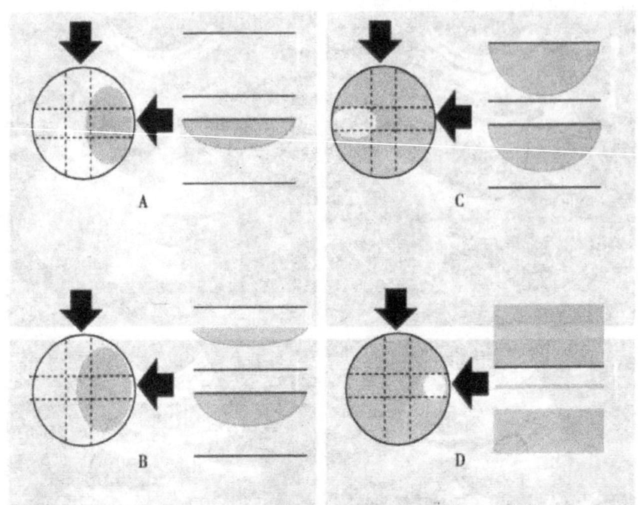

图 2-22　不同声束方向扫查的斑块与管径大小显示的差异性

A. 外侧壁斑块 3 纵断面前 - 后位扫查，未探及斑块；从外 - 内侧位扫查可探及斑块，血管内径减小 < 50%；B. 外侧壁斑块至管腔中央。从前后位扫查，斑块似悬浮于血管腔；从外 - 内侧位扫查．斑块明显增厚致血管内径减小 > 50%；C. 斑块沿前内侧壁至后内侧壁环形附着。从前后位扫查，斑块致血管狭窄 > 90%；从外 - 内侧位扫查，斑块致血管狭窄约 70% ～ 90%；D. 斑块沿前外侧壁至后外侧壁环形附着。从前后位扫查，斑块充填血管腔，血管闭塞；从外 - 内侧位扫查，斑块致血管狭窄 70% ～ 90%

对于颈内动脉或椎动脉血流频谱及血流动力学参数的评估应注意血管阻力的改变。当出现 RI 值升高、血流速度减低、血管壁结构正常的患者，应考虑远段动脉重度狭窄或闭塞性病变；当出现 RI 明显减低、血流速度减低、血管壁结构正常的患者，应考虑近心端动脉存在重度狭窄或闭塞性病变、侧支动脉血流供血等异常血流动力学改变。

4. 其他诊断方法

对于早期动脉粥样硬化 IMT 不均匀性增厚或小的斑块形成，超声成像是最敏感最简便并准确的筛查手段，其他影像学不具有检查优势。

5. 病例

(1) 病史和相关检查：患者男性，48 岁，常规体检发现血脂异常，行颈部动脉超声检查。

(2) 声像图：见图 2-23。

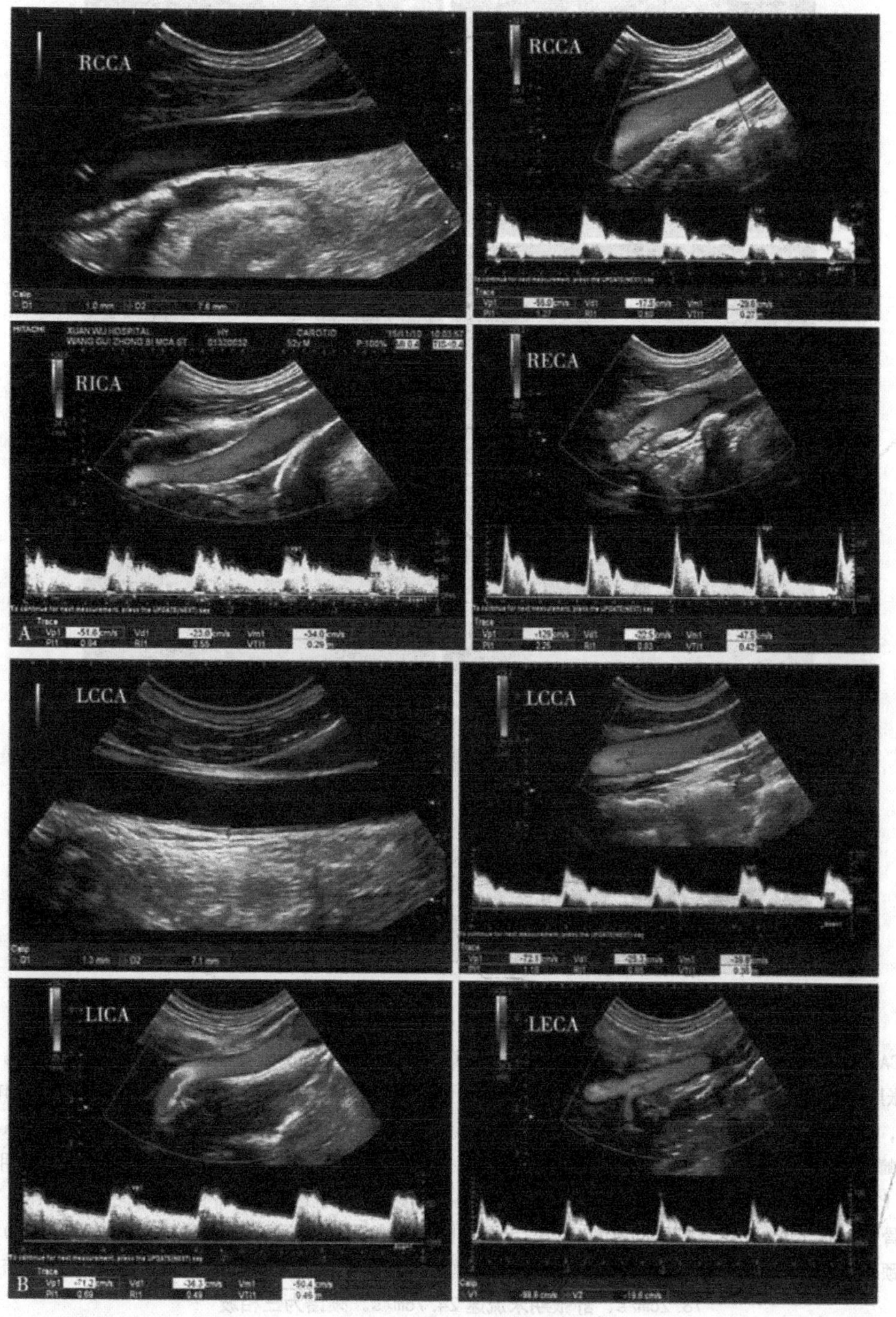
RCCA
RCCA
RICA
RECA
A
LCCA
LCCA
LICA
LECA
B

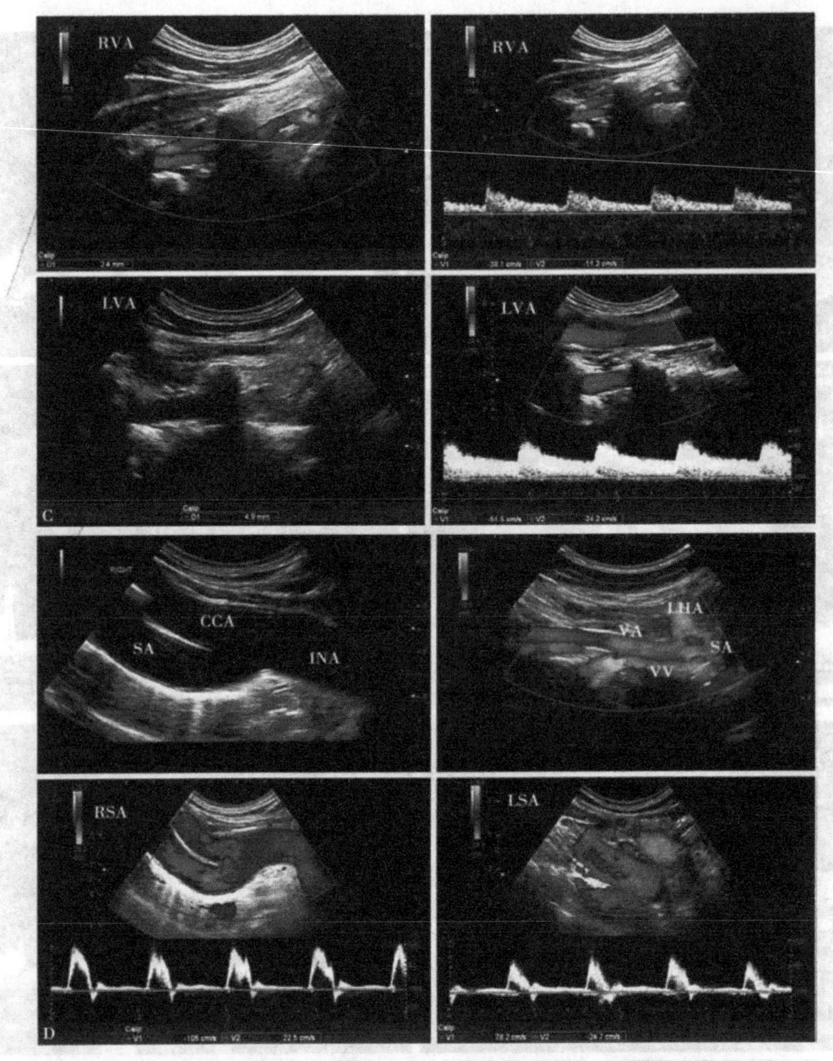

图 2-23　患者男性，48 岁，颈动脉常规体检筛查结果

A. RCCA 管径 7. 6mm，IMT 1. 0mm，峰值流速 55cm/s、舒张期末流速 17. 6cm/s。RICA 峰值流速 51. 6cm/s、舒张期末流速 23cm/s。RECA 峰值流速 129cm/s、舒张期末流速 22. 5cm/s；B. LCCA 管径 7. 1mm，IMT 1. 3mm，峰值流速 72. 1cm/s、舒张期末流速 25. 3cm/s。LICA 峰值流速 71. 2cm/s、舒张期末流速 36. 3cm/s。LECA 峰值流速 98. 8cm/s、舒张期末流速 19. 6cm/s。C. LVA 管径 2. 4mm，峰值流速 38. 1cm/s、舒张期末流速 11. 3cm/s。RVA 管径 4. 9mm。峰值流速 51. 5cm/s、舒张期末流速 24. 2cm/s；D. 无名动脉（INA）、右锁骨下动脉（SA）及右侧颈总动脉（CCA）二维声像图为横向“Y”字形。椎动脉（VA）、椎静脉（VV）、甲状颈干与锁骨下动脉解剖结构清晰。RSA 峰值流速 106cm/s、舒张期末流速 22. 5cm/s；LSA 峰值流速 78. 2cm/s、舒张期末流速 24. 7cm/s。频谱为三相波

(3) 超声描述：双侧颈总动脉管径对称，内 - 中膜不均匀性增厚 (右侧 1.0mm；左侧 1.3mm)，血流速度未见异常。

双侧颈内动脉血流速度及频谱正常。

双侧颈外动脉流速及频谱正常。

双侧椎动脉管径不对称(右侧 4.9mm；左侧 2.4mm)，左侧流速明显减低，频谱呈高阻力性。右椎动脉血流频谱及血流速度正常。

无名动脉、右锁骨下动脉 (SA) 及右侧颈总动脉 (CCA) 二维声像图为横向“Y”字形。椎动脉 (VA)、椎静脉 (VV)、甲状颈干与锁骨下动脉解剖结构清晰。双侧锁骨下动脉血流速度及频谱未见异常。

(4) 提示诊断

①双侧颈动脉内－中膜不均匀性增厚。

②左椎动脉生理性狭窄。

(二) 颈动脉粥样硬化性狭窄

1. 颈动脉狭窄程度评估

(1) 血管内径法：北美症状性颈动脉内膜剥脱术实验法 (NASCET) 以数字减影血管造影 (DSA) 测量狭窄率的方法是根据管径计算。通常采用狭窄处残余管径与狭窄远段管径的比值计算狭窄率。欧洲颈动脉外科实验法 (ECST) 是通过狭窄处残余管径与狭窄处原始管径(实际不能观察到真正的原始管径)的比值进行计算。颈动脉超声评估狭窄率若采用管径法计算通常采用 ECST 标准。

面积法：采用面积测量评估狭窄率是临床比较常用的方法。面积狭窄率 =[1－(狭窄处最小管腔截面积 / 原始管腔截面积)]－100%。面积测量是超声成像与 CT 血管成像及磁共振血管成像均可以采用的评估方法。

血流动力学参数评估法：2003 年北美放射年会超声会议公布了根据颈内动脉狭窄处 PSV、EDV 及 PSVICA/PSVCCA 比值将狭窄程度分类为 4 级：Ⅰ级＜ 50%(轻度)；Ⅱ级 50%～69%(中度)；Ⅲ级 70%～99%(重度)；Ⅳ级闭塞(表 2-3)。

表 2-3　颈动脉狭窄评估标准

狭窄程度	PSV(cm/s)	EDV(cm/s)	PSVICA/PSVCCA
＜ 50%(轻度)	＜ 125	＜ 40	＜ 2.0
50%～69%(中度)	≥ 125，＜ 230	≥ 40，＜ 100	≥ 2.0，＜ 4.0
70%～99%(重度)	≥ 230	≥ 100	≥ 4.0
100%(闭塞)	无血流信号	无血流信号	无血流信号

注：2003 年美国放射年会超声会议公布的标准。PSVICA/PSVCCA 颈内动脉狭窄段流速 / 颈总动脉流速。

(4) 综合评估分析法：颈动脉狭窄的超声检查，血流动力学参数对于病变程度的评估具有重要的临床价值，是近年来国际上评估狭窄程度的重要标准。但是，血流参数的变化与二维血管结构变化密切相关，因此，临床检查中应将血管内径、面积测量与血流动力学参数结果综合评估，才能提高病变狭窄程度评估的准确率。另外，颅外段颈内动脉重度狭窄或闭塞导致颅内侧支循环开放时，单纯 PSV、EDV 测值可能影响狭窄率的准确性评估，特别是 50% ～ 69% 与 70% ～ 99% 的鉴别应结合狭窄段 / 狭窄近段或狭窄段 / 远段流速比值，特别是在近段血管同样存在中度及以上程度狭窄时，狭窄段 / 狭窄近段流速比值将导致病变程度的低估。因此，狭窄段 / 远段流速比值更能反映狭窄病变对远段血供的影响程度，对狭窄段病变程度的判断更有价值。本文推荐国内研究报道 50% ～ 69% 与 70% ～ 99% 鉴别评估标准 (表 2-4)。

表 2-4　50% ～ 69% 与 70% ～ 99% 鉴别评估标准

项目	50% ～ 69% 狭窄	70% ～ 99% 狭窄
残余管径	＞ 1.5	≤ 1.5
PSV(cm/s)	＞ 155，＜ 230	＞ 230
EDV(cm/s)	≥ 60，＜ 100	≥ 100
PSVICA/PSVCCA	＞ 2.0，＜ 4.0	＞ 4.0
PSV 狭窄段 /PSV 狭窄远段	＞ 2.5，＜ 4.0	＞ 4.0
狭窄远端血流频谱	无变化	低阻力性改变
患侧颅内动脉血流	正常	减低
颅内动脉侧支循环建立	无	0 ～ 3 支

2. 常见超声表现

(1) 二维超声：颈动脉粥样硬化斑块的出现导致血管结构改变时，无论是 CCA 或 ICA 狭窄＜ 50%、50% ～ 69%、70% ～ 99% 还是闭塞，通过二维声像可探及责任病变血管腔内大小不等、形态规则或不规则、回声均质或不均质等特征的斑块。

对于上述责任病变斑块的观察还要注意斑块顶部、上下肩部纤维帽的厚薄、完整性、有无破裂等显像，因为上述部位是粥样硬化斑块纤维帽易破裂的部位。注意溃疡性斑块。如可疑血管闭塞性病变，应注意血管内充填病变的回声特征与基本病因学鉴别 (斑块、血栓等)。

(2) 彩色多普勒：不同程度狭窄病变的 CDFI 声像特征存在明显的差异性。随着病变程度的增加，CDFI 显示病变血管腔内血流充盈不全，重度狭窄时出现“血流束”纤细，狭窄病变以远段血管腔内出现混乱的“花彩”血流声像特征，狭窄病变以近段血管腔内出现低流速高阻力性血流声像特征。当颈动脉闭塞时，CDP1 显示血流中断 (图 2-24A-H)。

(3) 频谱多普勒：通过频谱多普勒对不同程度病变的血流动力学变化进一步评估。表 2-3 详细列出了颈内动脉狭窄＜ 50%、50% ～ 69%、70% ～ 99% 的 PSV、EDV 及 PSVICA/PSVCCA 的评估标准。不同的狭窄程度血流速度变化与诊断标准对应。

3. 鉴别诊断

颈动脉夹层、颈动脉炎性病变、心源性颈动脉栓塞等非动脉粥样硬化性病变也可能导致颈动脉狭窄或闭塞。

(1) 颈动脉夹层：多见于青壮年，活动时发病，伴头颈部疼痛，脑血管病变相关危险因素不存在。颈动脉夹层病变是由于病变内膜或中膜撕脱出现壁内血肿导致血管狭窄或闭塞，血管无动脉粥样硬化的声像改变，临床上通过抗凝与抗血小板联合治疗后复诊，在短期内狭窄病变程度明显改善 (图 2-24A ～ C)，闭塞病变可再通。

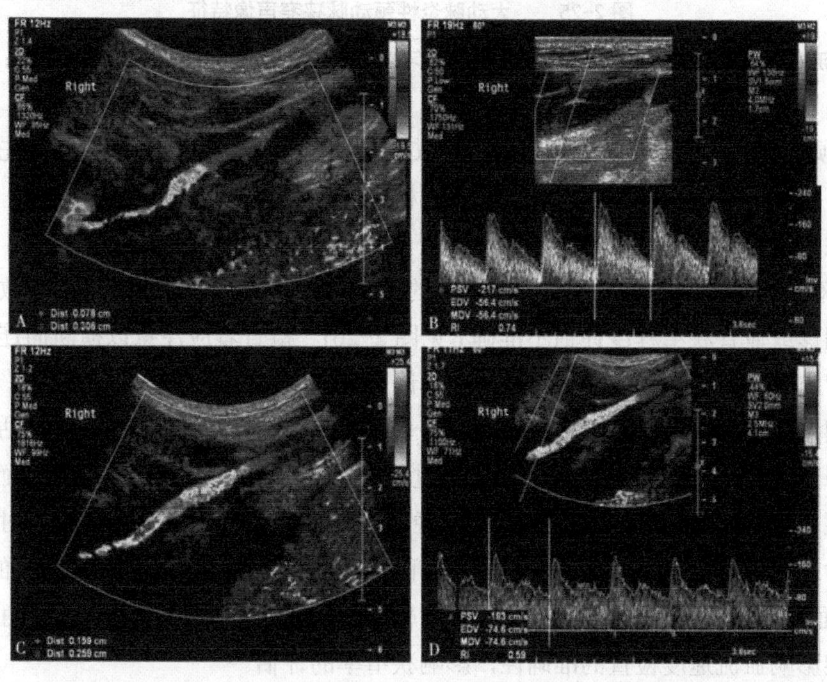

图 2-24　　患者男性，32 岁。颈动脉夹层治疗前后声像图比较

A. 治疗前右侧颈内动脉全程管径出现节段性狭窄，残余管径 0.078 ～ 0.306cm 不等；B. 治疗前最窄管腔内血流速度明显升高 PSV 217cm/s，EDV 26.4cm/s；C，D. 治疗 1 月后，右侧颈内动脉管径较前明显改善，残余管径 0.159 ～ 0.259cm。治疗后最窄管腔内血流速度明显改善，PSV 183cm/s，EDV 74.6cm/s。

(2) 大动脉炎性病变：好发年龄是青壮年，以女性多见，颈动脉管壁均匀性增厚，血管狭窄为“ 向心性 ”(图 2-25 A、B)，相关实验室检查结果及既往病史的采集可以帮助病变的鉴别。

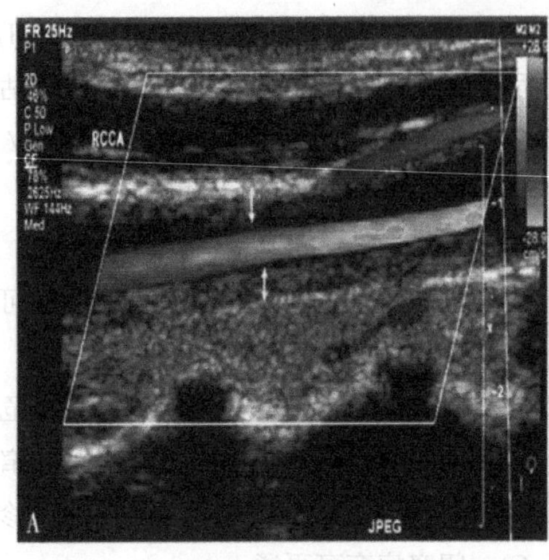

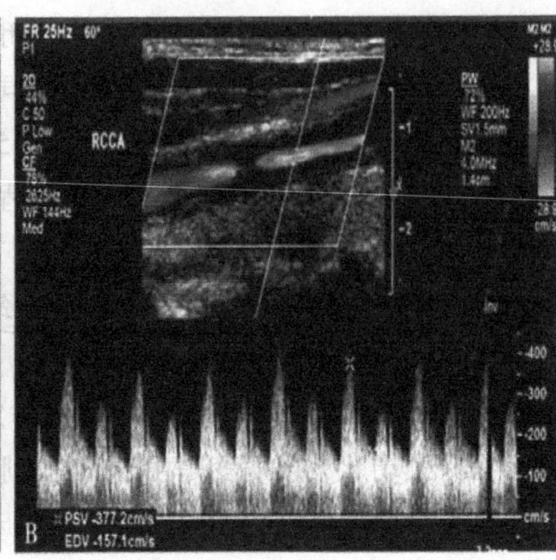

图 2-25　大动脉炎性颈动脉狭窄声像特征

A. 彩色血流声像显示右侧颈总动脉（RCCA）管壁均匀性增厚（箭头所示），管腔均匀性狭窄；B. 频谱多普勒显示血流速度升高 PSV 377.2cm/s，EDV 157.1cm/s

(3) 颈动脉急性闭塞：具有心房纤颤病史的患者出现颈动脉急性闭塞应首先考虑心源性栓塞，以此与动脉粥样硬化性斑块破裂血栓形成导致的血管闭塞鉴别。

4. 注意事项及误、漏诊原因分析

(1) 斑块的漏诊：不同部位血管壁附着的斑块，声束方向的不同，可能导致粥样硬化斑块的漏诊或血管狭窄程度评估不准确 (见图 2-26)。检查者应注意以横断面连续扫查，观察血管腔内异常结构变化，减少斑块的漏诊率。

(2) 中 - 重度狭窄评估错误：中度 (50% ～ 69%) 与重度 (70% ～ 99%) 的评估准确性，关系到患者治疗方法的原则与预后。检查过程中如果未按照血管结构变化与血流动力学参数结果相结合的综合分析原则，单纯管径法或面积法计算的狭窄率会产生对病变狭窄率的低估或高估问题，因为不同声束方向切面所获得的残余管径可能存在明显的差异。

(3) 血流速度检测的准确性：由于多普勒取样角度与血流声束间的校正角度的不准确，支架影响血流速度检查的准确性，影响狭窄率的评估。

5. 其他诊断方法

颈动脉狭窄或闭塞性病变的其他诊断方法包括 CTA、MRA、DSA。DSA 是评估血管狭窄的“金标准”。CTA 在初期临床应用中被推荐为不亚于 DSA 准确性的诊断手段，但随着临床应用的深入，临床研究发现对于动脉壁钙化性斑块导致的血管狭窄的评估，存在高估或低估狭窄率的问题。MRA 对于颈动脉狭窄闭塞性病变的诊断与 CTA、DSA 比较不具有优势，但近年来高清 MR 的出现，对于动脉粥样硬化性斑块的易损性评估具有较强的优势。

6. 病例

(1) 病史和相关检查：患者男性，61 岁，发作性右侧肢体麻木 1 月余，偶感言语不畅。MRI 检查双侧半球多发缺血性病灶。既往高血压病史 3 年余，用药不详。近期发现总胆固醇及 LDL 升高，血常规、心电图未见异常。

(2) 声像图：见图 2-26A ～ F。

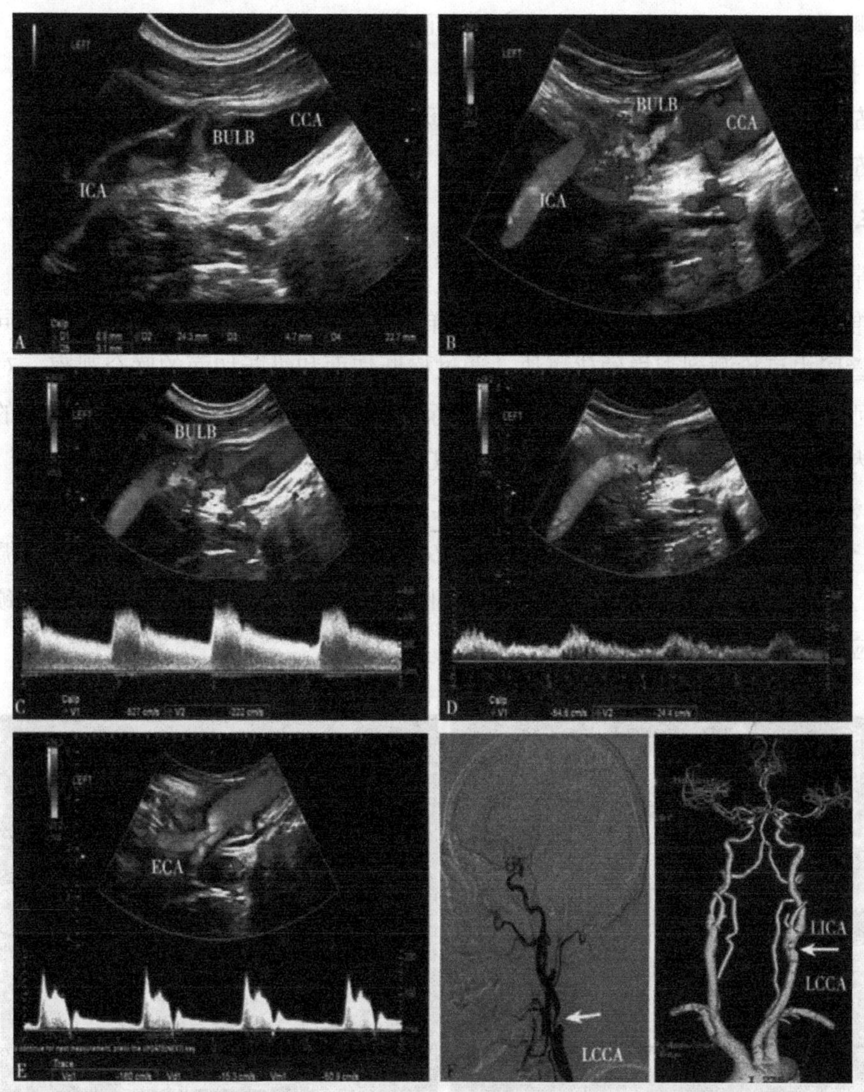

图 2-26　　患者男性，72 岁，左侧颈动脉超声与 CTA 及 DSA 检查结果

A. 左侧颈总动脉支颈内动脉近段前外侧壁与后内侧壁分别探及 24. 3mm×4. 7mm 及 22. 7mm×3. 1mm 斑块，残余管径 0. 8mm，原始管径 9. 6mm；B. 彩色血流声像显示颈动脉球部（BULB）狭窄管腔血流充盈纤细，狭窄即后段管腔扩张，血流紊乱呈“花彩样”；C. 频谱多普勒检查狭窄段 PSV 527cm/s，EDV 222cm/s；D. 狭窄远段 PSV 54. 6cm/s，EDV 24. 4cm/s；E. 同侧颈外动脉（ECA）PSV 160cm/s，EDV 15. 3cm/s；F. DSA 与 CTA 显示颈动脉狭窄（箭头所示）

(3) 超声描述：左侧颈动脉声像显示颈总动脉内－中膜不均匀性增厚。从颈总动脉至颈内动脉前外侧壁及后内侧壁分别探及 24.3mm×4.7mm 及 22.7mm×3.1mm 不规则形以中等回声为主的斑块，局部管径减小，残余管径 0.8mm，原始管径 9.6mm。狭窄处最高流速达 PSV 527cm/s，EDV 22cm/s；其远段流速明显减低 PSV 54.6cm/s，EDV 24.4cm/s，血流呈低阻力性改变。

左侧颈外动脉血管结构及血流速度基本正常。

(4) 提示诊断

①左侧颈动脉内－中膜不均匀性增厚伴斑块形成 (多发)。

②左侧颈内动脉狭窄 (70% ～ 99%)。

(三) 颈动脉粥样硬化性闭塞

1. 常见表现

二维超声：无论 CCA、ICA 或 ECA 粥样硬化性闭塞的二维超声特征均有共同之处，病变血管腔内可检测到粥样硬化斑块。通过横断切面和纵断切面的联合观察，对斑块的形态、回声及斑块以远闭塞管腔内的声学特征可进一步评估。根据闭塞病变累及的部位，可分类为：① CCA 闭塞。② ICA 闭塞。③ CCA、ICA 及 ECA 均闭塞。

(2) 彩色多普勒闭塞动脉无血流充盈，其近端可观察到“红蓝”双向“开关”血流征。若 CCA 慢性闭塞的情况下，同侧 ECA 与 VA 或甲状腺供血动脉间可建立侧支循环，血流经 ECA 分支汇入主干再逆向 ICA 供血，出现 ECA 与 ICA 血流方向不一致，颈外动脉逆向供应颈内动脉 (图 2-27A、B)。

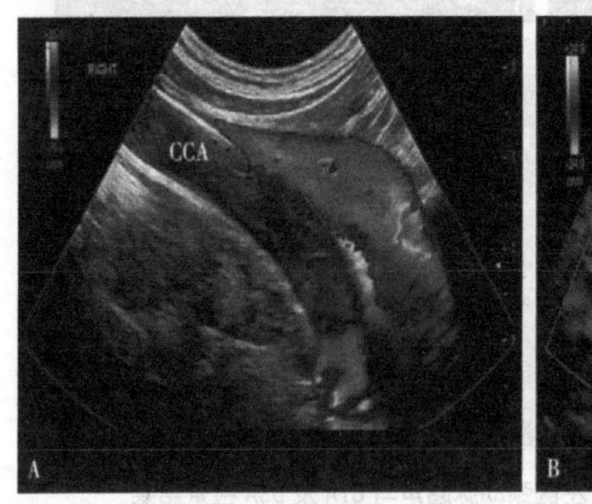

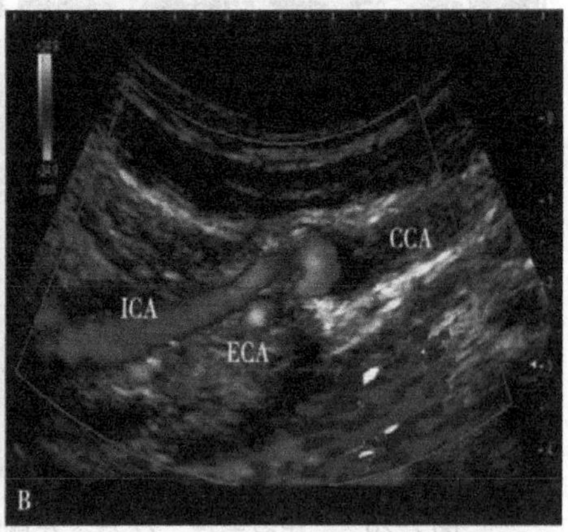

图 2-27　CCA 慢性闭塞性病变 ECA 与 ICA 彩色血流声像特征

A. 右侧颈总动脉 (CCA) 起始段以远 (约 1 ～ 2cm 处) 管腔内充填不均回声，血流信号中断；B. 右侧颈总动脉 (CCA) 分叉水平以近管腔内充填不均回声，无血流声像。分叉以远颈外动脉 (ECA) 为朝向探头 (红色)、颈内动脉 (ICA) 为背离探头 (蓝色)，ECA 逆向 ICA 供血颈内动脉完全闭塞时，其闭塞以近段可出现典型“红蓝”相间的“开关”血流征(图2-28A)，但是对于动脉闭塞患者的检查，还应注意次全闭塞线样征血流声像(图2-28B)。

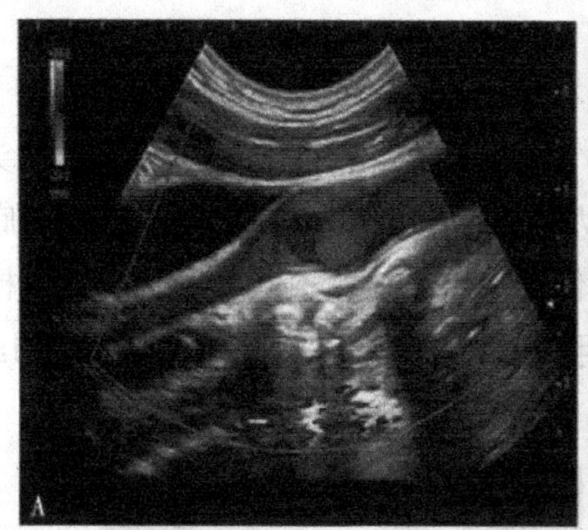

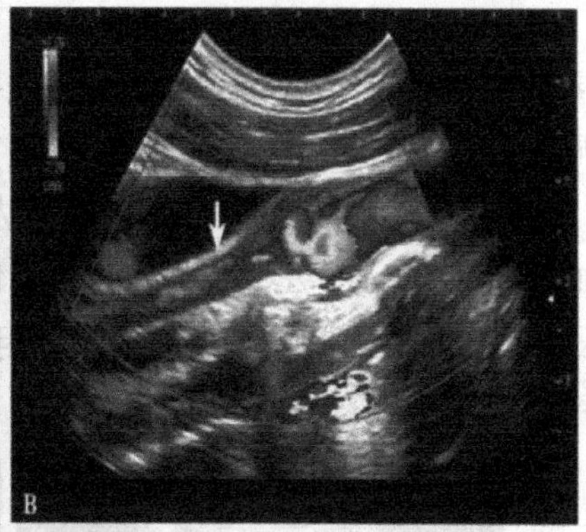

图2-28　颈内动脉闭塞声像图特征

A. 颈内动脉完全闭塞，“红蓝”相间的开关血流征；B. 颈内动脉齿圈闭塞，管腔内“线样”血流声像特征（箭头所示）

③频谱多普勒：颈内动脉闭塞血管腔内无血流信号，但是病变近端的CCA阻力明显升高，舒张期末流速相对减低(与非病变侧比较)；而ECA的流速相对升高，血管阻力明显减低(与颈内、外动脉侧支循环建立相关)。次全闭塞病变管腔内可以检测到连续性低速低阻力性血流频谱。

2. 鉴别诊断

(1) 病因学鉴别：颈动脉闭塞性病变的诊断比较容易。鉴别诊断主要是闭塞病变的病因学鉴别，但需要结合临床与相关影像学检查结果综合判断，对于基层超声技术人员不作为重点要求内容。

(2) 闭塞部位鉴别：无论CCA闭塞或ICA闭塞，由于闭塞病变累及的节段及范围不同产生的血流动力学变化不同。基本分类有：根据累及范围分为：①全程闭塞。②近段闭塞。③远段闭塞。CCA闭塞3种类型均可出现。ICA闭塞通常为全程闭塞或远段闭塞。对于基层或初级技术人员鉴别比较困难，本段内容不作为必须掌握内容。

(3) 完全性与次全闭塞鉴别：某些闭塞性病变并非完全闭塞，通过调节检查条件，特别是提高彩色血流声像显示的敏感性(降低彩色血流速度标尺)，观察到“线样征”声像时，可以诊断为次全闭塞。两种病变程度不同临床治疗方法不同，后者血运重建再通率高，患者预后好，检测中应注意认真鉴别。

3. 注意事项及误、漏诊原因分析

对于闭塞性病变检测主要的注意事项是：二维超声、彩色多普勒声像与频谱多普勒检查模式的联合应用。注意病变累及的范围及彩色多普勒血流敏感性的调节，减少假性闭塞的误诊率。

4. 其他诊断方法

对于颈动脉闭塞性病变的检查同样可选择 CTA、MRA 或 DSA 相关影像学检查手段。

5. 病例

(1) 病史和相关检查：患者男性，71 岁，发作性右 (左) 侧肢体感觉异常伴头部疼痛 1 年余，近 1 周以来出现右 (左) 侧肢体无力。先后性 CT 检查提示 (左) 右侧底节区多发性缺血灶。MRI 检查 (左) 右侧底节区、侧脑在室旁、颞顶叶多发腔隙性脑梗死。既往高血压病史 10 年余，用药不详。发现总胆固醇及 LDL 升高多年 (未规律性用药)。

(2) 声像图：见图 2-29。

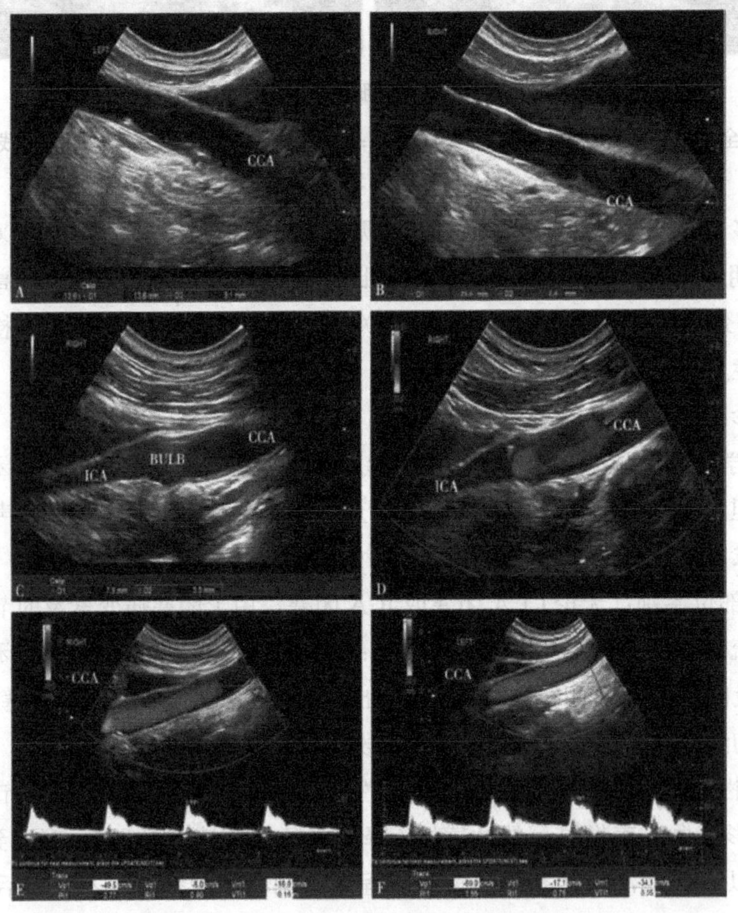

图 2-29　颈动脉超声结果

A、B. 双侧颈总动脉 IMT 不均匀性增厚，左、右侧 CCA 后内侧壁分别探及 13.6mm×3.1mm、25.6mm×2.4mm 大小的斑块；C. 右侧颈动脉从球部 (BULB) 至颈内动脉 (ICA) 颅外段全程充填不均回声；D. 彩色多普勒血流声像显示 ICA 血流中断；E. 右侧 CCA 检查 PSV 49.5cm/s、EDV 5.0cm/s，RI 0.90；F. 左侧 CCA 检查 PSV 69.9cm/s、EDV 17.1cm/s，RI0.76

(3) 超声描述：双侧颈总动脉管径基本对称，内 - 中膜不均匀性增厚，血流速度不对称。右侧 CCA 流速相对减低，血管阻力明显升高 (右侧 RI0.76，左侧 RI0.90)。

右侧颈内动脉从球部以远管腔内充填低回声，彩色血流声像显示血流中断，球部可见“红蓝”相间的“开关”血流声像特征。

(4) 提示诊断：

①双侧颈动脉内 - 中膜不均匀性增厚伴斑块形成 (多发)。

②右侧颈内动脉闭塞。

(四) 椎动脉狭窄与闭塞

1. 常见表现

(1) 二维超声：椎动脉起始段或椎间隙段内径减小。管腔内可探及异常回声。由于椎动脉从锁骨下动脉分支位置较深，对于体胖颈短的患者以线阵探头观察二维声像图所显示狭窄的管腔，存在一定难度，需要选择低频凸阵探头，在 CDFI 模式引导下测量。

(2) 彩色多普勒：可以显示 VA 病变的位置。通常 VA 起始段 (V1 段) 以平滑肌增生性狭窄多见，狭窄＜ 50% 的病变 CDFI 血流声像无明显改变，中度狭窄 (狭窄 50% ～ 69%) 时可出现彩色血流充盈不全征象，“血流束”相对变细。当狭窄达到 70% ～ 99% 时，“血流束”明显变细，狭窄段可见“花彩”血流声像特征，狭窄远段的血流声像色彩变暗，搏动性明显减弱。当椎动脉闭塞时血流声像显示病变段椎动脉无血流信号。

(3) 频谱多普勒：中度及重度狭窄时，狭窄处流速明显升高，狭窄远段 (V2 段) 流速减低，段的流速比值≥ 4.0 可以诊断 V1 段重度狭窄 (70% ～ 99%)。对于椎动脉 V1 段狭窄程度的分类国内国际尚无统一标准，本文推荐 2009 年美国 AJR 发表的椎动脉狭窄诊断标准做参照 (表 2-5)。

表 2-5　椎动脉狭窄诊断血流参数标准 (参考)

狭窄程度	PSV(cm/s)	EDV(cm/s)	PSV0R/PSVIV
＜ 50%	≥ 85，＜ 140	≥ 27，＜ 35	≥ 1.3，＜ 2.1
50% ～ 69%	≥ 140，＜ 220	＜ 50	≥ 2.1，＜ 4.0
70% ～ 99%	≥ 220	≥ 50	≥ 4.0
闭塞	无血流信号	无血流信号	无血流信号

注：PSVOR 椎动脉开口处 (狭窄段) 峰值流速；PSVIV 椎间隙段 (狭窄远段峰值流速)。

椎动脉闭塞的血流速度、血流频谱与闭塞病变的节段相关。

①全程闭塞：二维超声显示椎动脉自段分支开始至 V3 段管腔内充填均质或不均质回声，CDFI 检测无血流信号。

②节段性闭塞：椎动脉 V1 ～ V2 段 (部分椎间隙段) 二维成像显示动脉管腔内充填均质或不均质回声，CDFI 显示血流信号消失，但 V2 段远段 (颈 2 ～ 3 或颈 1 ～ 2) 椎间隙可探及低速低搏动性血流信号，于椎间隙周边探及多条细小的侧支动脉血流。

③颅内段闭塞 (远段闭塞)：以小脑后下动脉为界，若闭塞部位于小脑后下动脉分支前，于 V1 ～ V3 段的 VA 探及的血流频谱为单峰 (无舒张期血流) 高阻力性型。若闭塞部位于小脑后下动脉分支后，V1 ～ V3 段的 VA 血流频谱为低速高阻力型，舒张期血流存在。

2. 鉴别诊断

(1) 椎动脉夹层：在临床上较为常见的是椎动脉夹层壁内血肿导致椎动脉 V1 段狭窄。后者可以检测出病变血管原始管径节段扩张，其血管腔内可以发现撕脱的内膜回声与血管壁之间形成假腔，真腔内径明显减小。结合患者发病状态及临床症状与体征可以综合判断病变发生的基本病因。

(2) 椎动脉生理性狭窄：是 VA 的解剖变异，为全程血管生理性狭窄，血流速度全程低于对侧，血流频谱为高阻力型。但是，在生理狭窄基础合并 V1 段粥样硬化性狭窄时，可检测出高流速血流特征，但在实际操作中的检测鉴别存在一定难度，此时应注意 V2 段血流速度的减低并伴有低阻力性血流动力学改变的特征，对于诊断鉴别具有临床价值。

3. 注意事项及误、漏诊原因分析

对于椎动脉狭窄或闭塞性病变漏诊或误诊的主要原因是对椎动脉段的成像不清晰 (单纯线阵探头检查) 和血流动力学的综合判断。在针对闭塞性病变是对颈部椎动脉的肌支观察不仔细容易导致病变定位的错误甚至误诊或漏诊闭塞性病变。

4. 其他诊断方法

对于椎动脉狭窄或闭塞性病变的其他影像学检查手段仍然是 CTA、MRA 及 DSA。

5. 病例

(1) 病史和相关检查：患者女，52 岁，1 年前无明显诱因出现头昏，有时伴有视物旋转及耳鸣，恶心，呕吐，持续数分钟可缓解，头部位置变化时加重，无吞咽困难、视物模糊及肢体活动障碍。于门诊给予对症治疗无明显缓解，近一月来发作次数较前增多，为进一步诊治门诊以“后循环缺血”收治入院。查体：BP150/100mmHg，神清语利，高级皮层功能正常，脑神经检查无异常，四肢肌力Ⅴ级，肌张力正常，腱反射 (＋＋)，双 Babinski(－)。深浅感觉对称存在，共济运动无异常。

(2) 声像图：见图 2-30A ～ D。

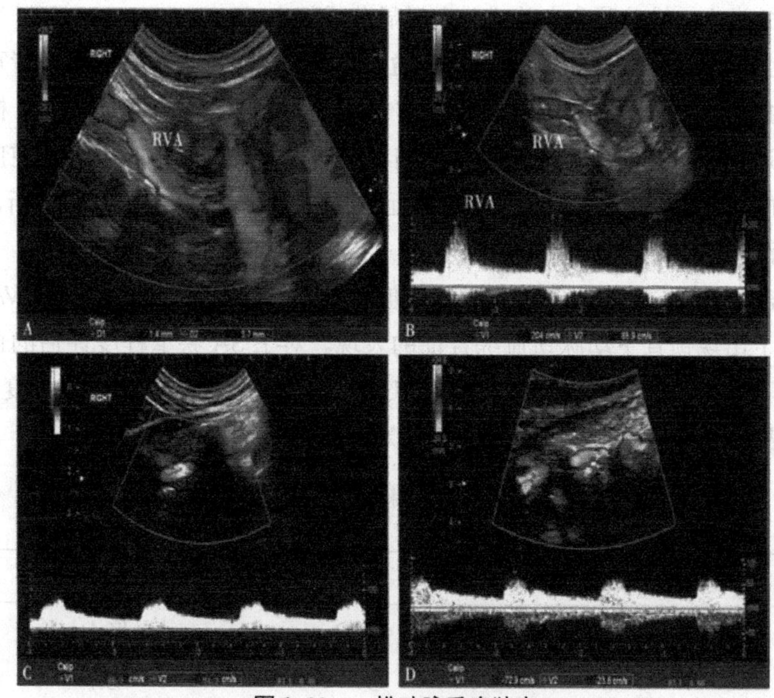

图 2-30　　椎动脉重度狭窄

A. 右侧起始段（V1 段）残余管径 1.4mm，原始管径 3.7mm。彩色血流声像显示血流充盈不全；B. 右椎动脉起始段 PSV 205cm/s，EDV 65.9cm/s；C. 右椎动脉椎间隙段 PSV 46.2cm/s，EDV24.2cm/s，RI0.48；D. 左椎动脉椎间隙段 PSV 72.9cm/s，EDV 23.9cm/s，RI 0.68

(3) 超声描述：双侧椎动脉起始段管径不对称。右侧起始段 (V1 段) 管径相对减小，残余管径 1.4mm，原始管径 3.7mm；彩色血流充盈不全，频谱多普勒检查血流速度明显升高，峰值流速 205cm/s，舒张期末流速 65.9cm/s，其椎间隙段 (V2 段) 流速明显减低，峰值流速 46.2cm/s，舒张期末流速 24.2cm/s，血管阻力指数下降 (RI 0.48)，频谱呈低阻力性改变，收缩期峰钝，峰时延长。左侧椎动脉椎间隙段流速正常 (PSV 72.9cm/s、EDV 23.9cm/s)、血管阻力指数 (RI 0.68) 正常。

(4) 提示诊断：右侧椎动脉狭窄 (70% ～ 99%)。

(五) 锁骨下动脉狭窄与闭塞

锁骨下动脉重度狭窄或闭塞性病变是后循环缺血性病变的重要原因之一，其临床症状及体征除具有后循环缺血的表现外，双上肢血压的不对称性、患侧上肢桡动脉搏动减弱等具有重要的临床意义。

1. 常见表现

(1) 二维超声：锁骨下动脉管径减小，血管结构的变化与病因学相关。例如动脉粥样硬化性病变可以检测出斑块；大动脉炎性病变可以发现病变 SA 血管壁均匀性增厚等；导致锁骨下动脉管径减小或闭塞。锁骨下动脉狭窄或闭塞性病变根据病变与椎动脉分支的解剖关系分类为：椎动脉分支前或分支后显著或闭塞。

(2) 彩色多普勒：病变处管腔内血流充盈不全，血流束变细。重度狭窄者可探及紊乱的“花彩”血流信号。狭窄或闭塞远段管腔内血流影像无“中心亮带”征。椎动脉分支前闭塞者，近段血流中断，远段血流充盈声像无中心亮带(经同侧椎动脉逆向供血－锁骨下动脉窃血征)；椎动脉分支后闭塞者，近段血流充盈正常，远段血流中断，同侧椎动脉血流充盈正常。

(3) 频谱多普勒狭窄处血流速度升高，随着狭窄程度的增加可导致患侧 VA 血流灌注异常，临床上出现锁骨下动脉窃血综合征的表现。对于 SA 狭窄程度评估的血流动力学参数标准尚不统一。本书推荐 2011 年美国 UMB 杂志发表的血管超声对重度 SA 狭窄的判断标准(表 2-6)作为诊断参考值。

表 2-6　重度锁骨下动脉狭窄评估标准的准确性

分类	界定值	特异性 (%)	准确率 (%)
PSV1(cm/s)	≥ 343	83.2	86.1
EDV(cm/s)	≥ 60	93	85.7
PSV1/PSV2	≥ 4.0	90.9	84.9
PSV1/EDV	＋	97.6	95.8

注：PSV1 狭窄处峰值流速。PSV2 狭窄以远峰值流速。EDV 狭窄处舒张末期流速。PSV1/PSV2 比值 (Ultrasound in Med.&Biol，2011)

椎动脉分支前锁骨下动脉闭塞者，近段 SA 无血流，远段(椎动脉分支后)PSV、EDV 均减低，无外周血流频谱特征，RI 值与同侧椎动脉一致，同侧椎动脉血流方向逆转(窃血征)。椎动脉分支后锁骨下动脉闭塞者，病变远段血流信号消失，锁骨下动脉近段及同侧椎动脉血流动力学参数检测结果正常。

锁骨下动脉重度狭窄或闭塞导致后循环缺血的临床表现称锁骨下动脉窃血综合征，对应患侧椎动脉血流动力学变化可以将锁骨下动脉窃血程度进行分类：

Ⅰ级(隐匿型)：SA 狭窄＞ 50% 但＜ 70%，双上肢血压相差＜ 10mmHg 时，VA 血流方向正常，血流频谱收缩早期“钝挫”出现“切迹样”特征(图 2-31A、B)，增加患侧上肢活动或采用上肢加压束带试验后患侧 VA 血流频谱之收缩期“切迹”加深，可以判断为Ⅰ级窃血。

Ⅱ级(部分型)：SA 狭窄≥ 70% 但＜ 90% 时，患侧椎动脉血流方向出现收缩期正向、舒张期负向的双向血流信号，彩色血流成像表现为红色与蓝色交替的血流特征(图 2-31C、D)。

Ⅲ级(完全型)：SA 狭窄＞ 90% 或闭塞，患侧 VA 血流方向完全逆转(与 CCA 方向

完全反向)(图 2-31E、F)。

2. 鉴别诊断

(1) 动脉粥样硬化与大动脉炎性病变：大动脉炎性病变导致锁骨下动脉狭窄或闭塞与动脉粥样硬化性狭窄或闭塞的病理基础存在明显的差异性，前者血管壁三层结构均受累，管壁均匀性增厚，管腔为向心性狭窄后闭塞或血栓形成导致血管闭塞。但是无论粥样硬化性或炎性病变性狭窄或闭塞，导致锁骨下动脉窃血的程度分类标准是一致的。

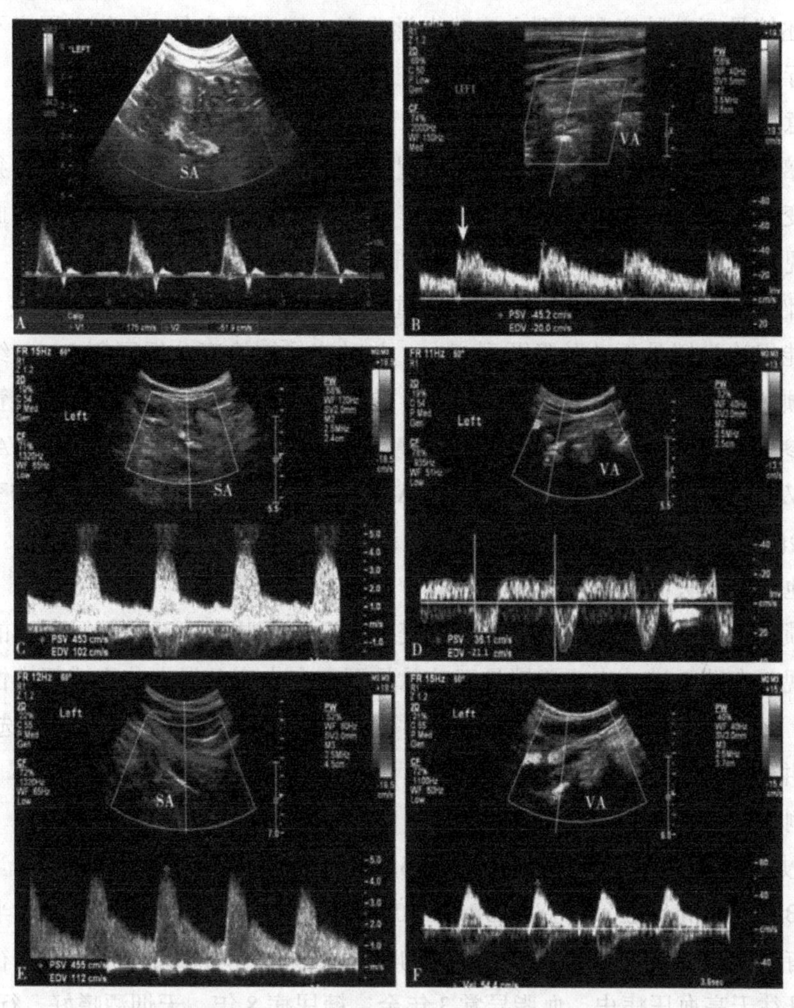

图 2-31　不同类型锁骨下动脉窃血声像图特征

A、B. Ⅰ级（隐匿型）：左侧 SA 血流速度 PSV 175cm/s、EDV 51.9cm/s，血流频谱为 = 相波同侧 VAPSV 45.2cm/s、EDV 20cm/s，血流频谱收缩期末、舒张早期出现“顿挫”“切迹”样改变（箭头所示）；C、D. Ⅱ级（部分型）：左侧 SA 血流速度 PSV 453cm/s、EDV102cm/s，收缩、舒张期血流方向均为正向。同侧 VAPSV 36.1cm/s、EDV-20.1cm/SD 收缩期血流方向正向，舒张期负向（震荡型）；E、F. Ⅲ级（完全型）：左侧 SA 血流速度 PSV 455cm/s、EDV 112cm/s，收缩、舒张期血流方向均为正向。同侧 VAPSV 54.4cm/s、EDV 112cm/s。收缩期血流方向正向，舒张期无血流

(2) 锁骨下动脉夹层：血管壁内膜或内－中膜的撕脱，形成双腔结构，假腔内血流压力或血栓形成导致真腔管径减小，引起锁骨下动脉狭窄或闭塞。此类病变多数为主动脉夹层病变累及锁骨下动脉。

(3) 非典型锁骨下动脉窃血：一侧 SA 狭窄＞ 50% 或闭塞导致患侧 VA 供血异常引发典型的锁骨下动脉窃血的血流频谱特征的诊断是比较容易的。但是，双侧 SA 重度狭窄或一侧 SA 狭窄一侧闭塞、伴一侧或双侧 VA 的 V1 段狭窄或闭塞性病变等情况时，很难检测到上述锁骨下动脉窃血典型血流动力学改变，窃血程度与 SA 狭窄程度不一致，检查中应进行鉴别。

3. 注意事项及误、漏诊原因分析

(1) 解剖位置的影响：左侧 SA 解剖位置较深，检查难度较大，中度以下狭窄无窃血改变的病变容易漏诊，应注意联合应用凸阵探头检查，特别注意彩色多普勒血流声像的充盈情况观察，并注意 SA 于主动脉分支水平血流充盈异常的检查。

(2) 假性锁骨下动脉窃血：单纯 VA 严重狭窄时，也可能出现收缩“切迹”血流频谱特征，可能误诊为锁骨下动脉隐匿型窃血，此时应仔细检查分析同侧 SA 二维、彩色血流声像及频谱多普勒血流动力学参数是否异常，若同侧锁骨下动脉不存在血管结构及血流动力学参数的异常，同时，双上血压或桡动脉触诊无差异性，说明上述 VA 血流频谱的改变与 VA 重度狭窄相关，应仔细检查 VA 起始段血管结构与血流动力学的变化，减少多 VA 起始段重度狭窄的漏诊。

4. 其他诊断方法

对于锁骨下动脉重度狭窄或闭塞性病变，注意双上肢血压及桡动脉搏动的不对称性等临床表现，有助于进一步明确锁骨下动脉是否存在中度及以上狭窄或闭塞性病变的诊断。另外，患者有一过性后循环缺血或晕厥等症状和体征，为进一步诊治可选择 CTA 或 DSA 检查并行介入治疗。

5. 病例

(1) 病史和相关检查：患者女，61 岁，5 年前无明显诱因出现头晕，就诊当地医院发现左上肢 BP130/80mmHg，右上肢 BP100/60mmHg，右桡动脉搏动减弱。近半年来经常耳鸣，偶有恶心，未吐，无吞咽困难、视物模糊及肢体活动障碍，来院就诊行颈动脉超声检查。既往无高血压病史，血脂异常 3 年余，糖尿病 8 年，无烟酒嗜好，行 CTA 检查诊断为有锁骨下动脉狭窄。

(2) 声像图：见图 2-32A ～ D。

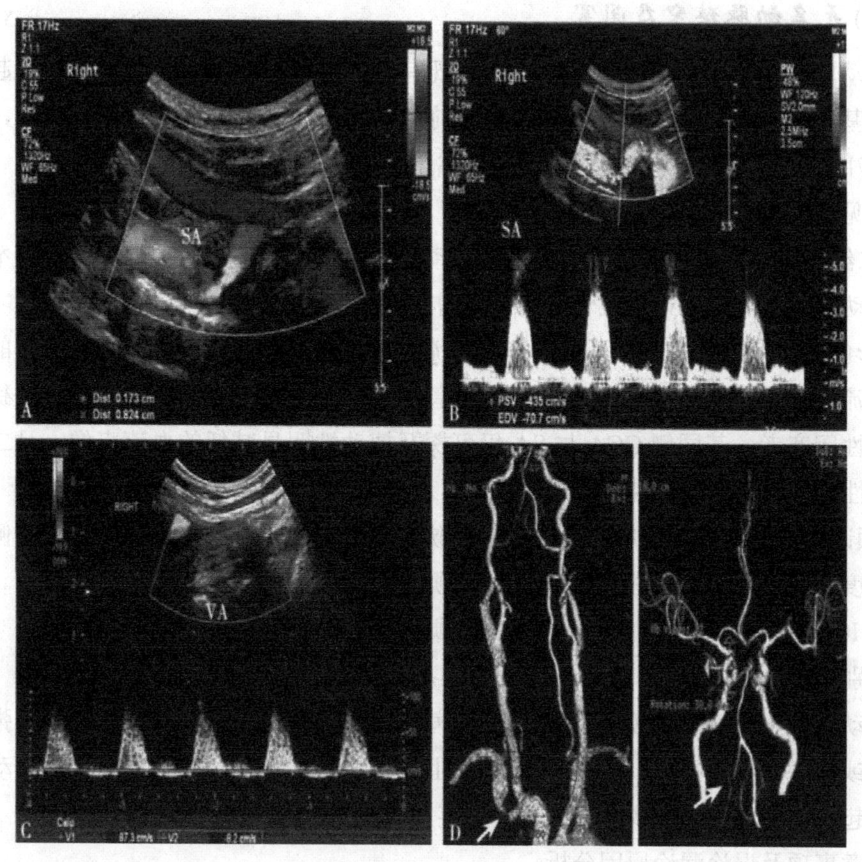

图 2-32　颈部血管超声结果

A. 彩色血流声像显示右侧 SA 起始段管径纤细，残余管径 0.173cm，原始管径 0.824cm；B. RSA 起始段流速 PSV 435cm/s EDV 70.7cm/s；C. RVA 椎间隙段流速 PSV 87.3cm/s EDV -8.2cm/s。血流频谱收缩期正向为主，舒张期低频负向；D. CTA 检查结果：左侧图为颈部动脉前后位成像，RSA 起始段重度狭窄（箭头所示），右侧图为颅内动脉成像，RVA 全程纤细（箭头所示）

(3) 超声描述：双侧锁骨下动脉管径不对称，右侧起始段管径减小，残余管径 1.7mm，原始管径 8.2mm；彩色血流充盈不全；频谱多普勒检查血流速度明显升高，最高 PSV 435cm/s，锁骨下动脉远段流速明显减低，血管阻力指数下降 (RI)，频谱呈低阻力性改变，收缩期峰钝，峰时延长。

右侧椎动脉收缩期血流方向逆转，血流频谱出现“振荡型”改变，血流速度 (正向 PSV 87.3cm/s、负向 8.2cm/s)。

(4) 提示诊断：

①右侧锁骨下动脉狭窄 (70% ～ 99%)。

②右侧锁骨下动脉盗血 (部分型)。

（六）无名动脉狭窄及闭塞

无名动脉狭窄或闭塞病变患者，临床上既有右锁骨狭窄动脉狭窄闭塞病变引起的后循环椎－基底动脉系缺血的症状体征，又有前循环颈内动脉系缺血的症状与体征，检查过程中应注意综合分析血流动力学的改变与临床相关性。

1. 常见表现

(1) 二维超声：无名动脉血管腔内检测到动脉粥样硬化性斑块导致血管腔的狭窄或闭塞；或大动脉炎性病变导致的血管壁均匀性增厚出现“向心性”狭窄或闭塞。

(2) 彩色多普勒：病变程度不同，彩色血流声像检测可以表现为血流充盈不全的血管狭窄之血流声像特征，也可以表现为血管闭塞血流中断特征。若无名动脉在血管狭窄的基础上慢性闭塞者，其同侧 CCA 与 SA 仍可探及搏动性明显减低的血流声像，且二者的血流方向性可能存在不一致性。

(3) 频谱多普勒：无名动脉重度狭窄时，狭窄段流速明显升高，并可产生与同侧锁骨下动脉重度狭窄基本一致的窃血改变，并且颈动脉血流动力学也将出现明显异常。同侧的 CCA、ICA、ECA 出现低速低阻力性血流频谱特征（详见病例图示）。

2. 鉴别诊断

无名动脉狭窄闭塞性病变的鉴别主要是病因学的鉴别。临床上常见的是动脉粥样硬化性狭窄或闭塞，其次是动脉夹层，另外青壮年特别是年轻女性患者，应注意大动脉炎性病变引起的无名动脉狭窄或闭塞的病因学鉴别。

3. 注意事项及误诊漏诊原因分析

无名动脉检查相对容易，应该不易漏诊，但是很多医院未将无名动脉作为颈部常规血管超声检查，对于中度及以下血管病变容易漏诊。

4. 其他诊断方法

临床上对于超声筛查出无名动脉重度狭窄或闭塞性病变，通常会进一步选择 CTA 或 DSA 手段进一步检查评估，为治疗方法的选择提供更多的客观依据。

5. 病例

(1) 病史和相关检查：患者男，57 岁，右侧上肢麻木无力 1 年，偶感头晕、耳鸣。近 3 个月头晕症状加重且发作次数增多，当右侧上肢持重时上述症状加重，于门诊就诊行颈部动脉超声检查。

(2) 声像图：见图 2-33 A ～ J。

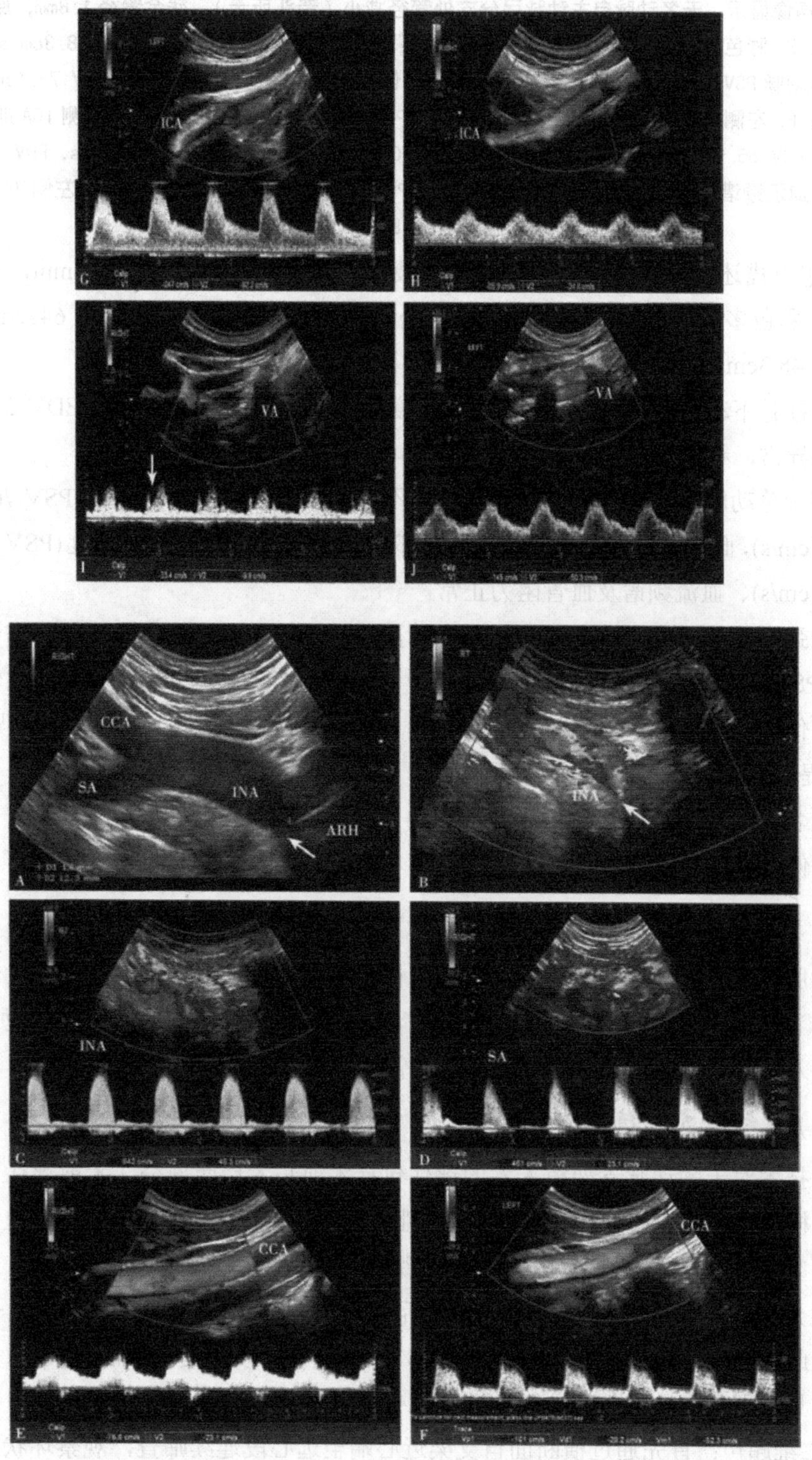

图 2-33　颈部动脉超声检查结果

A. 二维声像显示，无名动脉自主动脉弓分支处管径减小（箭头所示），残余管径 1.8mm，原始管径 12.3mm；B. 彩色多普勒声像显示狭窄段血流紊乱；C. 狭窄处 PSV 642cm/s，EDV 48.3cm/s；D. 右侧锁骨下动脉 PSV 461cm/s，EDV 23.1cm/s；E. 右侧 CCA 血流频谱及峰形异常，PSV 76.6cm/s，EDV 23.1cm/s；F. 左侧 CCA 血流频谱及血管阻力正常，PSV 101cm/s，EDV28cm/s；G. 右侧 ICA 血流频谱及峰形异常，PSV 65.9cm/s，EDV 34.6cm/s；H. 左侧 ICA 流速代偿性升高，PSV 247cm/s，EDV 92.2cm/s；I. 右侧 VA 血流频谱异常，收缩峰可见“切迹”征，PSV 33.4cm/s，EDV 9.9cm/s；J. 左侧 VA 血流正常，PSV 145cm/s，EDV 50.3cm/s

(3) 超声描述：无名动脉自主动脉弓分支处管径减小，残余管径 1.8mm，原始管径 12.3mm。彩色多普勒声像显示狭窄段血流紊乱，流速升高，最高峰值流 642cm/s，舒张期末流速 48.3cm/s。

右侧锁骨下动脉管径：无异常，血流速度相对升高，PSV 461cm/s，EDV 23.1cm/s。频谱形态异常，频窗充填，三相波。

双侧颈总动脉管径基本对称，血流速度不对称，右侧流速相对减低 (PSV 76.6cm/s，EDV 23.1cm/s)，血流频谱形态异常，呈相对低阻力改变。左侧 CCA 血流速度 (PSV 101cm/s，EDV 28.1cm/s)、血流频谱及血管阻力正常。

双侧颈内动脉管径无异常，右侧血流充盈较差。双侧血流速度不对称，右侧流速明显减低 (PSV 33.4cm/s，EDV 9.9cm/s)，频谱异常，收缩峰可见“切迹”征。左侧椎动脉血流速度代偿性升高 (PSV 145cm/s，EDV 50.3cm/s)，血流频谱及血管阻力未见异常。

(4) 提示诊断：

①无名动脉狭窄 (70% ～ 99%)。

②右侧锁骨下动脉盗血 (隐匿型)。

七、颈动脉狭窄闭塞病变的外科治疗评估

颈动脉狭窄或闭塞性病变是导致颈动脉性缺血性脑血管病的重要原因。对于颈动脉狭窄的患者单纯内科药物治疗不能得到有效治疗时，可以采用颈动脉内膜剥脱术、颈动脉支架植入等外科治疗方法，改善颈动脉狭窄导致的脑缺血状态。

(一) 颈动脉支架植入术评估

超声技术对于颈动脉支架植入术的评估包括术前与术后两部分 3 术前评估内容包括对动脉粥样硬化斑块的部位、大小、回声特性、分布范围、病变处残余与原始血管内径、血流速度参数等形态学和血流动力学变化的综合评价，准确评估血管狭窄程度。

支架介入治疗术后的超声检查评估包括术后 1 周内、3 个月、6 个月、12 个月规律性复诊及此后间隔 1 ～ 2 年的长期随访检查，目的是及时发现支架术后再狭窄。

1. 常见表现

(1) 二维超声：首先通过横断面自支架近心端至远心段连续筛查，观察环状高回声支架扩张程度与原始管腔的贴覆，内层为强回声支架声像，外层为血管壁及压缩的斑块。

其次，通过纵断面检查支架的位置及长度。

纵断面二维声像显示的支架特征为血管腔内平行线条状强回声附着于动脉血管壁，声束方向变化时可以观察到网状高回声(图2-34A、B)。通过纵断面测量支架近段、中段及远段内径，术后一周内复诊要计算保留残余狭窄率，以作为复诊时比较的基础测值。残余狭窄的界定是术后3个月内通过测量支架最小管径与原始血管内径计算，多数患者支架术后残余狭窄率＜50%，血流正常，无须报告提示。若残余狭窄率＞50%时，可在术后检测复诊报告中提示临床。

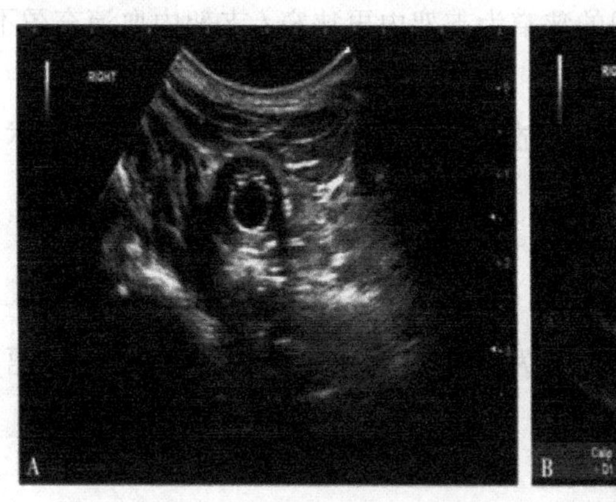

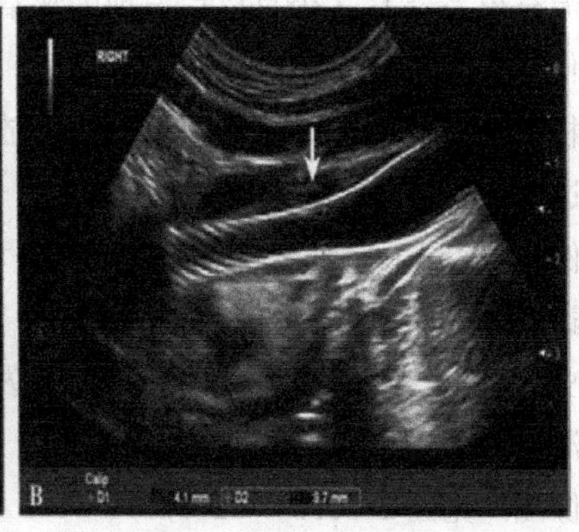

图2-34　颈动脉支架置入术后二维声像

A. 横断面显示环形强回声为支架；B. 双线状强回声，支架中段内径原始血管内径9.7mm，支架前壁与远血管壁间可见粥样硬化斑块（箭头所示）

(2) 彩色多普勒：通过CDFI模式分别以横断面与纵断面观察支架内血流充盈声像。

(3) 频谱多普勒：分别对上述二维声像显示的支架内径的不同检测位置的PSV、EDV进行检查记录，此外还需测量支架以近与以远段管腔内PSV、EDV，以备复诊时比较，及时发现支架术后再狭窄部位及狭窄率。对于支架术后再狭窄程度的评价，目前国际上尚无统一标准。

2. 鉴别诊断

对于支架术的超声评估主要是针对围术期残余狭窄或急性闭塞及远期再狭窄的病因学鉴别。

(1) 残余狭窄：术后一周内观察到的残余狭窄率≥50%可以诊断支架术后残余狭窄。通过彩色血流充盈声像，动态观察是支架扩张不全还是支架内血栓形成。

(2) 急性血栓形成：术前病变部位以基底部高回声为主(基底部钙化斑块)，内部存在中低回声的动脉硬化斑块导致的颈动脉狭窄，术后易造成支架扩张不全。并且，由于斑块基底部质地坚硬但核心部脂质较多，支架植入后脂质部分缓慢释放入支架，导致血栓形成，引起支架术后急性血栓形成而闭塞。超声检查确定支架内闭塞的及时准确性，关系临床治疗的方法选择和患者的预后，诊断鉴别非常重要。

3. 注意事项及误、漏诊原因分析

支架术后超声复查是临床首选。对于颈动脉支架的超声评估主要是围术期支架内血栓导致闭塞，及时准确诊断避免漏诊为临床治疗手段选择的提供可靠的客观依据。

另外，支架术后超声的长期随诊是早期发现支架内再狭窄的重要方法。发现支架术后狭窄者，一定要明确患者支架术后的准确时间，鉴别术后残余狭窄与再狭窄的诊断与时间相关性。术后 3 个月内发现的支架内狭窄是残余狭窄(支架不能完全贴覆血管壁，支架内血流充盈完全)，3 个月以后发现的狭窄为支架内再狭窄(支架内血流充盈不全)。

4. 其他诊断方法

支架植入术后残余狭窄也可以通过普通放射影像检查诊断。超声检查支架术后再狭窄，可通过 DSA 进一步诊断或治疗证实。

5. 病例

(1) 病例 1

①病史和相关检查：患者男性，85 岁，发展性头晕 2 年，近 2 个月出现言语不利，为进一步治疗收治入院。

②声像图：见图 2-35A ~ H。

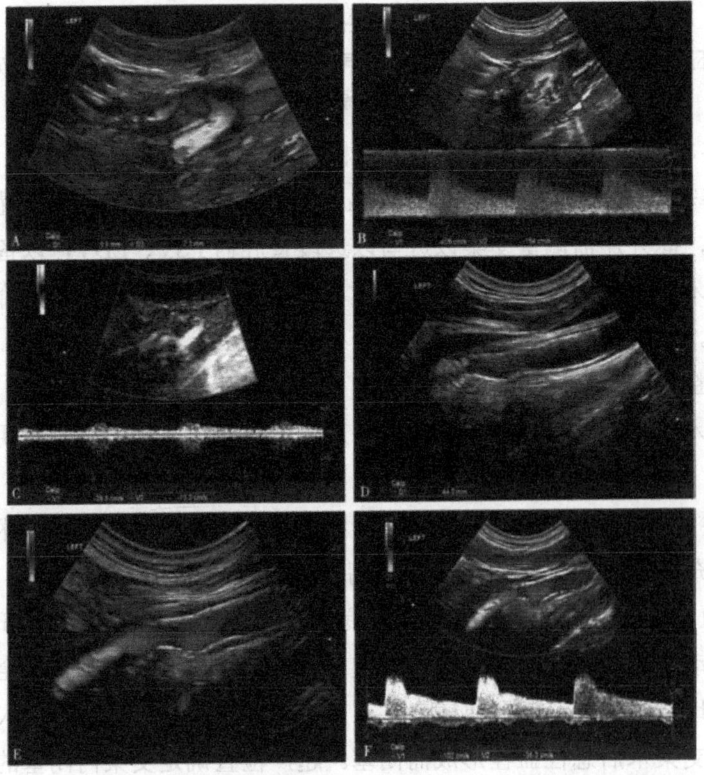

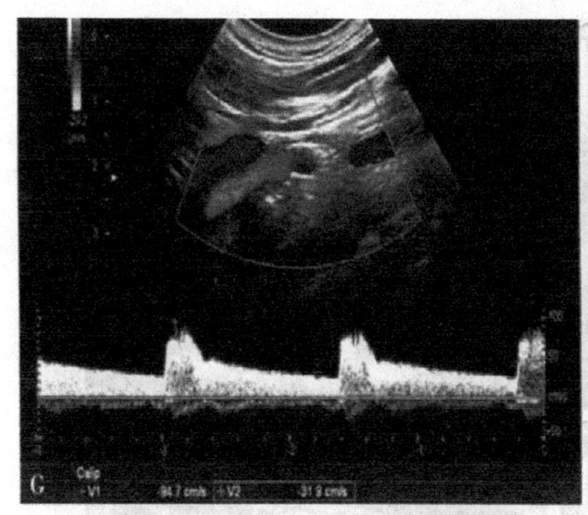

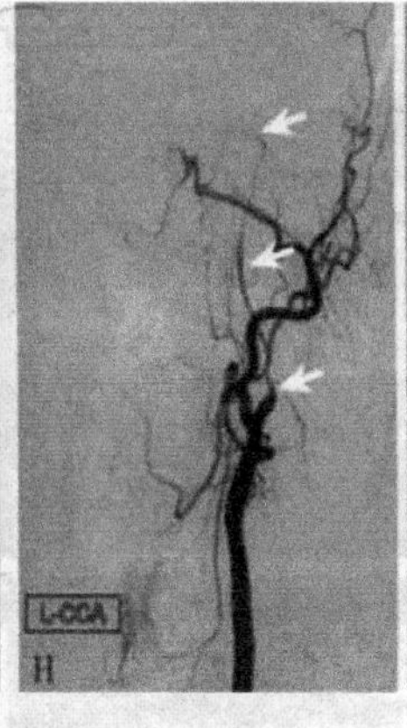

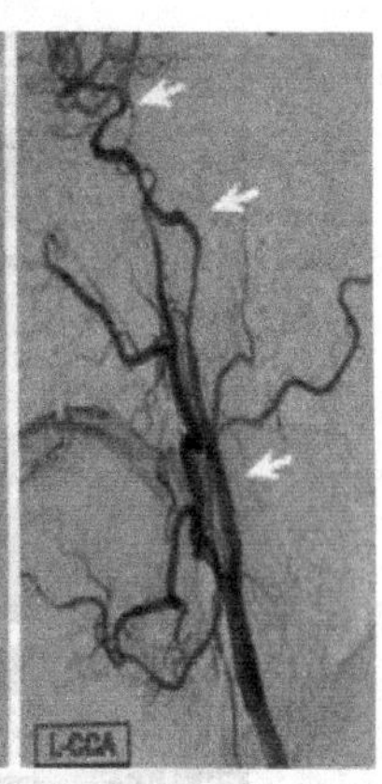

图 2-35　　颈动脉狭窄支架治疗前后超声检查结果

A. 术前左侧颈内动脉彩色血流声像示残余内径 0.8mm，原始内径 7.3mm；B. 狭窄段峰值流速 406cm/s，舒张期末流速 154cm/s；C. 狭窄远段峰值流速 28.6cm/s，舒张期末流速 10cm/s；D. 术后左侧颈总动脉远段至颈内动脉近段血管腔内可见双线强回声（支架），长 44.2mm。支架内径（中段）4.7mm；E. 彩色血流声像显示支架内血流充盈完全；F. 支架内血流速度 PSV 102cm/s，EDV 36.2cm/s；G. 远段颈内动脉流速 PSV 94.7cm/s，EDV 31.9rm/s；H. DSA 检查结果：左侧图显示术前左侧颈总动脉分叉以远颈内动脉狭窄（重度），远段显影差，（箭头所示）。左侧图显示颈动脉支架置入术后左侧颈内动脉管径正常，远段动脉显影良好，较支架前明显改善（箭头所示）

③超声描述

术前超声结果：彩色血流声像显示左侧颈内动脉球部以远管径纤细，残余内径（> 8mm，原始内径 7.3mm，狭窄段峰值流速最高达 406cm/s，舒张期末流速 154cm/s，狭窄远段流速明显减低 28.6cm/s，舒张期末流速 10cm/s。狭窄段与狭窄远段流速比值达 14.2。

术后超声结果：左侧颈总动脉远段至颈内动脉近段血管腔内可见双线强回声（支架置入），长 44.2mm。支架内径（中段）4.7mm。彩色血流声像显示支架内血流充盈完全。支架内血流速度恢复正常 (PSV 102cm/s，EDV 36.2cm/s)。远段颈内动脉流速 (PSV 94.7cm/s，EDV 31.9cm/s) 及频谱形态恢复正常。

④提示诊断：a. 左侧颈内动脉狭窄 (70% ～ 99%，术前)。b. 左侧颈内动脉支架术后血流通畅。

(2) 病例 2

①病史和相关检查：患者男性，75 岁。主因发作性右下肢无力数月，门诊颈动脉超声检查左侧总动脉远段至分叉水平重度狭窄，于 2009 年行左侧颈动脉支架成形术术后 12 个月，患者上述症状偶有再发，每次持续约半小时。复查 MRI 显示左侧顶枕叶脑梗死，为进一步治疗收治入院。患者既往高血压多年，未规律服药。

②声像图：见图 2-36 A ～ D。

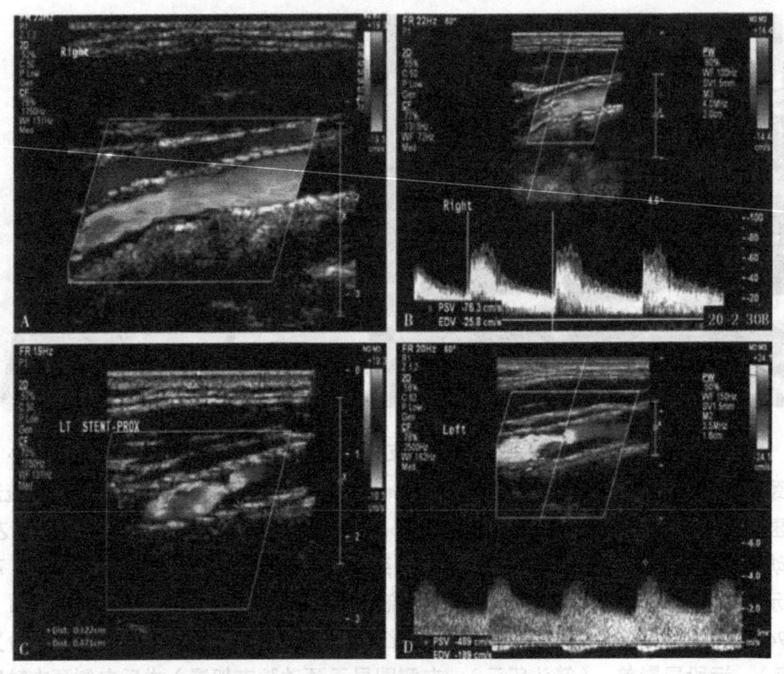

图 2-36　颈动脉支架术后超声复诊结果

A. 支架术后 6 月，彩色多普勒血流声像显示不全，但无明显管径减小；B. 术后 6 个月支架内血流检测 PSV 76.3cm/s，EDV 25.8cm/s；C. 术后 12 个月检查，彩色多普勒血流声像显示支架内血流充盈不全，残余内径 0.122cm，原始支架内径 0.471 cm；D. 术后 12 月支架内血流检查 PSV 489cm/s，EDV 189cm/s

③超声描述：左侧颈动脉支架术后 6 个月：彩色多普勒血流声像显示支架内血流充盈不全，但无明显管径减小，支架内血流速度 (PSV 76.3cm/s，EDV 25.8cm/s) 及频谱形态正常。术后 12 个月与术后 6 个月结果比较，支架内血流充盈不全，支架内径较前次检查时明显减小，支架内壁可探及低回声，支架最狭窄处残余内径 0.122cm，原始内径 0.471cm，血流速度明显升高，PSV 489cm/s，EDV 189cm/s。

④提示诊断：左侧颈动脉支架术后再狭窄 (70% ～ 99%)。

(二) 颈动脉内膜剥脱术

颈动脉内膜切除术 (CEA) 是颈动脉狭窄或闭塞外科血运重建的重要治疗手段之一。对于实施 CEA 的患者，超声检测内容应包括患侧颈动脉术前、术中和术后的解剖结构及血流动力学变化。术前评估主要是血管狭窄部位、程度的评估 (参见前文颈动脉狭窄闭塞的超声检查内容)，术中超声包括颈动脉与脑血流及微栓子的监测等，此部分内容本节不做介绍。本节内容主要涉及 CEA 术后患者超声评估。

1. 常见表现

(1) 二维超声：CEA 术后原血管狭窄部位的硬化斑块及内膜切除，血管内径恢复正常，于 CCA 及 ICA 前壁或前外侧壁可探及点状中强回声 (血管壁缝合征)。内膜切除的上端及下端与非切除内膜之血管腔移行处分别为上切缘与下切缘。通过颈动脉纵断切面分别测量上、下切缘处及两者之中点的血管内径，作为 CEA 术后评估残余狭窄及再狭窄的评估依据。通过二维声像检测可以发现残留的斑块或内膜活瓣。

(2) 彩色多普勒：采用 CDFI 模式评估 CEA 术后血管结果与血流动力学的变化，可以观察血流的通畅性、CEA 围术期急性血栓形成、异常血流充盈、血管再狭窄等导致 CEA 手术侧血管结构和血流动力学的改变。

(3) 频谱多普勒：术后一周内常规检测 CEA 侧上、下切缘水平及远端 ICA、近段 CCA 及 ECA 的血管内径及血流速度是否恢复正常，远端血流速度较术前是否提高，证实 CEA 的成功性。术后 1 周内二维声像检测存在血管残余狭窄率＞ 50% 时，称剥脱术后残余狭窄。术后 3 个月后出现血管狭窄率＞ 50% 时，称剥脱术后再狭窄。对于存在残余狭窄的患者，术后颈动脉超声随访检查的重点应注意狭窄的进程。

2. 鉴别诊断

CEA 术后的超声评估仅仅是随访评估，无特殊病变需要鉴别诊断，仅在发生血管再狭窄时应对狭窄部位病变的性质及程度进行鉴别，再狭窄率评估标准可以参照表 3-3。

3. 注意事项及误、漏诊原因分析

CEA 术后超声评估主要注意的事项是术后 1 周内 (特别是术后 24 ～ 48 小时) 急性血栓形成导致颈动脉急性闭塞，超声检查应及早发现。

4. 其他诊断方法

CEA 术后再狭窄≥ 70% 时，再次出现同侧缺血性脑血管病的临床症状或体征时，临床上除超声检查外，通常可采用 CTA 或 DSA 进一步检查证实，并采用相应的内科或外科治疗。

5. 病例

(1) 病史和相关检查：患者男性，69 岁，主因反复发作性头晕伴黑蒙 3 个月入院治疗。3 年前发生过脑梗死，既往高血压病年、糖尿病 5 年、吸烟 40 余年、无冠心病。

(2) 声像图：见图 2-37 A ～ H。

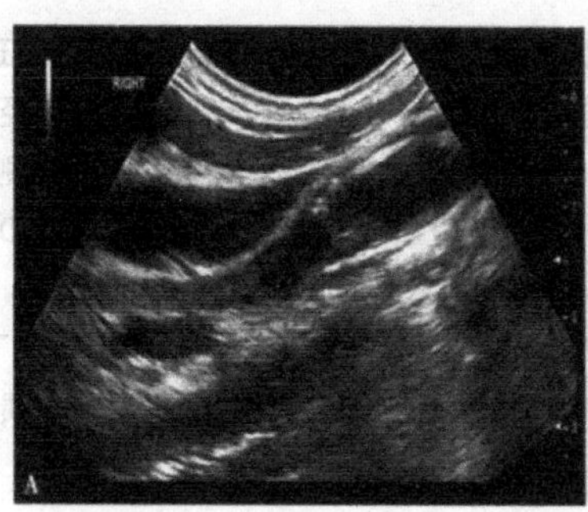

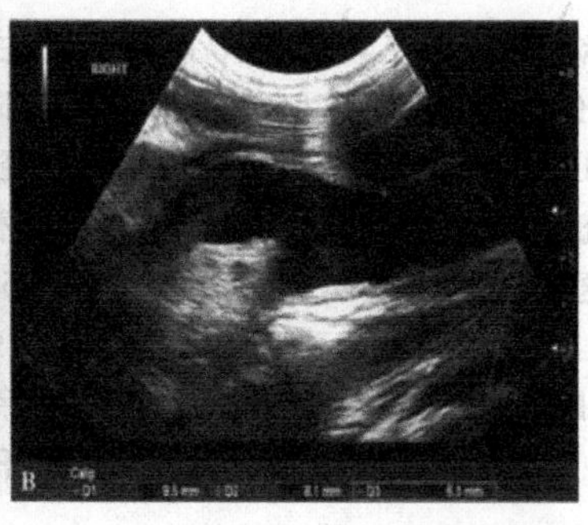

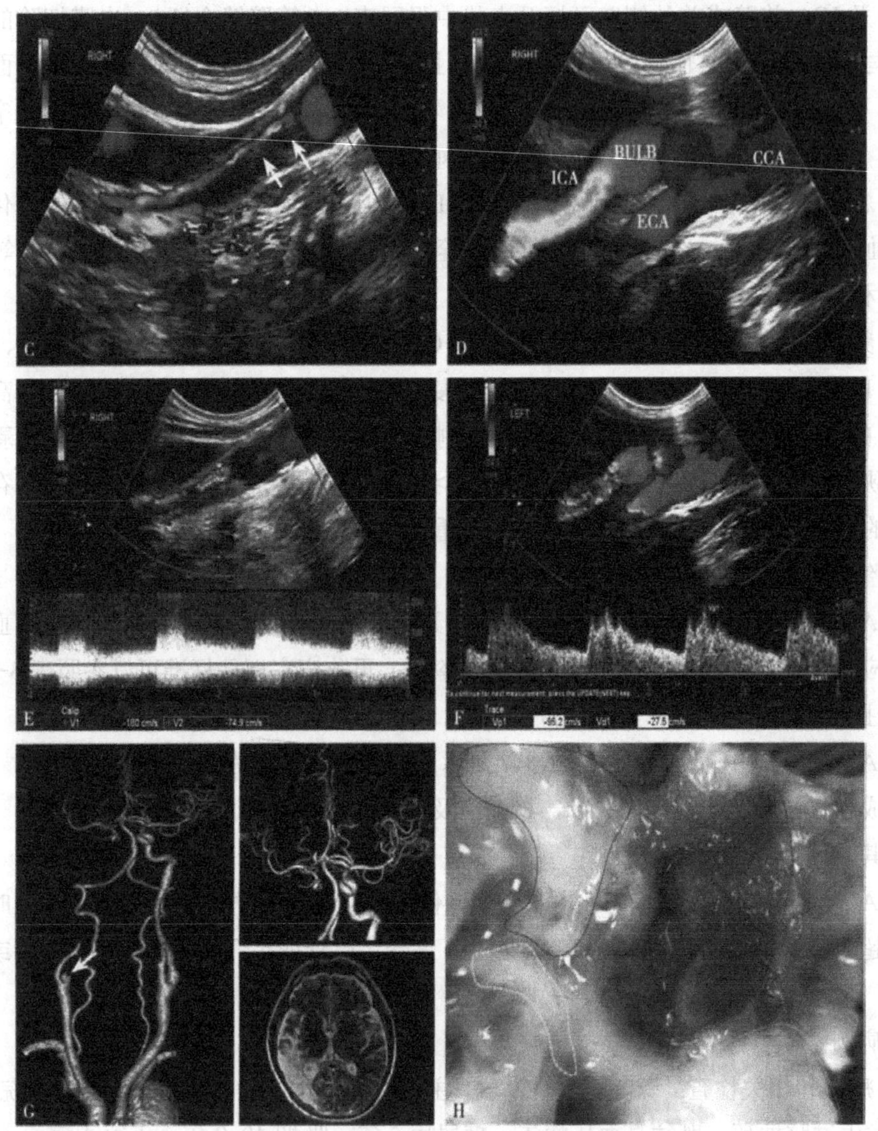

图 2-37　　颈动脉内膜斑块切除前后超声检查结果

A. 右侧颈内动脉管腔内充填不规则、以低回声为主的不均质回声斑块；B. 术后管腔内斑块祛除，局部内膜结构消失，管径增宽，CCA 9.5mm，颈内动脉球部内径 8.1mm，颈内动脉近段内径 6.5mm；C. 术前彩色多普勒血流声像显示右侧颈内动脉残余管径长段减小，血流束纤细；D. 术后右侧 CCA、BULB，ICA、ECA 血流充盈良好，血管结构恢复正常；E. 术前狭窄段最高流速 PSV 180cm/s，EDV 74.9cm/s；F. 术后血流速度恢复正常 PSV 95.2cm/s，EDV27.5cm/s；G. 左侧为 CTA 颈部血管成像，提示右侧颈内动脉闭塞，右上图为 CTA 颅内动脉成像显示右侧半球动脉显影较左侧半球相对稀疏。右下图为 MR 成像显示右侧半球题、顶、枕叶大面积脑梗死；H. 切除的动脉粥样硬化斑块。红线区域为溃疡、斑块内出血及新生小血管。黑线区域为纤维性增生。黄线区域为粥样物质

(3) 提示诊断

①右侧颈内动脉狭窄 (90% ～ 99%，术前)。

②右侧颈动脉内膜切除术后 (血流通畅)。

第三章　甲状腺超声

第一节　甲状腺的超声应用解剖及正常声像图

一、甲状腺的超声应用解剖

（一）甲状腺的解剖结构

甲状腺是成年人体内最大的内分泌腺，分为左、右两侧叶，中间由较狭窄的峡部连接，呈“H”形或蝶形横跨于气管上段(图 3-1)。两侧叶多不对称，一般右侧叶稍大于左侧叶。成人甲状腺每叶长约 3 ～ 6cm、宽约 2 ～ 3cm、厚约 1 ～ 2cm，峡部通常长约 1.6cm，宽 2.2cm，厚 0.2cm。

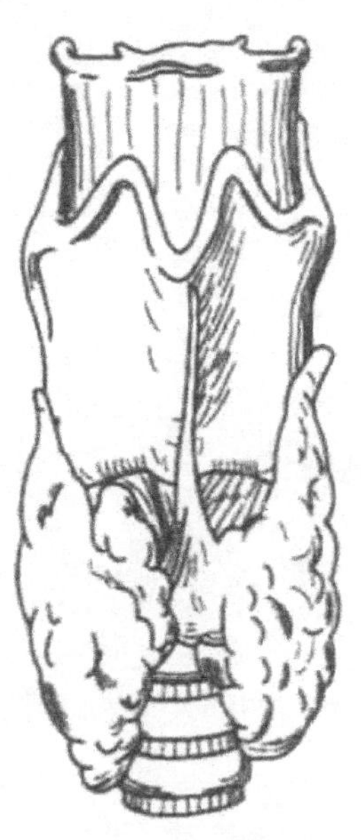

图 3-1　甲状腺正面观

甲状腺的形态和大小有较大的差异，30% ～ 50% 的人在峡部上缘有一尖端向上的锥状叶，它由甲状舌管下部发育而成，是胚胎时期甲状舌管的遗迹，是甲状腺常见的变异情况。有时锥状叶起于峡部与两侧叶连接处，连于左侧叶者略多，沿甲状软骨前向上逐渐变细，长者尖端可达舌骨高度，短者也可借助纤维组织和甲状腺提肌与舌骨相连。峡部阙如、两侧叶不相连者约占 8% ～ 14%。

甲状腺包膜，即纤维囊，为颈内筋膜脏层，是一紧贴于甲状腺两侧叶外表面的薄层结缔组织(图 3-2)，包被整个甲状腺腺体，并形成若干纤维束深入腺体实质内，将腺体分为许多大小不一的小叶，其中有丰富的血管和淋巴管。

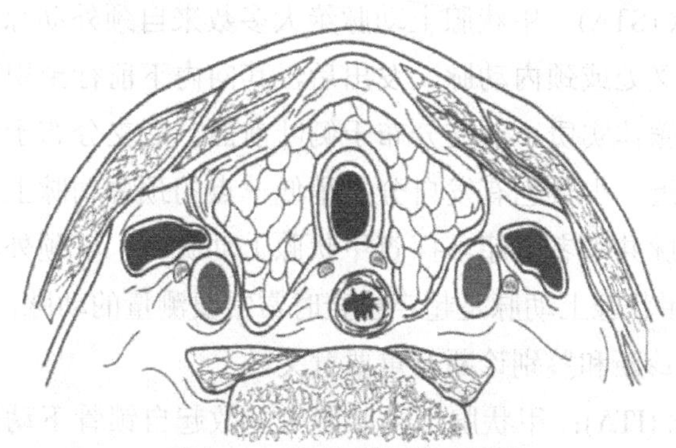

图 3-2　甲状腺被膜示意图

(二)甲状腺的位置与毗邻

甲状腺一般位于颈前下方软组织内，腺体中心距胸骨上窝 5cm，紧贴在甲状软骨和气管软骨环的前面，喉的两侧。上端达甲状软骨的中点，峡部多附于第 2 ～ 4 气管软骨环的前方，下端至第 6 气管软骨环，平第 5、6、7 颈椎。

甲状腺组织可异位生长。异位状腺常见于颈前正中，上起自舌根，下至胸骨柄后或前上纵隔，称为胸骨后甲状腺。

甲状腺的浅面(外侧面)形凸，由浅入深依次为皮肤、浅筋膜、颈筋膜浅层、舌骨下肌群(胸骨舌骨肌、胸骨甲状肌、甲状舌骨肌、肩胛舌骨肌以及胸锁乳突肌)和气管前筋膜等。峡部的前面借甲状腺前筋膜和胸骨甲状肌相隔。

甲状腺两侧叶的后内侧与喉和气管、咽和食管以及喉返神经等相邻；后外侧与颈动脉鞘及鞘内的颈总动脉、颈内静脉和迷走神经相邻，颈总动脉在最内侧，迷走神经在后方，而颈内静脉在外侧稍靠前。两侧叶的后缘钝圆，甲状旁腺常位于此缘附近。后缘的下部和甲状腺下动脉相邻，左侧叶后下缘还与胸导管相邻。两侧甲状腺动脉的吻合支分布于峡部上缘，甲状腺下静脉则在峡部下缘离开腺体。甲状腺肿大时，可向后压迫气管食管引起呼吸困难和吞咽困难。向后外方压迫交感干可出现 horner 综合征，即瞳孔缩小、眼裂变窄(上睑下垂)及眼球内陷等。喉返神经和喉上神经是迷走神经的分支，甲状腺手术或穿刺操作时，如不慎损伤，会引起声音低钝和呛咳或声音嘶哑。

(三)甲状腺的血管

甲状腺的血管分为动脉及静脉，甲状腺上、下动脉与同名静脉伴行。甲状腺血供非常丰富，主要由双侧的甲状腺上、下动脉及少数个体存在的甲状腺最下动脉构成。按单位体积的血流量计算，甲状腺是人体血液供应最丰富的器官，其每分钟每克组织的血流量达 4 ～ 6mL，约等于肾血流量的 3 倍。甲状腺的静脉起自甲状腺腺体的表面和气管前面的静脉丛，分上、中、下 3 对静脉。

1. 甲状腺动脉 (TA)

(1) 甲状腺上动脉 (STA)：甲状腺上动脉绝大多数来自颈外动脉起始部的前壁，另外还有发自颈总动脉分叉处或颈内动脉。发出后，其向内下前行至甲状腺侧叶上极附近分为前、后两支后进入腺体实质，前支分布于侧叶前面，后支分布于侧叶。甲状腺上动脉分支与喉上神经很接近。少数也有发自分叉稍低一点的颈总动脉上口，更少见者也有发自颈外动脉或与舌动脉共干者。超声探查甲状腺上动脉时，以颈外动脉为标志，为颈外动脉的第一根分支。甲状腺上动脉是超声检查时常常要测量的动脉，其内径、峰值流速、RI 等对甲状腺疾病的诊断和鉴别诊断有重要意义。

(2) 甲状腺下动脉 (ITA)：甲状腺下动脉绝大多数起自锁骨下动脉的分支甲状颈干，也有少数发自头臂干或主动脉弓。沿前斜角肌内侧缘上行，在颈动脉鞘与椎血管之间弯向内下，近甲状腺侧叶下极再弯向上内，至侧叶后面分为上、下两支穿入甲状腺筋膜鞘，上支上行于甲状腺后方中、下 1/3 交界处，与甲状腺上动脉的后支吻合；下支走行于甲状腺腺叶下极，该动脉在接近腺体前和喉返神经相交叉，分布于甲状腺后面、甲状旁腺、气管及食管等。超声探查时，以颈总动脉为标志，甲状腺下动脉在其后方横过。喉返神经可能在其前方、后方经过，也可能穿过其分支之间。有文献报道，甲状腺下动脉也有阙如者，多见于左侧，约占 19.9%。

(3) 甲状腺最下动脉：甲状腺最下动脉在胚胎期是分布于甲状腺下前方的正常血管。多数个体随着发育而退化或消失，其发生率仅为 10.3% ～ 13.8%。可起自头臂干 (占 78.1%)、主动脉弓 (占 9.4%)、右颈总动脉或胸廓内动脉等，沿气管前方上升直到甲状腺峡部下缘在中线进入甲状腺，分布于甲状腺下极和峡部。甲状腺最下动脉多为单支，偶也有双支者出现。

除了甲状腺上、下动脉间存在吻合，甲状腺的动脉还有来自食管、喉、气管的吻合支，因而结扎甲状腺上、下动脉不会造成甲状腺缺血坏死。

2. 甲状腺静脉 (TV)

(1) 甲状腺上静脉 (STV)：甲状腺上静脉较小，与同名动脉伴行。甲状腺侧叶上部的血液，经甲状腺上静脉汇入颈内静脉 (IJV) 或面静脉。

(2) 甲状腺中静脉 (MTV)：甲状腺中静脉没有伴行动脉。自甲状腺侧叶外侧缘穿出，多为 1 支，管径较粗，管壁较薄，横过颈总动脉前方，汇入颈内静脉。侧叶前部和中部的血液，经甲状腺中静脉流入颈内静脉。此静脉有时缺失，但一旦存在，其可随甲状腺肿大而相应粗大。

(3) 甲状腺下静脉 (ITV)：甲状腺下静脉以数条小静脉汇集而成，不与甲状腺下动脉伴行。自甲状腺侧叶下极穿出，经气管前面下行，汇入头臂静脉。也有两侧甲状腺下静脉合成一条静脉（甲状腺最下静脉）注入左头臂静脉者。两侧甲状腺下静脉常在气管前与峡部的属支吻合成甲状腺奇静脉丛(PTI)，在峡部做低位气管切开术时应注意止血。侧叶下部的血液则经甲状腺下静脉流入无名静脉。

（四）甲状腺的淋巴管

甲状腺的淋巴管网也极为丰富，其引流淋巴结也较多，大体分为3个淋巴结组：

(1) 甲状腺上部淋巴引流入喉前、咽前淋巴结。

(2) 甲状腺下部淋巴引流入气管前、气管旁淋巴结。

(3) 甲状腺侧叶淋巴引流入气管旁及颈内静脉周围淋巴结群。经过以上第一站淋巴结后，再引流至颌下淋巴结、颈下淋巴结及前后纵隔、颈后三角。所以甲状腺上部的癌肿转移，常经颈前深淋巴结于该部位侵及颈深上淋巴结。甲状腺下极的癌，可同时转移到两侧的颈深下淋巴结。颈深下淋巴结的输出管左侧汇入胸导管，右侧则汇入右淋巴导管。

美国耳鼻咽喉头颈外科基金协会在1991年提出的颈淋巴结分区法为：Ⅰ：颏下和颌下淋巴结群；Ⅱ：颈深上群；Ⅲ：颈深中群；Ⅳ：颈深下群；Ⅴ：颈后枕三角群；Ⅵ：喉前、颈部气管前、气管旁群；Ⅶ：前上纵隔群。甲状腺乳头状癌淋巴结转移率高，其中转移至Ⅵ、Ⅳ、Ⅲ区淋巴结最为常见，Ⅰ和Ⅴ较少见。

二、甲状腺的正常声像图

位于颈正中，蝶形，边界清晰，包膜完整，左右各一叶，中央由峡部相连，为均质细弱回声。正常甲状腺内血流，为散在点状、棒状和短条状血流。

第二节　甲状腺的超声检查仪器条件及检查技巧

一、甲状腺的超声检查仪器条件

甲状腺常规检查可以采用黑白灰阶超声诊断仪，选用浅表器官或甲状腺条件线阵探头，频率5～7.5MHz为佳，必要时也可采用更高频率进行细微检查。

目前，随着超声设备的不断更新和计算机技术的快速发展，我们通常采用彩色多普勒超声诊断仪进行检查，增加了对甲状腺血流分布和血流动力学的检查，增加了对甲状腺功能的诊断依据。设备如带有超声造影技术和容积成像技术，可以增加组织的血流显像和三维容积成像。近年来发展的弹性成像技术，可以对甲状腺组织的质地进行定性或定量检查，但是，临床应用尚在早期探索阶段。

二、甲状腺的超声检查技巧

甲状腺检查需采用仰卧位，头颈过伸，必要时肩部可以垫一小枕，充分暴露颈部。在颈下部第 2、3 软骨环前方适量均匀地涂上耦合剂，消瘦者可以适当加厚些。检查者手法宜轻巧，将探头轻轻接触耦合剂直到清晰显示甲状腺组织。由于甲状腺两侧叶上极向外分开，因此，我们通常采用横切和带有扇形的纵切来显示甲状腺组织横断面和两侧叶及峡部的纵切面图像，从上往下，从左向右或从右向左逐幅显示。也可以让患者做吞咽动作，以了解甲状腺和周围组织的关系，是否有粘连、压迫和浸润。

胸骨后甲状腺显示困难，需要颈部过伸，换用较小体积探头在胸骨上窝探查。即使这样，有时也很难完全显示甲状腺全貌。

甲状腺上、下动脉的显示需要我们对解剖清晰了解，在甲状腺上极和下极分别显示甲状腺上、下动脉。多普勒检查时，尽量让患者平静呼吸，确保有三个以上的稳定频谱进行测量。

在进行甲状腺检查的同时，常规应该探查颈部淋巴结，尤其当发现甲状腺有肿块时，更应仔细检查，对淋巴结的大小、形态、血流分布进行分析检查，有利于甲状腺肿块性质的判断。

第三节　甲状腺弥散性疾病的超声诊断和鉴别诊断

一、甲状腺功能亢进

（一）病理和临床特点

甲状腺功能亢进，简称甲方，是指甲状腺腺体本身产生甲状腺激素过多而引起的甲状腺毒症，其病因主要是弥散性毒性甲状腺肿 (Graves 病)、多结节性毒性甲状腺肿或甲状腺自主高功能腺瘤 (Plummer 病)。其中 Graves 病 (GD) 是甲亢的最常见病因，约占全部甲亢的 80% ～ 85%，女性发病率约为男性 4 ～ 6 倍，有显著的遗传倾向。

Graves 病的临床表现主要分为三个部分，甲状腺毒症、甲状腺肿大及甲状腺眼征。TSH 为反映甲状腺功能最敏感的指标，目前传统的测定技术已经被 sTSH 技术取代，精度可达 0.01mU/L。^{131}I 摄取率主要用于甲状腺毒症病因的鉴别。诊断 GD，甲亢及甲状腺肿大为必备条件。

（二）超声表现

(1) 甲状腺多有肿大，一般上下径大于 5.5cm，前后径大于 2.1cm，左右径大于 2.2cm，也可为正常的 2 ～ 3 倍。

(2) 以患者的颈部肌肉作为参考，本病患者甲状腺以弥散性低回声为主，尤其是年轻患者。

(3)“火海征”为 Graves 病典型表现 (图 3-3)，但非其所特有，也可见于其他甲状腺疾病，如亚甲状腺功能减退、桥本氏甲状腺炎甲亢期等。如果血流信号增多的范围仅局限于部分甲状腺区域，称为“海岛征”。

(4) 甲状腺上动脉内径明显增粗，一般＞ 0.2cm。治疗后，甲状腺上动脉内径变小。甲状腺上动脉呈明显的全心动周期高速频谱，一般以 PSV ＞ 70cm/s 作为诊断标准 (图 3-4)。

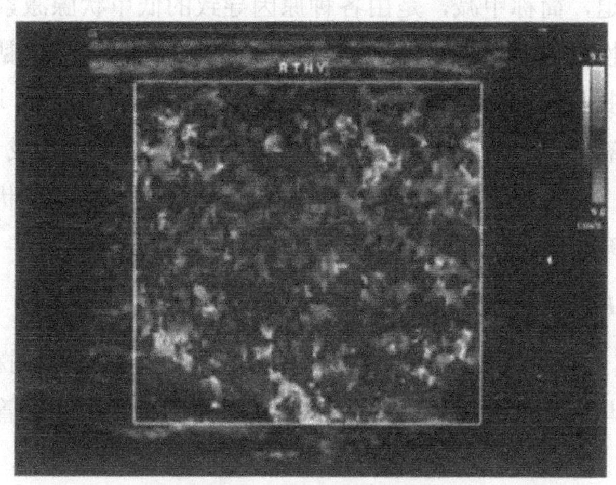

图 3-3　甲亢彩流图

肿大的甲状腺内部血流丰富，呈“火海征”

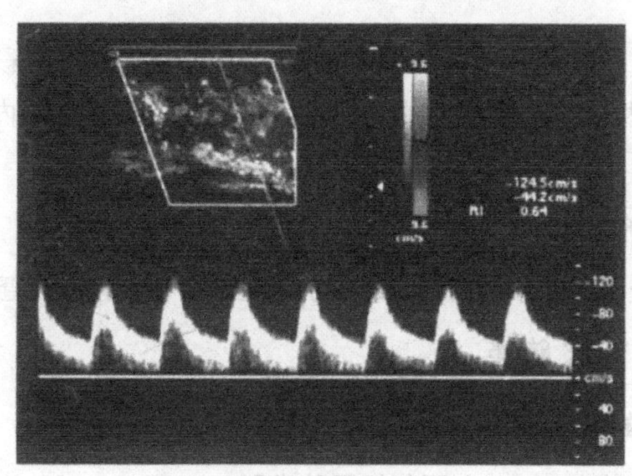

图 3-4　甲亢频谱图

甲状腺动脉流速显著增高，大于 70cm/s

（三）鉴别诊断

本病表现较为典型，一般不难与其他疾病鉴别。从声像图上看，GD 主要与桥本氏甲状腺炎鉴别。另外部分伴有结节的 GD 需与结节性甲状腺肿鉴别，GD 血流信号明显多于结节性甲状腺肿，可以鉴别两者。GD 患者甲状腺实质内动脉和周边动脉的 PSV 高于桥本氏甲状腺炎和结节性甲状腺肿患者，可以鉴别部分彩色血流显像表现重叠的 GD 和桥本氏甲状腺炎患者。

二、甲状腺功能减退

（一）病理和临床特点

甲状腺功能减退，简称甲减，是由各种原因导致的低甲状腺激素血症或甲状腺激素抵抗而引起的全身性低代谢综合征，其病理特征是黏液性水肿，由黏多糖蛋白在组织和皮肤内堆积而致。其临床表现可涉及全身各个主要系统。血清 TSH 增高、TT4、FT4 下降是诊断本病的必备指标。亚临床病仅有血清 TSH 升高、血清 T4 或 T3 正常。为避免进一步损伤甲状腺，一般不作甲状腺摄碘率检查。TRH 刺激试验、甲状腺自身抗体检测等可对鉴别甲减的病因提供重要线索。

（二）超声表现

(1) 甲状腺包膜一般不规则。部分患者可见异位甲状腺，超声可探查的异位甲状腺位于舌、舌下或舌骨与甲状软骨之间的喉前。甲状腺异位患者，在气管两侧有所谓的“甲状腺空缺区”。

(2) 与甲状腺周围肌肉相比，桥本氏甲状腺炎引起的甲减，其实质内部回声有不同程度的减低，较甲亢减低更为明显。桥本氏甲状腺炎的回声特征详见本章“桥本氏甲状腺炎”部分。

(3) 在新发病例、未经治疗的病例和刚经过短期治疗的病例彩色血流信号较多。病程长者，甲状腺内血流信号多为减少。多数患者在甲状腺实质内较难探测到动脉血流频谱。

（三）鉴别诊断

桥本氏甲状腺炎引起的甲减需与 GD 鉴别，通过参考实验室检查，一般不难鉴别。

三、桥本氏甲状腺炎

（一）病理和临床特点

自身免疫性甲状腺炎 (AIT) 主要包括四种类型：

1. 甲状腺肿型

过去称为慢性淋巴细胞型甲状腺炎或桥本氏甲状腺炎 (HT)。

2. 甲状腺萎缩型

即萎缩性甲状腺炎 (AT)。

3. 无症状性甲状腺炎

也称无痛性甲状腺炎，临床病程与亚急性甲状腺相似，但无甲状腺疼痛。

4. 产后甲状腺炎 (PPT)

AIT、Graves 病和 Graves 眼病都属于自身免疫性甲状腺病，病因都源于甲状腺自身免疫，所以部分病例和甲状腺自身抗体出现相互并存、相互转化。

桥本氏甲状腺炎是最常见的自身免疫性甲状腺病，女性发病率为男性 3 ～ 4 倍，具有一定遗传倾向。本病的特征是血清中高滴度的过氧化物酶抗体 (TPOAb) 和甲状腺球蛋白抗体 (TgAb)。碘摄入量是影响本病发生发展的重要环境因素，早期仅表现为 TPOAb 阳性，没有临床症状；晚期出现甲状腺功能减退的表现。多数患者以甲状腺肿或甲减症状首次就诊。细胞学检查 (FNAC) 在涂片镜下见到大量淋巴细胞，有助于本症的确诊。HT 患者甲状腺腺体肿大、质地坚硬。病理表现为正常的滤泡结构广泛地被浸润的淋巴细胞、浆细胞及其淋巴生发中心代替。

病变过程大致分为三个阶段：

(1) 隐性期：甲状腺功能正常，无甲状腺肿或轻度甲状腺肿，TPOAb 阳性，甲状腺内有淋巴细胞浸润。

(2) 甲状腺功能减低期：临床出现亚临床甲减或显性甲减，甲状腺内大量淋巴细胞浸润，滤泡破坏。

(3) 甲状腺萎缩期：临床显性甲减，甲状腺萎缩。临床上凡是弥散性甲状腺肿大，特别是伴峡部锥状叶肿大，不论甲状腺功能有否改变均应怀疑 HT。

（二）超声表现

(1) 本病的超声表现较为复杂。超声在本病诊断中的作用主要明确甲状腺实质回声改变是弥散性还是局限性，甲状腺内有无结节以及结节的特征。对于疗效评估，超声意义并不大。

(2) 典型的桥本氏甲状腺炎，囊体增大明显，厚度增加尤为明显。

(3) 典型的内部回声表现为弥散性低回声伴网络样高回声条索。根据本病的灰阶图像，可将本病分为三种类型，即弥散型、局限型和结节形成型。但病程发展过程中各型图像互相转化，难以截然区分。

(4) 弥散型的特征性表现为网络样改变；局限型表现为甲状腺内不规则低回声区，呈 “地图样” 表现；结节型实际是弥散型或局限型伴有结节形成。所有结节均需对结节进行良恶性鉴别，特别是有沙粒样钙化时。判断有困难时可行细针抽吸活检。

(5) 腺体实质内血流信号表现各异，多呈轻度或中等程度增多，部分患者血供呈明显增多，但也可以是正常范围。

(6) 尽管部分患者甲状腺内血流丰富，但其流速明显低于甲亢患者，甲状腺下动脉 PSV 通常不超过 65cm/s。

（三）鉴别诊断

本病主要与各种弥散性甲状腺疾病及甲状腺结节进行鉴别，除结合实验室检查外，FNA 也常需应用。但甲状腺的细胞病理学诊断技术性较强，需要有专业的细胞病理诊断医师。重复 FNA 是提高良恶性鉴别诊断的一个较好方法。

四、单纯性甲状腺肿

（一）病理和临床特点

甲状腺素分泌不足，促使 TSH 分泌增多引起的甲状腺肿大。多在西北缺碘地区，地方性，亦散发性；女多于男，多见于青春期，妊娠期和更年期。

（二）超声表现

(1) 双侧甲状腺弥散性、对称性增大，可增大达正常的 3 ～ 10 倍。表面光滑、无结节。

(2) 腺体回声正常或不均。

(3) 当滤泡充满胶质而高度扩张时，则表现为多个无回声区。

(4) 腺体内血流信号多无明显改变，部分病例血流信号可轻度增加，血流参数一般在正常范围内。

（三）鉴别诊断

1. 结节性甲状腺肿

腺体增大呈不对称性，表面不光滑，伴多个大小不等的结节；单纯性甲状腺肿：腺体呈弥散性对称性增大，表面光滑，内无结节形成。

2. 毒性甲状腺肿

甲状腺弥散性，对称性增大，血流明显增多，呈“火海征”；单纯性甲状腺肿：腺体内血流信号多无明显改变。

五、亚急性甲状腺炎

（一）病理和临床特点

亚急性（非化脓性）甲状腺炎，又名肉芽肿性甲状腺炎。发病前数周常有病毒感染史。主要临床表现为甲状腺肿大、剧烈疼痛、伴有发热、寒战、乏力等症状。

（二）超声表现

(1) 甲状腺对称性肿大或单侧肿大，包膜增厚，挤压时有压痛。腺体内可见数个或单个形态不规则的低回声，边界模糊，内可有散在点状稍强回声。

(2) CDFI 显示病变区周边的血流信号较丰富，内部血流信号少数较丰富或无血流显示。频谱多普勒在低回声区边缘可探及动脉频谱。

(3) 部分患者伴有颈淋巴结增大。后期甲状腺可呈分叶或结节状，与颈前肌粘连，有滤泡退化，呈假性囊肿样回声。

（三）鉴别诊断

1. 急性化脓性甲状腺炎

发热、血常规高、血沉快、压痛，常由上呼吸道或血行感染所致。超声见不均质低回声区，边界不清。脓肿见不规则的无回声区。

2. 甲状腺癌

亚甲炎若为单侧性，见 2 ～ 3cm 结节，应与甲状腺癌相鉴别。前者有触痛，动态发现病灶开始于一叶，后累及另一叶，6 个月左右后，病灶渐小甚至恢复正常。甲状腺癌边界不整，呈蟹足样改变，内有微小钙化点，后方衰减，周围血管移位、绕行。可活检确诊。

3. 桥本氏甲状腺炎

为双侧弥散性回声减低，典型者呈网络样改变，局限性桥本氏甲状腺炎少见。甲状腺无触痛，不发热，血中甲状腺球蛋白和微粒体蛋白抗体滴度远高于亚急性甲状腺炎。

六、结节性甲状腺肿

（一）病理和临床特点

结节性甲状腺肿简称结甲，缺碘引起，病程长。缺碘时甲状腺增生、肿大，补碘后复原，反复缺碘和复原，交替进行，甲状腺内不同部分滤泡上皮增生与复旧变化不一致，于是形成不规则的结节。女性较多，常散发性。约有 4% ～ 7% 可以有恶性变。

（二）超声表现

结节性甲状腺肿根据结节的数目可分为孤立结节型、多发结节型、弥散结节型。

1. 孤立结节型

甲状腺内单发性结节，大小几毫米至数厘米不等，一般边界较清。体积小的结节内可呈不均匀低回声，也可呈细网状回声，体积较大者可见内由多个小结节组成，较多出现囊性变，囊内表现不规则无回声暗区。本型结节周围的甲状腺组织回声稍增强、较粗糙。

2. 多发结节型

甲状腺组织内出现多个大小不等结节。结节回声多种多样，可部分低回声和部分不均匀强回声，也可呈混合状回声及分隔状囊性回声和囊内出现乳头状回声。本型结节外的甲状腺组织，由于反复纤维增生，回声增强、粗糙。

3. 弥散结节型

甲状腺一侧叶或整个甲状腺明显增大，失去正常形态。内部回声不均匀，布满大小不等的结节，有些小的结节与周围甲状腺组织分界模糊，难以在声像上找到回声均匀的甲状腺组织。CDFI 显示：在结节周围，血流呈花环状包绕结节。甲状腺上、下动脉和甲状腺内血流速度均在 30cm/s 以下，未达到甲状腺功能亢进诊断标准。

(三)鉴别诊断

1. 与甲状腺腺瘤

甲状腺腺瘤多单侧单发，边界清晰整齐，有晕环，可见彩色血流环绕，周围甲状腺组织正常。

2. 与甲状腺癌

甲状腺癌多为单发，呈低回声，边缘不规则，后方有衰减。呈浸润性生长。颈部易探及肿大淋巴结。结节和甲状腺癌均可出现钙化，前者钙化呈弧状、带状、环状，后者钙化呈沙粒样，是乳头状癌的特征表现。

彩色多普勒检查发现恶性肿瘤内部血流供应与肿瘤的大小有关，一般肿瘤越大血流越丰富，分布杂乱，血管扭曲，粗细不等。

结甲有恶变的可能，如发现生长迅速，有颈淋巴结增大，超声显示结节边界不整，回声偏低，纵横比明显大于其他结节者，要高度怀疑恶变。与甲状腺癌难以相鉴别时，可进行穿刺活检。

(四)甲状腺弥散性疾病的超声鉴别诊断技巧

甲状腺弥散性疾病鉴别应密切结合临床和实验室检查，单纯性甲状腺肿、原发性甲亢、亚急性甲状腺炎、桥本氏甲状腺炎、结节性甲状腺肿超声表现虽各有特征，但实质回声增粗、偏低或甲状腺肿大伴多发结节形成有时可成为这些疾病的共同表现。声像图鉴别诊断困难时，询问病史，结合体征，可给诊断提供参考。

1. 二维声像图方面

(1) 甲状腺肿大，内部无结节者，应考虑单纯性甲状腺肿、原发性甲亢、亚急性甲状腺炎、桥本氏甲状腺炎。其中单纯性甲状腺肿及原发性甲亢甲状腺呈对称性肿大，无压痛；有压痛者应考虑为亚急性甲状腺炎；前后径增厚较左右径明显者，考虑为桥本氏甲状腺炎。

(2) 甲状腺肿大伴结节形成时，单发结节周围甲状腺组织回声正常者考虑为腺瘤或结节性甲状腺肿孤立结节型，腺瘤常有晕环，内部回声较均匀，体积常较大；结节性甲状腺肿孤立结节无晕环，结节较小，内可呈细网状改变。多发结节，首先考虑为结节性甲状腺肿，也可能是结节性甲状腺肿与腺瘤并存。

甲状腺肿大内部回声不均匀伴结节形成时，可能是桥本氏甲状腺炎合并结节性甲状腺肿，也可能是甲亢合并腺瘤，应结合病史及实验室检查鉴别。

(3) 甲状腺径线缩小，可能是甲减，也可能是术后改变，应仔细询问病史。

2. 彩色多普勒血流显像方面

(1) 内部血流丰富者应考虑为甲亢、桥本氏甲状腺炎。血流分布正常者或轻度增加考虑为单纯性甲状腺肿。

(2) 血流稀疏，仅甲状腺上、下动脉显示清晰者，考虑为甲减。

(3) 血流在结节周围呈花环状穿行者考虑为结节性甲状腺肿。

3. 脉冲多普勒频谱方面

(1) 甲状腺上、下动脉流速大于 70cm/s，首先考虑为甲亢。

(2) 甲状腺上、下动脉流速低于 70cm/s，但高于正常，结合病史考虑为桥本氏甲状腺炎。

(3) 甲状腺上、下动脉流速正常，一般考虑为单纯性甲状腺肿、亚急性甲状腺炎、结节性甲状腺肿。

(4) 甲状腺上、下动脉流速较正常偏低，考虑为甲减。

第四节　常见甲状腺肿块的超声诊断和鉴别诊断

一、甲状腺腺瘤

(一) 病理及临床特点

甲状腺腺瘤是甲状腺滤泡上皮发生的一种常见的良性肿瘤。多为单发，圆或类圆形，有完整的包膜，常压迫周围的组织，直径一般 3 ～ 5cm，病理切面多为实性，色暗红或棕黄，可并发出血、囊性变、钙化和纤维化。

临床上，甲状腺腺瘤多见于 40 岁以下的妇女。腺瘤质地稍硬，表面光滑，无压痛，随吞咽上下移动。腺瘤生长缓慢，大部分患者无任何症状。当发生瘤内出血时，肿瘤可在短期内迅速增大，局部出现胀痛。甲状腺腺瘤可以合并甲亢 (发生率为 20%)，部分可能恶变 (发生率约为 10%)。

（二）检查技巧

首先，用手检查一下甲状腺，注意肿块的活动度、边界、有无压痛等；其次，注意病变的四个方面，是不是来源于甲状腺？是弥散性还是局灶性病变？边界是否清晰？边缘血流丰富还是中央血流丰富？再次，注意按顺序检查，因个人习惯而定。比如：先看右叶，再看峡部，最后看左叶；先看二维，再看 CDFI，最后看频谱。

（三）超声表现

(1) 甲状腺腺瘤大部分呈圆形或椭圆形，个别呈分叶状。

(2) 边界清、光滑，周围有晕环，晕环薄而均匀。

(3) 内部呈中等回声多见，可以出现无回声液化区和强回声钙化灶。肿瘤囊性变时，显示为无回声区，呈囊实混合性改变。

(4) 后方回声大多稍增强，有囊性变时明显增强。

(5) CDFI 显示肿瘤周边以环形血流为主。

（四）鉴别诊断

(1) 甲状腺腺瘤应与结节性甲状腺肿相鉴别。结节性甲状腺肿常于双侧叶出现，结节一般较小，边缘不清晰，无完整包膜，结节之间多有不均匀的纤维条带，整个甲状腺表面可以凹凸不平。换言之，结节性甲状腺肿无正常甲状腺组织，这是它的重要特点（图 3–5）。

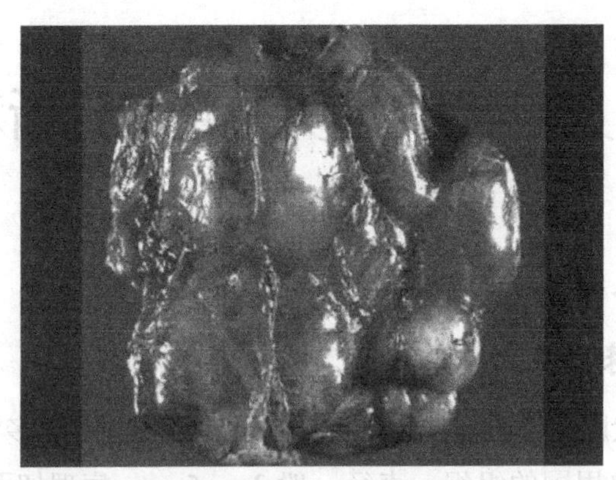

图 3–5　大体病理标本显示结节性甲状腺肿无正常甲状腺组织，整个甲状腺表面凹凸不平

(2) 甲状腺腺瘤还应与亚急性甲状腺炎相鉴别。亚急性甲状腺炎时，甲状腺内的片状低回声边界不清，用探头加压后可引起疼痛，这是与甲状腺腺瘤不同之处。

(3) 甲状腺癌边界不清，为实质性低回声，内见沙砾样钙化，周围无晕环或以不完整晕环为主。CDFI 显示以内部血流信号为主，这是与甲状腺瘤的主要区别之处。

(4) 甲状腺腺瘤囊性变与乳头状囊腺癌应鉴别。乳头状囊腺癌表现为无回声为主的肿块，内有一个或多个不规则的乳头样突起，大多数含有微小钙化。

二、甲状腺恶性肿瘤

（一）病理及临床特点

甲状腺恶性肿瘤约占所有恶性肿瘤的1.3%，占癌症死亡病例的0.4%，约占甲状腺原发性上皮肿瘤的1/3，男女之比约为2 ∶ 3，任何年龄均可发生，但以40 ～ 50岁多见。甲状腺内发现肿块，质地硬而固定、表面不平是各类型的甲状腺癌共同的临床表现。

甲状腺癌的发病机制至今尚未完全明了，缺碘、辐射、家族因素、遗传和基因缺陷皆是甲状腺癌的发病因素。其他甲状腺病变，如结节性甲状腺肿、甲状腺功能亢进、桥本氏甲状腺炎也可能和甲状腺癌有关。另外，家族性腺瘤性息肉病、乳腺癌、Cowden病和甲状腺癌也有密切关系。

不同类型甲状腺癌的病理特点、人群分布、临床表现、恶性程度、转移规律及预后有较大差别。同一类型甲状腺癌在不同人群的表现也不尽一致。

甲状腺恶性肿瘤按组织学类型可分为：

1. 乳头状癌

肿瘤一般呈圆形，直径约2～3cm，无包膜，质地较硬，切面灰白。部分病例有囊形成，囊内可见乳头，故称乳头状囊腺癌。肿瘤常伴有出血、坏死、纤维化和钙化。乳头状癌约占成人甲状腺癌的60%和儿童甲状腺癌的全部。多见于30～45岁女性，恶性程度较低，约80%肿瘤为多中心性，约1/3累计双侧甲状腺。较早出现转移，但是预后较好。

2. 滤泡癌

肿瘤呈结节状，包膜不完整，境界较清楚，切面灰白、质软。约占20%，多发于40岁以上女性，早期易血运转移。比乳头状癌恶性程度高，预后差。

3. 未分化癌

肿瘤较大，形态不规则，无包膜，广泛浸润、破坏，切面灰白，常有出血、坏死。约占15%，多见于70岁左右老年人。发展迅速，约50%早期便有颈部淋巴结转移，呈高度恶性。

4. 髓样癌

单发或多发，可有假包膜，直径约为1 ～ 11cm，切面灰白或黄褐色，质实而软。仅占7%。高发年龄为40 ～ 60岁，90%的肿瘤分泌降钙素，产生严重腹泻和低血钙症，有的还同时分泌其他多种激素和物质。可兼有颈部淋巴结侵犯和血行转移，预后不如乳头状癌，但较未分化癌好。

（二）检查技巧

检查时，牢记甲状腺癌的重要二维超声特征是“莫食低钙”，即边界模糊、实质性、低回声、沙粒样钙化，反复观察上述特征是获得正确诊断的关键；同时，认真观察颈部淋巴结的形态和回声，注意是否有转移，这对临床处理非常重要。最后，注意甲状腺癌上极多见，一般较小（＜ 3cm 多见），CDFI 显示内部血流为主，周边环绕血管＜ 1/2 圈。

（三）超声表现

1. 甲状腺乳头状癌

(1) 77% ～ 90% 为低回声。

(2) 大部分为实质性 (70%)，20% ～ 30% 伴有囊性变，囊性乳头状癌伴分隔，分隔可见血管。

(3) 大部分为单发结节。

(4) 25% ～ 40% 的结节出现沙粒样钙化。沙粒样钙化对于乳头状癌具有很高的特异性，但 3% ～ 5% 的增生结节或是腺瘤中也会出现。注意：沙粒样钙化后方一般无声影，钙化＜ 2mm。

(5) 大多数无晕环且轮廓不规则，15% ～ 30% 的结节可有不完整的晕环。

(6) CDFI 显示结节内部血流信号丰富。

2. 甲状腺滤泡癌

(1) 中等回声多见。

(2) 主要为实质性。若伴囊性变，其无回声区较小。

(3) 钙化少见。

(4) 边缘不规则，厚而不规则的晕环。

(5) CDFI 显示内部弯曲而混乱的血管排列。

3. 甲状腺未分化癌

(1) 弥散性低回声，常浸润整个甲状腺。

(2) 常伴坏死 (78%)。

(3) 一半以上的钙化无固定形态。

(4) 80% 有淋巴结或是远处转移，表现为与原发灶相同的特征。

(5) CDFI 显示内部混乱的小血管分布，而坏死处则可能无血管分布。

4. 甲状腺髓样癌

(1) 实质低回声结节。

(2) 局灶性结节见于甲状腺上极，弥散性则见于双侧甲状腺。

(3) 80% ～ 90% 的肿瘤是致密回声；常见钙化灶，后方伴声影。

(4) 邻近淋巴结肿大 (50% ～ 60%)，呈低回声。

(5) CDFI 显示内部血流信号丰富。

（四）鉴别诊断

(1) 甲状腺癌应与亚急性甲状腺炎相鉴别。亚急性甲状腺炎有触痛，后方无声衰减，CDFI 显示稀疏或无血流信号。

(2) 甲状腺癌还应与甲状腺腺瘤相鉴别。甲状腺腺瘤边界清晰，周围有晕环，后方稍增强，CDFI 显示周边绕行血流。

三、甲状腺囊肿

（一）病理及临床特点

甲状腺囊肿极为少见，大部分为甲状腺腺瘤的囊性变。可发生于任何年龄，女性多见。多为单发结节，圆形，光滑，无压痛，可随吞咽上下移动。大部分患者无任何症状，当囊肿很大或是囊肿内出血，可造成压迫的症状。

（二）检查技巧

高度注意把囊肿与极低回声的实质性肿瘤鉴别开来。囊肿的后方一定回声增强，这是与极低回声区的重要区别；CDFI 也能够用于鉴别无回声区和低回声区。

（三）超声表现

(1) 呈圆形或是椭圆形。

(2) 边界清晰，有完整的囊壁回声。

(3) 内部呈无回声，可伴分隔。囊液黏稠时，可有少许细点状低回声。

(4) 后方回声增强，侧后声影内收。

(5) CDFI 显示囊内无血流信号。

（四）鉴别诊断

(1) 单纯性囊肿与甲状腺腺瘤囊性变鉴别。甲状腺腺瘤囊性变大多为混合性回声，无回声区内有细点状低回声，CDH 显示周边有环形血流。如果单纯性囊肿合并出血或是炎症改变时，内部回声增多，与甲状腺腺瘤囊性变难以鉴别。

(2) 单纯性囊肿与甲状腺癌囊性变的鉴别主要是，大部分癌囊性变的无回声区很小，且边缘不光滑。

四、甲状腺肿块的超声鉴别诊断点评

（一）诊断思维方面

首先，用纵向思维来考虑一下甲状腺疾病的鉴别诊断问题，其次，我们从横向思维的角度来考虑甲状腺疾病的鉴别诊断问题，临床知识能够帮助我们进行鉴别诊断，超声医师应该记住下列要点：

(1) 儿童时期发现的甲状腺结节，约 50% 为甲状腺癌。

(2) 成年男性甲状腺内单发结节为甲状腺癌的较女性高 2 倍。

(3) 如甲状腺结节增长较快，检查肿物其表面不光滑，质地坚硬，吞咽时活动度减小，要怀疑恶性肿瘤。

(4) 出现声音嘶哑、呼吸困难、颈部淋巴结肿大等，要高度怀疑甲状腺癌。

(5) 甲状腺内病变可以良性和恶性同时存在，这与“尽量用一个病解释所有声像图”的习惯思维不同，在甲状腺病变鉴别诊断中十分重要。

（二）二维声像图方面

1. 从边界特点鉴别

良性肿瘤边界较清晰，周围大部分有声晕；恶性肿瘤多数边界不清晰，无包膜，向周围组织呈蟹足样浸润。恶性结节 47.8% ～ 77.4% 表现为边界模糊。以边界模糊作为指标，诊断甲状腺恶性肿瘤的特异度为 74.3%。病例对照研究中表示包膜与疾病之间关联强度的指标为比值比 (OR)，边界模糊的 OR 为 4.8 ～ 16.8。结节边界模糊提示甲状腺恶性肿瘤浸润周围甲状腺组织，导致无假包膜结构，是肿瘤在生物学上具侵袭性的重要超声特征。和边界清晰者相比，肿瘤边界不清者颈侧区淋巴结转移率增加，无病存活也不如边界清晰者。

2. 从内部回声鉴别

与肿瘤的病理结构有关，实性、实性为主和囊性为主这三类结节中，实性结节的恶性可能最大，实性为主结节次之，囊性为主结节最小。实质性腺瘤以中等回声多见，如果有囊性变可伴有无回声；甲状腺癌多表现实质低回声结节；甲状腺结节内乳头样增生与囊性乳头状癌 . 均有乳头结构而易混淆。有研究表明，甲状腺癌乳头数量更多，基底宽，范围较广。钙化在良、恶性肿瘤内均存在，“逢钙必癌”的概念是错误的。良性肿瘤内钙化灶多表现为蛋壳样钙化、粗糙钙化，而甲状腺癌多表现为砂粒样微钙化。恶性甲状腺结节出现钙化时，38.2% 为砂粒样钙化。虽然砂砾样钙化所占比率较小，但对于预测甲状腺恶性肿瘤，沙粒样钙化更有意义，其 OR 达 6.1 ～ 9.5。出现砂粒样钙化的结节 62% ～ 82% 为恶性。另外，肿块内点状强回声伴彗星尾征往往提示是良性病变，是浓缩胶质。但上述情况不是绝对的，有时有例外。

3. 从后方回声鉴别

甲状腺腺瘤后方回声不变或增强，甲状腺癌后方回声可以衰减或不变。

4. 从淋巴结转移鉴别

甲状腺乳头状癌容易发生颈部淋巴结转移，有的患者因颈部淋巴结肿大而就诊。转移淋巴结内有时见沙粒样钙化。

5. 从肿瘤位置来鉴别

可将甲状腺一共分为七个区域，日本学者 Ito 等对 600 例乳头状微小癌患者进行了分析，发现 80% 的乳头状微小癌患者肿瘤仅占据一个甲状腺区域。癌肿发生于甲状腺中部最常见，占 41.7%，其次为上极，占 25.6%，峡部和下极分别占 17.7% 和 15.0%。虽然位于甲状腺中部的癌数目最多，但从临床角度考虑，位于上极的癌最有意义，这是由于源于甲状腺上极的肿瘤细胞通过沿甲状腺上动脉的淋巴液回流，有更大的可能转移至颈侧区淋巴结。另外，在两个或以上区域出现肿瘤的患者，其颈部出现淋巴结转移的频率又高于仅一个区域出现肿瘤者。髓样癌起源于甲状腺 C 细胞，常位于甲状腺上极和中部，这是由于大多数 C 细胞位于甲状腺上极和中部。

6. 从肿瘤数目来鉴别

甲状腺单发结节患者和多发结节患者发生甲状腺癌的可能基本相同，了解这一点对我们日常工作至关重要，一方面可使我们尽可能避免漏诊多发结节中的恶性结节，一方面也给我们带来了挑战，即如何在多发结节中找出最具恶性可疑的结节。Frates 等根据对 1985 例患者的研究，发现甲状腺单发结节患者和多发结节患者甲状腺癌的患病率分别为 14.8% 和 14.9%，两者无显著性差异，但随着结节数目的增多，每个结节是癌的可能出现下降。Beffiore 等的大样本研究也证实单发结节患者发生癌的可能和多发结节并无不同。Jun 等的超声研究发现甲状腺乳头状癌患者 48% 可见甲状腺多发结节。

7. 从肿瘤大小来鉴别

一般认为结节的大小无助于预测或排除恶性病变，但也有报道＞ 10mm 的结节是癌灶的可能稍大于＜ 10mm 的结节。有一种普遍存在但却是错误的做法：在多结节性甲状腺选择最大的结节行细针抽吸活检 (FNA)。据 Frates 等的研究，在甲状腺多发结节患者中，72.5% 的癌发生于甲状腺的最大结节，这意味着如果只对最大结节进行 FNA 将导致至少 1/3 的恶性病变漏诊。美国超声放射学家协会建议，对于多结节性甲状腺，应主要根据超声特征而不是结节大小来选择行 FNA 的结节。

8. 从肿瘤形态来鉴别

肿瘤的前后径和横径的比值 (A/T)A/T ＞ 1 是诊断甲状腺恶性肿瘤的高特异性指标，特异度可达 81.5% ～ 92.5%，灵敏度为 32.7% ～ 83.6%。恶性肿瘤前后径增加可能是肿瘤跨越正常组织平面生长导致前后径增加所致。

也有研究通过测量甲状腺实质性结节最长和最短径的比例 (L/S) 来判定结节的性质。恶性结节的平均 L/S 1.5±0.3，当 L/S 1.00 ～ 1.49 时，恶性的危险为 18%，当 L/S 1.50 ～ 1.99 时，恶性的危险为 14%，当 L/S ＞ 2.0 时，恶性的危险下降至 5%，没有发现恶性结节的 L/S ＞ 2.5。以上数据说明恶性结节倾向于呈球形，可能的解释是恶性肿瘤可能通过调节自身的形态来最大限度地获取营养，在数学上，呈球形时物体的表面积最大，可以使最多数量的细胞从周围环境中获取重要的营养物质。

甲状腺恶性肿瘤约 11.8% ～ 41.7% 出现声晕，而更多表现为声晕缺失。有研究认为，在各种超声评估指标中，预示恶性最具价值的指标是结节声晕缺失，其敏感度 66.6%，特异度 77.0%。但甲状腺癌中的滤泡状癌是个例外，高达 86.6% 滤泡状癌可出现声晕。如果出现声晕，甲状腺癌的声晕 49% ～ 55% 为厚声晕。甲状腺癌的声晕还有厚度不均、不完整的特点。

分析甲状腺癌的以上灰阶超声特征，会得出令人惊讶的结论：甲状腺恶性结节的超声特征和乳腺恶性结节的超声特征有诸多相似之处。更有意思的是这两个不同器官在癌的发病上居然也有联系。Park 等通过超声对乳腺癌患者进行了跟踪随访，发现乳腺癌患者罹患甲状腺乳头状癌的概率大于对照人群，两者有显著性差异。研究还发现甲状腺癌的女性发生乳腺癌的可能性增加，特别是在小于 45 岁的女性，这可能是由于两者有共同的病原学因素，包括环境因素、遗传因素和激素水平。

（三）彩色多普勒血流显像方面

1. 从血管形态鉴别

甲状腺癌的血管形态特征有：血管从肿瘤周边伸入肿瘤内部；血管树不呈二分叉式，而呈奇形怪状的不规则分支，血管网无级别差异；血管内径不规则，粗细不等，迂曲扩张。通常有点状、线状、穿入状、分支状、中心状、丛状、树枝状、篮网状、珊瑚状等描述。认为穿入状血流有较高的诊断价值。甲状腺腺瘤的血管形态特征多为：病灶周边有血流环绕，并向病灶内发多条分支，呈“轮辐”样，血管走行平直，分支较规律。

恶性结节多表现为中央血管为主型血供模式，良性结节多表现为边缘血管为主型血供模式，这和组织病理学上的发现相一致。如恶性结节中最常见的甲状腺乳头状癌，病理上可见大血管进入肿瘤内，分成多个不同口径的分支，进入肿瘤实质，因而在超声成像时显示中央为主血供；而良性结节中的滤泡状腺瘤在病理学上见结节周围环绕大血管，血管主要沿纤维包膜走行，分支进入肿瘤实质，良性结节中的胶样甲状腺肿病理上常仅有稀少而纤细血管环绕扩张的充满囊液的滤泡，因而在超声上良性结节显示边缘为主血管。

2. 从血流动力学鉴别

多数研究发现恶性结节的 RI 较高，平均 0.74 ～ 0.76，85.7% 恶性结节 RI $>$ 0.75，99% 良性结节 RI $<$ 0.75，据 DeNicola 等报道，以 RI $>$ 0.75 为界值，诊断癌的准确性 91%，敏感度 40%，特异度 97%，阳性预测值 67%，阴性预测值 92%。而据 Ivanac 等研究，以 RI $>$ 0.70 为界，诊断的准确性 88.6%，敏感度 80%，特异度 92%，阳性预测值 80%，阴性预测值 92%。

甲状腺癌的阻力指数 (RI) 较高的原因可能有：

(1) 恶性肿瘤血管壁上无平滑肌，缺乏弹性，不能维持正常的舒缩功能。

(2) 肿瘤血管形态不规则，缺乏逐级分支，血管远端常呈盲端，而远端阻塞表现为近端 RI 增高。

(3) 由于缺乏淋巴管网且血管壁通透性增加，瘤体组织间流体静压增高。而甲状腺腺瘤的阻力指数相对较低。

表 3-1　甲状腺瘤、甲状腺癌的超声鉴别诊断

	甲状腺腺瘤	甲状腺癌
边界	清晰，光滑	模糊，可呈蟹足样改变
囊实性	实质性为主，可以呈现囊性变，内有碎片	实质性为主
内部回声	强回声或等回声多见	多呈不均质低回声
钙化	一般无钙化，如有，蛋壳样钙化或粗糙钙化多见	肿块内常伴多发的沙砾样钙化
声晕	周边有完整暗晕，声晕较窄	一般无声晕，即使有，也不完整
后方回声	稍增强，囊性变时明显增强	大多衰减，有沙砾样钙化时衰减明显
CDFI	较完整的周边环状血流为主	内部血流为主，周边环绕血流往往小于 1/2 圈
颈部淋巴结	无形态异常的淋巴结	早期即肿大，且形态异常

第五节　诊断甲状腺疾病的超声新技术

一、超声弹性成像技术

(一) 概述

超声弹性成像的概念最早由 Ophir 等于 1991 年提出，其原理是通过采集组织压缩前后的射频信号，利用相关方法对信号进行分析，得到组织内部的应变分布。弹性系数大的区域引起的应变较小，反之，弹性系数小的区域引起的应变较大。

(二) 应用

目前，在应用超声弹性成像对结节病变进行硬度分级标准不一。大多采用日立公司推荐的 5 分法硬度分级标准：

(1) 病变区与周围组织完全为绿色覆盖记 1 分。

(2) 病变区内蓝绿混杂，以绿色为主记 2 分。

(3) 病变区以蓝色为主，周边见部分绿色记 3 分。

(4) 病变区完全为蓝色覆盖记 4 分。

(5) 病变区完全为蓝色覆盖，且病变周围的少部分组织也为蓝色记 5 分。

Lyshchik 等应用 5 分法测量 36 例已手术患者的甲状腺组织弹性，发现大部分乳头状癌的组织硬度要比正常和良性甲状腺组织的硬度大。这与临床对恶性甲状腺癌的触诊类似。Rago 等以 5 分法评定甲状腺肿瘤时认为，在肿块的弹性系数大于 4 分时，其恶性的可能性非常大 ($P < 0.001$)，特异性为 96%，敏感性为 82%。近期，国外 Rubaltelli 等及国内俞清等均用同样方法对不同组的甲状腺结节患者进行弹性成像研究，结果均与上述研究类似。以上这些研究结果表明超声弹性成像为甲状腺结节良恶性的鉴别提供了新的方法和途径。

而任新平等应用超声弹性对 109 个甲状腺结节进行纵横扫查的比较，发现纵切面弹性图诊断准确度和横切面诊断准确度之间差异无统计学意义，而横切诊断准确度及纵切诊断准确度分别与灰阶超声诊断准确度之间比较，差异均有统计学意义。该结果表明超声弹性仍然应结合灰阶超声图像特征进行分析。

（三）局限性

超声弹性成像技术作为一种新的技术手段，其临床应用的时间还比较少，某些环节上还存在一定的局限性，主要表现为：

(1) 它对于表明高低不平或曲率半径较大的弧形表面可能发生图像的变形、扭曲。

(2) 不同病灶组织之间的硬度存在一定重叠，可能导致假阳性和假阴性出现。

(3) 弹性成像在一定程度上具有人为的主观性。

（四）甲状腺恶性肿瘤弹性图像（图 3-6、图 3-7）

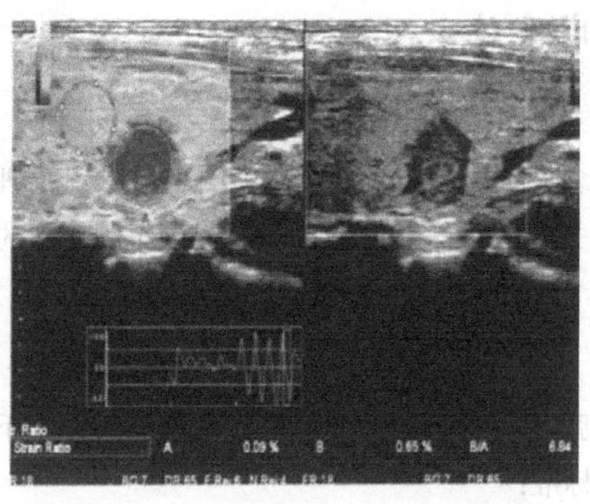

图 3-6　甲状腺乳头状癌弹性图像

右图显示 0.5cm×0.68cm 低回声结节，边缘呈伪足样，无声晕，回声不均，后无衰减；左图弹性图像结节为蓝色覆盖，评分 4 分，应变率 0.09%，B/A6.84

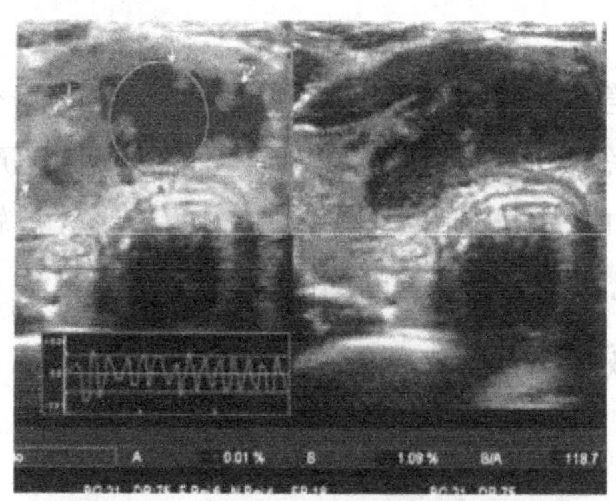

图 3-7　甲状腺滤泡状癌弹性图像

右图峡部不规则低回声，边界不清，回声欠均；左图弹性图像大部分蓝色覆盖，边缘少许绿色，应变率 0.01%，B/A11.07

二、超声造影技术

（一）概述

超声造影最早可追溯至 20 世纪 60 年代，Gramiak 等在心导管检查中发现经导管注射含气盐水时可在右心室产生回声增强效应，由此揭开了超声造影的序幕。目前主要使用的是第二代微泡造影剂，可闲于进行组织灌注的实时观察。

（二）应用

甲状腺是人体内血供最丰富的器官之一，因此静脉注射造影剂后甲状腺实质回声强度增高幅度较大。由于良恶性病灶以及正常甲状腺实质的血供情况不一，因此甲状腺结节进行超声造影增强检查对确定病灶的性质有较大价值。

灌注强度方面，先前的研究大多认为造影后恶性结节较良性灌注强度大。如 Spiezia 等报道注射造影剂后，甲状腺癌表现为显影时间早 (8.1±1.41)s，峰值时间也早 (14.6±1.2)s。Argaiia 等得到类似结论。但国内刘波全有不同的结论，他总结了 49 例甲状腺结节的超声造影表现，发现注射造影剂 25s 时，正常甲状腺实质及病灶的回声强度明显增强，但恶性结节的强化幅度明显低于正常甲状腺及良性结节，这与上述文献报道结果有所差异，其分析原因可能与恶性组织破坏血管大于新生血管有关。

灌注模式方面，Bartolotta 等使用超声造影技术对甲状腺结节的良恶性进行评估，将结节的增强模式分为 3 种：无增强、点状增强和弥散性增强。其结果指出，恶性结节 30.8% 为无增强，30.8% 为微弱点状增强，38.5% 为弥散性增强；良性结节皆表现为弥散性增强。Zheng 等认为增强的表现与病变大小有关，而非组织学特征。其研究还发现，1cm 以下的结节主要表现为无灌注，1 ～ 2cm 的结节主要表现为点状灌注，大于 2cm 的结节主要表现为弥散性高灌注。上述研究表明超声造影在甲状腺占位的诊断及鉴别诊断中具有重要价值。

（三）局限性

上述研究结果存在差异的原因，可能是甲状腺同一结节的不同区域血供变化很大，以及研究者们的主观感兴趣区不同有关。另外，可能是不同超声仪器超声造影的敏感性存在差异所致。因此，如果能开发出功能相对完善的造影分析软件，实现对甲状腺结节灌注的准确定量分析，也许能提高其诊断的准确性。

三、三维超声成像技术

（一）概述

三维超声成像技术是利用电子计算机将一系列按一定规律采集的二维图像信息进行重建，构成三维图像。它能应用多角度、多切面对感兴趣区进行切割，很好地显示感兴趣区的整体空间分布，提供形象直观的三维立体图像和二维超声不能显示的冠状切面。

（二）应用

三维超声对甲状腺结节的评估指标包括：肿块形态、边界、内部回声、有无钙化或液化、声晕、后方回声、与周围组织的关系、血供程度及血供模式等。

Rago 等对 54 例甲状腺肿块进行三维成像研究发现，肿块冠状面的形态可分为分叶形及椭圆形两种，其中 9/11 甲状腺癌及 23/43 甲状腺良性结节呈分叶形，他们的研究还指出“冠状面肿块呈分叶形”对甲状腺癌诊断的敏感度为 82% ～ 100%，特异度为 47% ～ 53%。另外，由于组织结构与液体灰阶反差较大，囊性肿块的三维超声图像效果较好。一般认为，以液性为主的甲状腺乳头状癌囊腔内可见表面不光滑的实质性隆起，基底较宽，与囊壁界线不清，并致附着处囊壁连续性中断；而结节囊性变中囊腔内的实质部分形态不规则，立体感较差，附着处囊壁连续完整。

血管方面，江泉等研究表明，73.3% 的恶性结节表现为血管内径明显增粗、粗细不一、扭曲无序的分布状态，而有 82.2% 的良性实质性结节表现为血管内径细小、均匀一致、由外及内的规律分布。Carraro 等将三维超声与超声造影联合起来对甲状腺肿块进行评估，研究结果表明恶性结节 (52.3%±15.7%) 内部血供较良性结节 (14.3%±5.3%) 高，灌注早且强，并表示重建的甲状腺组织及肿块与病理活检结果相一致。

（三）局限性

三维超声对仪器要求较高、操作较复杂，其图像基于二维超声，因此大多数评估指标仍然取决于二维超声。并且在实际情况中，甲状腺良性结节与甲状腺癌的形态及血流情况会有交叉。因此，应用三维超声鉴别肿块良恶性的准确性仍有待于进一步研究。

第四章　乳腺超声

第一节　乳腺超声应用解剖及正常声像图

一、乳腺的超声应用解剖

乳腺由皮肤、腺体、脂肪和结缔组织等构成。腺体被结缔组织分割成 15 ～ 20 个腺叶，每一腺叶又分成许多小叶，每一小叶由 10 ～ 15 个腺泡组成。

每个乳腺叶有一个单独的输乳管，以乳头为中心呈放射状排列，在近乳头附近膨大为输乳管窦，末端开口于乳头的输乳孔。脂肪组织包于乳腺周围，称脂肪囊，由乳房悬韧带 (Cooper 韧带) 固定于浅筋膜的深浅层之间。有些人的乳腺外上部常有一突出部分伸入腋窝，称腋突，在乳腺检查时应注意。

乳房的血液供应，内侧有乳内动脉和肋间动脉的穿支，同时有乳内静脉伴行；外侧由腋动脉的分支供给。

二、乳腺的发育和生理过程

乳腺的发育和生理变化始终受控于体内性激素的水平，所以体内性激素平衡的紊乱可导致乳腺的病理改变。

女性乳房从青春发育到老年萎缩共分为五期：

(一) 青春期

乳腺在雌激素作用下，导管和间质增生，导管扩张，分支增加，最后形成小叶。此时腺体层增厚、致密，脂肪相对较少。

(二) 性成熟期

在雌激素和孕激素作用下，腺体的形态和组织学结构随月经周期呈周期性变化，分三个阶段：

1. 增生期

相当于子宫内膜增生后期，在雌激素作用下，乳腺导管延伸，管腔扩张，导管上皮增生、肥大，小叶内间质开始变得疏松、水肿，并出现淋巴细胞浸润。

2. 分泌期

随着孕激素增加，乳腺小叶扩大，小叶内末梢导管上皮细胞增生、肥大，有分泌现象，小叶内间质明显水肿、血管增多、扩张充血并伴有淋巴细胞浸润，至月经前期达高峰。乳腺变大，紧张而较坚实。

3. 月经期

由于生理内分泌改变，乳腺导管及小叶呈明显退化复原，导管上皮萎缩脱落，小叶及末梢导管变小，间质致密，乳腺体积变小，变软。

（三）妊娠期

妊娠早期乳腺小管增大、增多，腺泡亦增多，导管扩张。妊娠后期除腺体导管扩张外，腺泡细胞开始有分泌活动，管腔内有分泌物。

（四）哺乳期

乳腺受泌乳素影响，小叶内腺体大量增多，管腔明显增大，腺泡的大锥体形上皮细胞（初乳细胞）的半球形顶端胞浆断裂脱落，进入管腔形成乳汁。

（五）绝经期

乳腺腺体逐渐萎缩变薄，脂肪相对增多，是雌激素分泌减少所致。

三、乳腺正常声像图

正常成年女性乳腺声像图由浅入深依次为：

（一）皮肤

呈强回声带，厚 2 ～ 3mm，边界光滑整齐。

（二）浅筋膜和皮下脂肪

浅筋膜呈线状高回声，脂肪组织呈低回声，其内见细条样强回声。

（三）乳腺腺体

因人而异，厚薄不一，老年人可萎缩为仅 3mm，回声强弱相间，排列较整齐。库柏 (Cooper) 韧带表现为线状强回声。乳腺腺体层内脂肪组织勿误认为肿块，旋转探头可见与皮下脂肪相连，但有时与肿块仍不易鉴别（图 4-1）。绝大多数女性乳腺不显示导管的管壁和管腔暗区，仅在妊娠晚期和哺乳期见到扩张的导管呈管状暗区，管壁呈细的双线样较强回声。

（四）乳腺后间隙

浅筋膜深层与胸肌筋膜构成乳腺后间隙，超声断面呈线状或带状低回声。

（五）胸肌及肋骨

胸肌为均质弱回声，可见肌纤维纹理。肋骨为弧形强回声，其后方伴有声影，肋软骨为均质低回声。

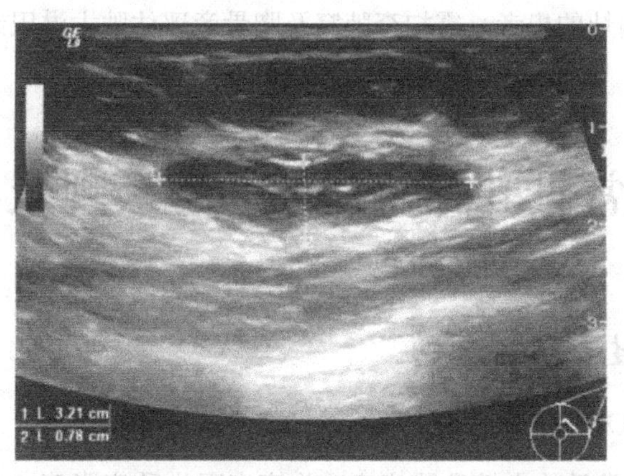

图 4-1　乳腺腺体层内脂肪组织，内见细条样强回声

第二节　乳腺超声检查仪器条件及检查技巧

一、仪器及检查方法

常规选用高频线阵探头，探头频率 7 ～ 13MHz。选择乳腺预设定条件，适当调节深浅度、频率、时间增益补偿 (TGC)、壁滤波、取样门等。

二、检查技巧

检查前一般无须特殊准备，患者取仰卧位或侧卧位，充分暴露双侧乳房、腋窝，采用纵切、横切、放射状、反放射状、旋转、斜切等方法全面扫查，扫查顺序自行决定。前提是不要漏检。

检查技巧：

(1) 充分暴露乳腺、腋窝。检查完全，尤其尾叶、边缘处、乳头处。

(2) 探头不宜加压，若腺体组织松弛出现衰减，可适当加压，适当加压和移动探头可消除 Cooper 韧带的形成的声影干扰。

(3) 根据患者胖瘦、病灶深浅、大小调节深浅度、频率、局部放大。彩色增益不能太大，以不出现噪声为准。时间增益补偿 (TGC)：快速衰减的组织需要陡的曲线，脂肪需要平缓的曲线，腺体需要陡的曲线。聚焦放在病变深层包括病变区。

(4) 可疑处要前后移动探头并至少旋转 90° 排除脂肪的可能。对小病灶、活动度大的、与周围组织对比差的，应结合触诊。实性肿物周边伴晕环者，测量其径线应包括肿物的外缘。注意观察前后脂肪层、Cooper 韧带是否有病变。

(5) 对怀疑恶性病灶的患者，需扫查腋窝及胸骨旁评估肿大淋巴结。

第三节　常见乳腺疾病的超声表现及鉴别诊断

一、乳腺增生症

（一）病理和临床特点

乳腺增生症是最常见的良性乳腺疾病，临床表现为乳房胀痛，与月经周期有关，经前加重、月经后疼痛缓解，常可触及肿块，多发生于育龄期妇女，绝经后少见，30 ～ 40 岁妇女发病高峰，约占乳腺专科患者的 50% ～ 70%。

据文献乳腺增生性疾病的病理基础分为三型：

1. 乳腺组织增生型

此型为早期轻微的病变，表现为小叶间质纤维组织增生，与小叶间质结缔组织融合，小导管轻度扩张。

2. 囊肿病型

要是由小叶小管和末梢导管高度扩张而成。囊肿的体积可大可小，小的直径仅 0.5 毫米，大的直径可达数厘米。

3. 腺病型

此型是小叶、小管、末梢导管与结缔组织均有不同程度的增生。小叶内除末梢导管和管泡进一步增生外，纤维组织也有不同程度的增生，按二者增生比例不同构成腺病、纤维腺病、腺纤维瘤。腺管增生明显，纤维量少，形成腺病；纤维组织增生较多，但仍以腺管增生居多，则为纤维腺病；以纤维组织增生居多，腺管增生不显著时，则为腺纤维瘤。

（二）检查技巧

(1) 乳腺增生患者往往有较明显的临床症状，如月经前期乳房胀痛，月经后症状缓解，诊断时结合临床表现。

(2) 触诊乳房质韧、有结节感，有时有压痛，而探头在此部位可不显示明确肿块图像。

(3) 超声检查发现异常回声区，应多切面观察其大小、部位、边界，有无包膜，内部回声，彩色血流信号的多少及其分布情况。频谱多普勒记录收缩期峰值血流速度、阻力指数。并探查相应侧的腋窝，注意淋巴结情况。

(4) 从声像图上不能鉴别时，不能轻易下乳腺增生症的诊断，应建议病理活检确诊。

(三) 超声表现

乳腺增生症按其不同的超声声像表现分为下列四种主要类型：

1. 单纯增生型

表现为乳腺腺体不同程度增厚，结构紊乱，纹理粗细不均匀，腺体层回声强弱相间，可见散在或弥散分布的形态欠规则、边界欠清晰、大小不一的低回声区与稍高回声区相间，呈现“豹纹征”声像改变。可伴有钙化灶，钙化为较粗大沙砾状、杆状或小弧状，分布于乳腺局部，也可弥散分布于整个乳腺，其内未见彩色血流信号或少许点状彩色血流信号，无明显囊肿及结节。

2. 囊性增生型

表现为乳腺组织回声增粗、增强，较杂乱，腺体内可见散在大小不等的圆形或椭圆形囊状无回声或长条形管状无回声区 (图 4–2)，边界清晰，壁薄光滑，透声好，内部偶见分隔回声带，也可有少许点状回声，内部无明显彩色血流信号。

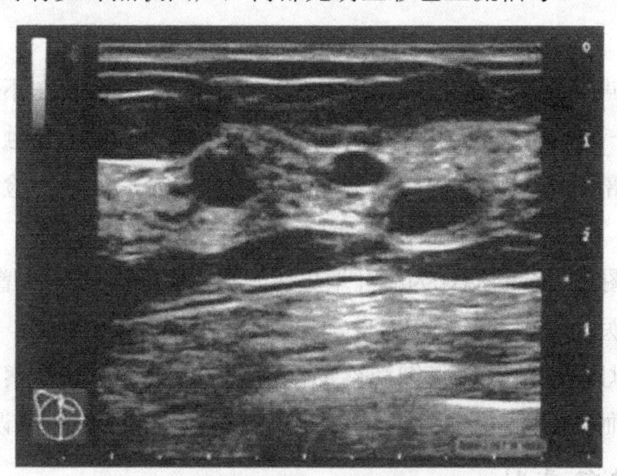

图 4–2　乳腺增生 (囊性增生型)

乳腺腺体内可见散在大小不等的无回声区

3. 腺瘤样增生型

多见于纤维腺病型，表现为乳腺腺体内单个或数个低回声结节，呈椭圆形或梭形，部分呈分叶状，边界尚清晰或欠清晰，无包膜回声，无伪足样向周围浸润，内部回声欠均匀，后方有轻度回声增强，内部可见较丰富的血流信号。

4. 混合型

表现为单侧或双侧乳腺腺体内两种或两种以上表现形式不同程度并存。既有囊性，又有实性或回声紊乱的单纯增生改变。上述几种最常见的是多发微小囊肿并存局限性回声减弱或实性低回声小肿块。

（四）鉴别诊断

1. 与乳腺癌鉴别

(1) 乳腺增生伴上皮瘤样增生或早期腺纤维瘤形成，可表现为边缘不规则低回声区，无边界、无包膜，但很少出现周围组织浸润、扭曲变形的征象，纵横比多小于 0.77。乳腺癌肿块多呈低回声后方伴声衰减，边界不光滑，呈毛刺状或蟹足状，早期向前方侵入 Cooper 韧带，晚期向后方侵及胸肌筋膜，纵横比常大于 0.77。

(2) 钙化：癌肿多伴有沙砾样钙化，后方无声影，量较多，表现为多发散在或呈簇状分布。乳腺增生伴砂粒样钙化少见，多数为粗大点状、杆状或小弧状。

(3) 乳腺增生性疾病血供常不丰富，而乳腺癌大都较丰富。

2. 与乳腺纤维腺瘤鉴别

纤维瘤常为圆形或椭圆形，内部回声呈均匀或不均匀的低回声，但往往能见到较完整的包膜回声及侧壁声影，这是因为良性肿块缓慢生长对周围组织压迫所致，用探头加压常见到肿块与周围组织有逆向运动，而增生的肿块见不到包膜，位置固定，加压易变形。

（五）点评

乳腺增生症超声表现复杂，临床触及的结节与超声检出常存在不一致性。由于乳腺当腺体增生程度不一，导致腺体厚薄不均，软硬不一时，造成临床触诊有结节感，此时声像图仅显示为局部腺体增厚，内部却无明显的结节边界，故超声检查可以帮助排除临床触诊的此类肿块，避免了部分患者仅因增生而行手术切除。

相反，当声像图所显示的病灶为小叶增生、上皮增生或局部导管增生，质地较软时，临床常不易被临床医师所触及。超声对此类患者为临床提供诊断。

对于出现钙化灶的部位，应仔细观察钙化的形态、数量，并观察该区域有无实质性低回声区及其内部血流情况，必要时结合钼靶及磁共振检查，以避免误诊。

二、乳汁潴留囊肿

（一）病理和临床特点

乳汁潴留囊肿，又称乳汁淤积症，多见于哺乳期或哺乳后的妇女，一般为单侧，多因乳腺结构不良、炎症或其他原因引起乳腺的腺叶的导管系统排泄受阻，乳汁排出不畅而滞留在导管内，局部导管扩张而形成囊肿。乳汁潴留容易导致感染，形成急性乳腺炎、乳腺脓肿，不继发感染可长期存在。病变多位于乳腺周围区，呈圆形或椭圆形，囊性，一般直径 1 ～ 4cm，境界清楚，可移动，一般不与皮肤粘连。早期囊壁薄而光滑，囊内容物为稀薄的乳汁；晚期则囊壁变厚，囊内容物变黏稠呈乳酪样，可出现钙化，囊肿变硬。镜下囊壁由薄层纤维组织构成，囊内为粉染的无定形物质和初乳样细胞，囊壁周围可见多量淋巴细胞和浆细胞浸润，见小导管扩张及哺乳期乳腺小叶。

（二）检查技巧

扫查时探头加压，可见密集点状回声飘动；病变呈高回声时，挤压病变，有时可见与导管分离；仔细观察病变边界是否清楚，内部有无血流，利于与高回声乳腺癌及纤维腺瘤的鉴别。

（三）超声表现

(1) 乳汁潴留囊肿的肿块边界较清楚，形态较规则，多位于乳晕区以外。

(2) 内部回声依积乳时间不同而表现不同。乳汁稀薄时呈液性回声，振动探头或变动体位可有低回声流动；水分较少时，均质细密的中等回声或稍强回声；水分完全吸收后，肿块内呈奶酪样，表现为强回声，亦可出现粗大钙化灶。

(3) 囊内无血流，周边可有点状血流。

(4) 副乳腺亦可出现此病变。

（四）鉴别诊断

(1) 乳腺脓肿患者多有红肿疼痛症状、病灶周边出现水肿表现，穿刺可明确诊断。

(2) 乳腺囊性增生症多发生在外周，见多个液性回声。稀薄的积乳囊肿多发生在哺乳期可帮助鉴别，两者混合存在时不易鉴别。

(3) 纤维腺瘤、乳腺癌、纤维腺瘤一般内部可探及血流。极低回声乳腺癌内部未见明显血流时与积乳囊肿不易鉴别，后者处在哺乳期可帮助鉴别，不易鉴别时建议穿刺活检。

（五）点评

发生在哺乳期或刚哺乳后，哺乳期间曾患过乳腺炎或哺乳障碍者，乳汁稀薄时容易诊断，停止哺乳时间久者不易诊断。彩色多普勒或超声造影内部未见明显血流对诊断帮助较大。增强 MRI T1WI 上呈等高信号，T2WI 上呈高信号，动态增强序列囊肿无强化，或边缘轻度环形强化，诊断较容易。

三、乳腺炎性疾病

（一）乳腺炎

1. 病理和临床特点

急性乳腺炎是乳腺的急性化脓性感染，多发生于哺乳期，产后 3 ～ 4 周，尤其是初产妇。

临床上初期表现为乳房胀痛、皮温高、压痛，可出现边界不清的硬结，继而出现红（亮红）、肿、热、痛及痛性肿块；局部组织发生坏死、液化形成脓肿，可有波动感，并可出现腋窝淋巴结肿大、疼痛和压痛，可伴寒战、高热，白细胞增高等。浅表的脓肿波动感明显，常可自行穿破皮肤；深部的脓肿波动感不明显，而疼痛较明显，脓肿可向后穿破到疏松的乳腺后间隙，形成巨大的乳腺后间隙脓肿；未予引流的脓肿可穿破腺叶间组织进入其他腺叶，形成哑铃状脓肿或多发性脓肿。乳腺大导管受累，可能出现脓性乳汁或乳瘘。

2. 检查技巧

扫查到病变处，仔细观察询问有无红肿疼痛，超声图像上有否密集点状回声，探头加压是否流动。腋窝淋巴结是否疼痛。

3. 超声表现

(1) 早期声像图无明显表现。

(2) 肿块部位回声渐低，血流增多。

(3) 如形成脓肿，表现为内部不均质的液性回声，形态不规则，边缘回声增强，内部血流不明显，周边血流稍增多，为低阻频谱。

(4) 腋窝淋巴结炎性肿大。

4. 鉴别诊断

(1) 乳腺癌根据病史、体征较容易鉴别。炎性乳癌可表现为极低回声，类似脓肿，但炎性乳癌皮肤多为暗红，肿块内部或周边有时可探及高阻频谱，整个乳房皮下水肿，伴有腋窝淋巴结转移可助鉴别。

(2) 乳腺囊肿边界光滑、壁薄，内部均质的液性回声。

(3) 积乳囊肿界清，内部无血流，周边血流不增加。不能确定是积乳囊肿还是脓肿时，在超声导向下穿刺即可明确诊断。

(4) 乳汁淤积回声稍高，内无正常乳腺导管结构，血流不明显，临床触诊有包块，疼痛，皮肤不红肿、血常规不高。

5. 点评

急性乳腺炎、乳腺脓肿根据产后哺乳期病史、红肿疼痛、血常规、超声表现较容易诊断，脓肿形成后，临床可以穿刺治疗，效果较好。

(二) 导管扩张症 (MDE)、浆细胞性乳腺炎

1. 病理和临床表现

导管扩张症、导管周围炎和浆细胞性乳腺炎的概念目前认识尚不统一，多数认为导管扩张症又叫导管周围性乳腺炎，是由多种原因引起乳腺导管阻塞，导致导管内脂性物质溢出管外，引起周围乳腺组织的化学性炎症，为非细菌性炎症。管壁炎性细胞浸润和纤维组织增生，炎性细胞以浆细胞为主，故谓浆细胞性乳腺炎。多数文献认为浆炎多发于 30 ～ 40 岁经产妇，非哺乳期妇女，其次为绝经后妇女。病因尚不确切。可能与以下因素有关：乳头畸形或发育不良、哺乳障碍、外伤、炎症、内分泌失调，乳腺退行性改变及自身免疫功能障碍等。主要临床表现为乳头溢液 (脓性或浆液性) 和乳房肿块、乳

房疼痛、乳头内陷和局部皮肤粘连甚至橘皮样改变。应用抗生素治疗效果不佳。

根据临床过程分为二期：

(1) 急性期：表现为急性化脓性乳腺炎，但常无发热和血常规增高，一般抗感染治疗难奏效，诊断较为容易。

(2) 亚急性期：逐渐出现乳腺肿块，微痛或无痛，皮肤无明显红肿，肿块边界可能比较清楚，无发热史。此型常被误诊为乳腺癌。

(3) 慢性期：乳腺肿块或乳管瘘，前者容易与乳腺癌相混淆，常有乳腺反复炎症及疼痛史，部分患者可有乳腺脓肿手术引流史，且多为乳晕附近脓肿。瘘管多与乳头下大乳管相通，经久不愈，反复流脓。病理上表现乳晕下病变局部有导管扩张，内含脂质或混浊的坏死物，如炎症反复发作，病灶内纤维增生和纤维化，则质地较硬。伴有脓肿形成时，断面可见脓腔及脓液，周围可有脓肿壁形成。

2. 检查技巧

扫查时注意病变的部位，是否位于乳头附近，乳头有无凹陷、畸形、病变处导管有否扩张、病变与大导管的关系，病变周边有无水肿反应，右手持探头，左手按压，病变处是否有流动感，仔细询问哺乳情况、有否溢液，有无红肿疼痛。

3. 超声表现

(1) 导管扩张症、浆细胞性乳腺炎概念目前尚不统一，炎性病变图像复杂多变，参考有关文献，分为 4 型：

①Ⅰ型：导管扩张型，乳晕处大导管扩张。

②Ⅱ型：与导管关系密切的囊、实性团块回声。

③Ⅲ型：周边有弱回声带的稍高或不均匀回声包块。

④Ⅳ型：部分或者完全液化的脓肿样回声，部分伴有瘘管形成。

(2) 肿块较浅表，常突破脂肪层到达皮肤，可形成窦道。

(3) 炎性病灶多界不清，纵横比小于 1，一个象限内可有多处病灶，可互通，炎性病灶周围组织常见水肿反应。

(4) 彩色多普勒：血流稍丰富或周边少量血流或未见明显血流。阻力指数为低阻型，约 0.60±0.07。

(5) 腋窝淋巴结炎性肿大。

4. 鉴别诊断

(1) 急性乳腺炎：无明显导管扩张，产后哺乳病史，血常规常增高，可帮助诊断。

(2) 导管内乳头状瘤：受累导管多为一条，导管内实性回声，可见血流，乳管镜可帮助鉴别。

(3) 乳腺囊性增生：乳腺导管扩张症以乳晕区大导管病变为主，而囊性增生病灶多位于外周。

(4) 与乳腺癌鉴别：癌多纵横比大于 1，阻力指数可大于 0.72；炎性乳癌皮肤暗红，整个乳房皮下组织水肿，腋窝淋巴结图像特征有时可帮助鉴别。对于炎性病灶的小强回声光点，可能为黏稠脓液伴纤维组织增生或脂质，须与癌肿的微钙化鉴别，钼靶有助于鉴别。

(5) 病灶呈脓肿反复破溃或慢性瘘管，需与乳腺结核鉴别。乳腺结核好发于 20 ～ 40 岁的中青年女性。多继发于肺、淋巴结及肋骨结核，原发于乳腺者较少，穿刺见典型的结核结节，中央为干酪样坏死区，超声表现为炎性病灶，未见明显的导管扩张。

（三）肉芽肿性乳腺炎

1. 病理和临床表现

肉芽肿性乳腺炎是一种临床少见的乳腺慢性非干酪样坏死性肉芽肿性小叶炎，伴或不伴有脓肿形成，肉芽肿性小叶乳腺炎。本病病因不明，目前多数学者认为该病属自身免疫性疾病。

该病临床大多数以单乳无痛或疼痛性肿块为主要特征，肿块质地中等或较硬，边界清楚或不清楚，肿块活动或固定，可有皮肤粘连，多伴有腋下淋巴结肿大，酷似乳腺癌，肿块常短期内迅速增大，治疗不当常反复发作，溃疡或窦道形成是常见并发症。本病好发于生育年龄、已婚、经产的女性，17 ～ 42 岁，平均年龄 33 岁。病变多见于乳晕区外乳腺周围区。

2. 检查技巧

扫查时注意病变的部位，是否位于病变周围，乳头有无畸形、病变周边有无水肿反应，右手持探头，左手按压，有时可见乳汁样流动。仔细询问哺乳情况、有无红肿疼痛。

3. 超声表现

较周围正常组织不同的大片低回声，无明显境界，可多处发作，互通，血供可极丰富，阻力较低，约 0.60±0.07。脓肿形成时探头加压可见回声点漂浮、流动，腋下淋巴结炎性肿大，血流丰富，为低阻血流。

4. 鉴别诊断

(1) 与浆细胞性乳腺炎鉴别：肉芽肿炎好发于外周，无导管扩张、无溢液，浆细胞性炎好发于大导管，乳头凹陷等发育畸形或哺乳障碍，有溢液。

(2) 与乳腺癌鉴别：癌肿纵横比大于 1，多有细小钙化，血流可呈高阻力型，无压痛。腋窝淋巴结可见转移性肿大，阻力可较高。但与年轻女性中晚期乳腺癌或极低分化癌有时不易鉴别，应结合穿刺病理。

(3) 与增生的乳腺组织鉴别：炎性病变血流较丰富，而增生的腺体组织血流不丰富。

5. 点评

肉芽肿性乳腺炎好发于生育年龄、已婚、经产的女性，肿块及腋窝淋巴结血流丰富，阻力较低，探头加压，有时可见流动，好发于外周，无大导管扩张，无溢液，为非细菌性炎症，临床一般手术治疗。肉芽肿性乳腺炎磁共振诊断效能与超声类似。

(四) 纤维囊性乳腺病、导管扩张伴炎症

1. 病理和临床表现

纤维囊性乳腺病、导管扩张伴炎症病例，年龄偏大，肿块多位于外周，无导管扩张、溢液，肿块边界尚清，活动度可，患者多有突然疼痛，肿块边界较清，活动度可。

2. 检查技巧

扫查时仔细观察病变的内部回声、内部有无血流，增厚的壁血流有否增加，触诊时患者是否疼痛。仔细扫查别处乳腺是否有囊性增生结节。

3. 超声表现

囊性肿块，囊壁较厚，内部透声差，内部未见明显血流，周边可见少量血流。

4. 鉴别诊断

(1) 与囊性增生结节鉴别：外周、多发、透声好，内未见明显血流，疼痛较轻。纤维囊性乳腺病、导管扩张伴炎症者囊壁较厚，内部透声差，患者多有突然疼痛。

(2) 与极低回声乳腺癌鉴别：内部见血流或未见明显血流，无明显疼痛。

四、纤维腺瘤

(一) 病理和临床表现

纤维腺瘤是乳腺小叶内纤维组织和腺上皮增生所形成的最常见的乳腺良性肿瘤，与雌激素过多刺激有关，常见于青年女性，约占乳腺良性肿瘤的10%。肿瘤多呈球形或卵圆形，也可呈分叶状，直径一般小于3cm，边界清楚，表面光滑，质地坚韧，活动度大。无论肿瘤有多大，与胸肌和皮肤均无粘连，也无明显的腋窝淋巴结肿大。直径大于5cm的纤维腺瘤称为巨纤维腺瘤，多发生于青春期及40岁以上绝经前妇女，扪之可呈分叶状。

(二) 检查技巧

检查时探头不宜加压，以免活动度大的肿块扫查不到。扫查时应结合触诊，以免活动度大者漏诊，纤维腺瘤一般质地较韧，对诊断帮助较大。

(三) 超声表现

(1) 大多呈卵圆形，少数呈分叶状或扁平状，较小时可呈圆形，大小不等，边界清楚，形态规则，大多有包膜，包膜薄而光滑，也可无包膜。

(2) 因为肿块内腺体和纤维间质的成分不同，肿块回声和均匀程度不同，大多呈均匀弱回声，少数内部回声粗糙不均，出现钙化时，内部可出现粗颗粒状强回声或者团状强回声，甚至整个肿块主要是多个团状强回声伴后方明显声影。

(3) 肿块后方回声多数无明显变化，或轻度后方回声增强。

(4) 肿块两侧可见侧壁声影。

(5) 肿瘤内出血、坏死时出现液性暗区或细弱回声。

(6) 彩色多普勒：年轻人纤维腺瘤血流多为 Alder 1 ～ 2 级，病程较久者血流 Alder 0 ～ 1 级。

(7) 频谱多呈低阻型，RI 小于 0.70，但少数可较高，甚至舒张期出现反向血流。

(四) 鉴别诊断

(1) 增生结节：增生结节没有包膜，界不如纤维腺瘤清晰。年轻人纤维腺瘤多见，血流较增生结节丰富，年长者边界清楚结节两者不好鉴别。出现粗大钙化者容易鉴别。

(2) 小乳癌：可呈圆形或椭圆形，界清，内部可探及血流，RI 较高，或未见明显血流，触诊较硬。

(3) 黏液腺癌：超声表现为界清、较均质的肿块时与纤维腺瘤不易鉴别，纤维腺瘤出现液化时与黏液腺癌亦不易鉴别。

(4) 青春期的巨纤维腺瘤需要与乳房发育不对称鉴别。

五、导管内乳头状瘤

(一) 病理和临床表现

乳腺导管内乳头状瘤又称囊内瘤，是发生于乳腺导管上皮的良性肿瘤，按组织发生的部位及生物学行为不同分为两类：

(1) 发生于乳晕下或乳晕旁的较大输乳管内，多为孤立性病变，且良性多见，生长缓慢，此类常见。

(2) 少数起源于末梢腺叶单位的外周导管系统内，称导管内乳头状瘤病，易癌变。基本病理变化为导管扩张，导管上皮增生形成乳头状瘤。常见于 40 ～ 45 岁的经产妇，多数患者仅有无痛性乳头溢液，为红色、淡黄色或无色液体。肿瘤一般体积较小，不易扪及肿块，较大的瘤体阻塞导管时，可产生疼痛和肿块。

(二) 检查技巧

(1) 发现异常扩张导管后，沿其走行方向追踪扫查至扩张导管中断处，观察管壁有无增厚及管腔内有无肿块；发现肿块后，多切面观察其位置、形态、大小、回声及与扩张导管的关系，肿块是位于导管内还是导管外，大的肿块是否与导管相通；对导管无明显扩张而显示肿块者，仔细观察其大小、形态、内部回声及有无包膜等；用彩色多普勒观察肿块的血流情况。

(2) 结节或肿块周围有无液性暗区，有时甚至是新月状、线状、星状暗区对诊断此病很有帮助。

(3) 在超声检查前还应注意故不宜将导管内液体挤出，以免无法显示扩张的导管以及肿块与导管的关系。对有乳头溢液症状的患者，发现病灶后，用手轻轻挤压病灶部位，观察此时乳头是否有液体溢出，以辅助确定病灶位置。

（三）超声表现

导管内乳头状瘤，根据其声像图特征，国内外文献一般将其分为四型或五型，本文将其分为五型：

1. Ⅰ型

导管扩张伴导管内实性低回声结节型。在扩张的导管内可见小的低回声结节，部分结节内可见点条状彩色血流。

2. Ⅱ型

导管扩张伴远端中断处实性低回声结节型。低回声结节与一段扩张的导管相连，形似“蝌蚪征”。部分结节内可见点条状彩色血流。

3. Ⅲ型

囊实性肿块型。肿块呈囊实混合型，界清，壁厚，囊壁见实性乳头状突起，实性肿块边缘仅显示少量暗区，呈“月牙状”，肿块两端导管的扩张可不明显。

4. Ⅳ型

单纯实性低回声结节型。肿块呈实性低回声，无导管扩张，肿块可呈分叶状或不规则形，界清，壁厚，似有包膜。

5. Ⅴ型

单纯导管扩张型。表现为一条或多条导管不同程度的扩张，扩张导管壁毛糙、增厚，内部透声差，未见肿块。

值得注意的是导管内乳头状瘤为多血供肿瘤，此与导管内乳头状瘤乳头中心有纤维血管轴干支持有关，因此在二维声像的基础上见 CDFI 血流信号的存在是对本病诊断的进一步提示。肿瘤内部的动脉血流的阻力指数 (RI)，以往曾报道在乳腺恶性肿瘤中 RI 值偏高，特别是检测到 RI=1.0 及有舒张末期反向血流的动脉血流时，意味着该肿瘤恶性的可能性比较高。导管内乳头状瘤是富含薄壁血管的良性肿瘤，也有被检测出 RI=1.0 及有舒张末期反向血流的报道 . 所以应该综合考虑，做出诊断。

（四）鉴别诊断

导管内乳头状瘤需和单纯导管扩张、纤维腺瘤、乳腺癌相鉴别。

(1) Ⅴ型：导管内乳头状瘤仅显示导管扩张，易与单纯导管扩张相混淆，此时应仔细观察扩张的导管管壁是否粗糙、有无局限增厚、管腔内透声情况及有无实质性低回声等，并用彩色多普勒探查扩张的导管内及其中断处有无点状血流信号，以与单纯导管扩张相鉴别。

(2) Ⅱ型、Ⅲ型、Ⅳ型和纤维腺瘤相鉴别：导管内乳头状瘤的低回声结节大多能显示与导管相通，其与导管走向平行的前后壁显示包膜样回声，但左右侧壁包膜相对不完整，且边界不清楚。乳腺纤维腺瘤表现为边界光滑，有完整包膜，肿块可有侧方声影。

(3) 导管内乳头状瘤还应与乳腺癌相鉴别：乳腺癌肿块形态不规则，有微小钙化，边界不清呈毛刺状，后方声衰减。导管内乳头状瘤往往与导管相通，边界清楚，似有包膜，后方回声多无衰减。

六、脂肪瘤

(一) 病理和临床特点

脂肪瘤是体表最常见的良性肿瘤，可以发生在有脂肪组织的任何结构中，但以体表及乳腺较多见。乳腺脂肪瘤多发生在较为肥胖的中老年女性，与身体其他部位的脂肪瘤相似，一般无症状，也可压之疼痛，单发或多发，多为圆形或分叶状柔软的肿块，边界清晰，生长缓慢，极少发生恶变。多数直径 0.5 ～ 5cm。脂肪瘤与肥胖乳房中的脂肪组织的区别在于它有一层菲薄的纤维性包膜，镜下可见肿瘤性脂肪细胞分化成熟。

(二) 检查技巧

扫查时要全面，包括皮下脂肪层及腺体层，要询问病史，诊断时结合触诊。

(三) 超声表现

乳腺脂肪瘤超声表现与身体体表脂肪瘤类似，常见于皮下脂肪内，表现为边界清楚的稍高回声结节，内部回声均匀，内部未见明显血流，腺体层内的脂肪瘤多表现为中等强度回声，断面肿块内部呈编织状纹理样，界清，血流不明显。

(四) 鉴别诊断

1. 与乳腺癌的鉴别

老年人腺体层较薄，腺体发生乳腺癌易误认为脂肪层内的病变。应仔细观察边界、血流情况。

2. 皮下脂肪层内其他疾病的鉴别

同其他体表部位疾病类似，如脂肪组织炎性病变、脂肪坏死、外伤后血肿、结节性筋膜炎等。由于位于脂肪层、界不清，不易推动，临床易误诊为癌，超声提示位于皮下，外伤、手术史对诊断帮助较大。

七、错构瘤

(一) 病理和临床特点

错构瘤是一种少见的瘤样改变，多发生于中青年女性，生长缓慢，常无症状，一般为单发，实性，圆形或椭圆形，边界清楚，质较软，活动度好。

乳腺错构瘤常见以下 2 型：

(1) 腺脂肪瘤，本型是乳腺错构瘤中常见的亚型。

(2) 软骨脂肪瘤。

(二) 检查技巧

扫查时应结合触诊，观察触诊包块的边缘与超声所见异常回声区边界是否一致，触诊包块较软，探头加压可以变形。

(三) 超声表现

(1) 单发，圆形或椭圆形。

(2) 肿块边界清晰，有包膜，后方回声无改变。

(3) 内部回声不均，可见脂肪样回声及腺体样回声。

(4) 内部多无明显血流，探及血流者阻力指数呈良性病变特点。

(四) 鉴别诊断

1. 与纤维腺瘤鉴别

多数纤维腺瘤边界清楚，内见血流，触之较韧，易于鉴别，少数纤维腺瘤内部回声不均或触之较软，需要鉴别，内部见血流，可帮助鉴别。

2. 与纤维囊性乳腺病鉴别

边界欠清，内见血流。

3. 与腺体层内的脂肪瘤鉴别

错构瘤腺体成分较少时与脂肪瘤不易鉴别，脂肪瘤的条纹编织表现更明显。

八、乳腺叶状肿瘤

(一) 病理和临床特点

1982 年 WHO 依据组织学分类将叶状囊性肉瘤命名为乳腺叶状肿瘤，分为良性、交界性、恶性三类，此肿瘤较少见，由基质和上皮两种成分组成。

良性叶状肿瘤好发于中老年妇女，40 岁以下者少见。肿瘤呈圆形、类圆形、分叶状，界清，质地较硬，大小 2 ～ 10cm 不等。

恶性叶状肿瘤可发生于任何年龄的妇女，但以中年妇女居多，平均年龄在 45 岁左右。

最常见的临床表现为局部无痛性肿块，肿块体积较大，质韧、界清、活动度好，可有或无包膜，断面呈鱼肉样，具有肉瘤性间质成分和良性上皮成分。局部复发是最常见的复发形式，最常见的远处转移是肺。

(二)检查技巧

叶状肿瘤一般体积较大，扫查时应根据大小情况，高频探头与腹部探头结合，把病变扫查完整。

(三)超声表现

良性表现类似纤维腺瘤，多表现为分叶状的弱回声，内部回声均匀，界清，体积较大，血流多稀少，少数较丰富。

恶性体积较大，界清，形态规则或分叶状，内部多为弱回声，容易出现液化，血流较丰富或稀少。腋窝很少发生转移。

(四)鉴别诊断

主要与纤维腺瘤鉴别，纤维腺瘤多见于青年女性，直径一般小于 3cm，质硬，活动度好，肿瘤生长缓慢。

(五)点评

叶状肿瘤患者的年龄分布比纤维腺瘤患者年长，比浸润性导管癌和小叶癌年轻，平均年龄为 40 多岁。经常快速生长，通常为无痛性。在超声和乳腺摄片中，通常表现为纤维腺瘤，即使细针穿刺细胞学检查或空芯针活检也不能与纤维腺瘤分开，因此对于临床上较大或迅速生长的纤维腺瘤应考虑切除活检从病理上排除纤维腺瘤。分叶状肿瘤(良性、交界性、恶性)的治疗为局部手术切除，阴性切缘应大于等于 1cm，肿块切除或部分乳腺切除是首选治疗方案。很少转移到腋窝，不需外科腋窝分期或淋巴结清扫。

九、乳腺癌

乳腺癌是妇女首位常见的恶性肿瘤。多发 40 ～ 60 岁妇女，20 岁以前很少见。近来有不断增加的趋势，目前已知与乳腺癌有明确关系的高危因素有：年龄、种族、既往乳腺癌病史、既往有某些特定的良性乳腺病变、放射线辐射接触史、家族史、初潮早和绝经晚、晚生育等，其中年龄为最主要的危险因素。

超声对乳腺癌的诊断必须综合多个参数标准，包括病变大小、形态、轮廓、边界、内部回声类型、边界回声、导管解剖、纵横比和弹性特征。继发性的特征包括皮肤改变、原有解剖结构的中断和反应性改变。从病理分型上可分为非浸润性癌和浸润性癌。

(一) 非浸润性癌

非浸润性癌指癌细胞局限于导管基膜内的浸润前期的癌，也称原位癌。包括导管原位癌即导管内癌 (DCIS) 和小叶原位癌 (LCIS)。常伴发各种乳腺病，有时也可在浸润癌的旁边见到。原位癌发展缓慢，变成浸润癌需要几年时间。

1. 小叶原位癌

常为双侧及多灶性。低倍镜下可见小叶结构存在，但是腺泡增大、扩张，钙化少见，小叶原位癌中通常不存在间质反应性纤维增生。常见于绝经前妇女，多数病变在绝经后消失，不同于导管原位癌。在小叶原位癌中多灶的发生率高，在某些研究中达到 90%，而且双侧性小叶原位癌也很常见。小叶原位癌没有 DCIS 那么多的亚型，此病并非真正的癌，临床及影像学检查常无明显表现。

2. 导管原位癌

(1) 病理和临床特点：导管原位癌又称之为导管内癌，癌细胞局限于导管内，未突破管壁基膜。多发生于中小导管，较大导管少见，一般为多中心散在性分布。DCIS 是一种浸润性癌前病变，其发展成浸润性癌平均需要 5 ～ 8 年，25% ～ 50% 未经过治疗的 DCIS 女性，在同一乳腺象限发展成浸润性癌。DCIS 未完全切除的患者，33% 再发肿瘤，其中 50% 将是浸润癌。DCIS 病例较浸润性乳腺癌病例平均年龄小 10 岁。一项研究报告表明 69% 的 DCIS 病例是绝经前女性。

(2) 超声表现：DCIS 超声声像图上呈多样性、复杂性改变。

①乳腺内边界不清的局部回声改变类似于良性增生区域，其内部回声可见簇生的囊性回声或有微小钙化。

②乳腺内边界尚清的实质性肿块与乳腺纤维腺瘤相比周边包膜不明显，内部可见微小钙化或与周边导管分界不清。

③没有发现乳腺内异常回声区或实质性肿块仅局部导管扩张，导管壁有增厚或局部放大后可见导管内实质性回声。

④病变区血流丰富，走行紊乱，可探及高阻动脉频谱。

(3) 扫查技巧

①对于 DCIS 内钙化点，高频率探头 (＞ 10MHz) 的使用对其显示有帮助。

②乳腺腺体较厚，病灶在位于深层，可以通过谐波提高分辨率，同时可以降低动态范围增加对比度，提高对小病灶的显示率。

③通常多普勒频率低于扫查频率 2 ～ 4MHz。一旦频率调整，整个彩色或能量多普勒增益应该增加，如果在正常乳腺组织内彩色和能量多普勒仍不能辨别，多普勒标尺应该降低直到看见彩色斑点。

④如果需要增加彩色或能量多普勒的敏感性，壁滤波应当降低。降低壁滤波增加了图像的闪烁。嘱患者暂短的屏住呼吸，可减少所有右侧和大部分左侧乳腺的闪烁。

⑤乳腺血管非常细小，增加彩色和能量多普勒的敏感性，应该适当增加取样门的大小。

(4) 鉴别诊断

① DCIS 和 LCIS 的鉴别 (表 4-1)。

表 4-1 DCIS 和 LCIS 鉴别

临床病理表现	DCIS	LCIS
年龄	54 ～ 58 岁	44 ～ 47 岁
月经前期	30%	70%
无临床症状	90%	99%
钼靶摄片	微小钙化灶	无
多中心病变	30%	90%
双侧病变	12% ～ 20%	90%
组织学分级	65% 高分级	90 分级
ER	65%(+)	95%(+)

②钙化点的鉴别：a.DCIS 的钙化延着病变导管的方向，较密集，细小。b. 良性钙化无明显的特定导管方向分布，较稀疏，钙化点体积偏大，大于 2mm。

③ DCIS 簇生微囊肿和良性族生微囊肿的鉴别：a.DCIS 簇生微囊肿较良性簇生微囊肿血管更丰富。如果在肿块内部或周围血供较多，活组织检查是可靠的保证。b.DCIS 簇生微囊肿壁厚、不规则。通常良性簇生微囊肿壁非常薄。c.DCIS 簇生微囊肿倾向于形态不规则，且较良性簇生微囊肿大。DCIS 簇生微囊肿稍扁平，大小不一，而良性簇生微囊肿大小均匀，为圆形或卵圆形。然而这些表现是非常精细的，对任何簇生微囊肿重要的是仔细短期随访。

④ DCIS 与浸润性导管癌的鉴别：DCIS 的肿块局限在导管内，未突破基膜，未形成浸润性生长，所以边界欠清或尚清，这一点与浸润性导管癌有很大区别。浸润性导管癌由于其恶性生长特点，呈蟹足样浸润。由于 DCIS 没有高回声晕、没有衰减、对周围组织牵拉成角不明显，所以超声定性诊断符合率较浸润性导管癌低，误诊率高。

(5) 点评

①由于超声对微钙化不敏感，其对钙化的显示与所在的位置有关，影响超声显示

DCIS 病变的因素有：a. 部分 DCIS 不引起导管和终末导管小叶单位 (TDLU) 扩张。b. 相当一部分良性病变也可引起导管和 TDLU 扩张。c. 超声可显示的钙化仅限于低回声的肿块内部和扩张导管内，无法显示等回声腺体组织中的钙化。

②怀疑 DCIS 而进行超声检查的指征为：a.X 线表现为肿块、结构紊乱、局部腺体密度不对称。b. 临床触及肿块而 X 线检查阴性：钼靶摄影乳腺腺体呈致密型。

③超声检查有助于发现导管内癌周边的浸润性成分。超声引导活检比立体定位活检简便易行，因此对钼靶发现的钙化进行超声检查，如果超声可以很清楚地显示病灶，往往采取超声引导活检，获得准确的术前诊断。

④宽视野、三维、囱维超声成像正逐步应用于乳腺检查。这些技术特别用于显示大肿块特征或勾画 DCIS 在长导管内的范围。这些技术在 DCIS 诊断中的主要局限性是：DCIS 病灶通常非常小，这些技术没有足够的分辨率显示微钙化或导管内的异常。然而，这些技术在不断地改进，在不久的将来，它们将应用于肿瘤的分期和外科手术计划的确定。

⑤超声检查中需要注意：a. 双侧乳腺内多处呈类似回声改变时，不要盲目一概而论，要多处对比扫查，结合血流、钙化的表现综合考虑诊断。b. 对于病灶较小时，应进行局部放大观察其内部，周边及有无微小钙化等声像图细节。c. 检查过程中要结合病史、了解患者有无乳头溢液或溢血，并结合如钼靶或 MR 及乳腺导管内镜等其他检查。当其他检查有阳性发现时要有针对性的对重点区域细致扫查，较少漏诊，更有助于对 DCIS 的诊断。

(二) 浸润性乳腺癌

浸润性乳腺癌是指癌细胞穿破乳腺导管或腺泡的基膜而侵入间质者，占乳腺癌的 85% 以上。乳腺癌有多种不同形态学类型和特殊的病理组织学亚型。

1. 非特殊型浸润性导管癌

(1) 病理和临床特点：乳腺非特殊性浸润性导管癌是乳腺癌最常见的类型，发病年龄 40 ～ 60 岁为高峰，大约占全部乳腺癌的 65% ～ 75%。其组织形态复杂多样，浸润性生长，累及导管范围很广，呈中心性散在分布。肿瘤起源于末端导管小叶上皮细胞。肿瘤大小、形态、硬度和边界变化很大，取决于癌细胞主质和纤维性介质成分的多少比例。临床可触及包块，临床触诊大小常大于影像学检查所示病变大小。局部乳腺可有压痛，也可有乳头溢液、乳头凹陷。肿块较大或病变接触皮肤时，皮肤可出现酒窝征，病变晚期可出现凹陷或溃疡。

(2) 超声表现

①表现为形态不规则的不均质低回声肿块，其内常可见多发点状沙砾样钙化，较大肿块内部可见液性暗区。其后方回声可有不同的改变，约 30% 的病变伴有衰减。

②肿瘤纵横径比值＞1，边界不光滑，无包膜，边缘呈角状，毛刺样改变，与正常组织分界不清。

③病变向乳头方向延导管走行，部分病灶周边可见扩张的导管。

④病灶边缘可见稍强回声晕。

⑤部分患者可及患侧腋窝处淋巴结增大，转移性淋巴结呈皮质不规则增厚，血流丰富，淋巴门消失。

⑥彩色多普勒：多数病灶内血流丰富，有斑片状或线状血流，多为Ⅱ级到Ⅲ级。

⑦多数病灶内可提取高速高阻的动脉频谱，一般文献报道 RI 大于 0.7，Vmax 大于 20cm/s。

(3) 鉴别诊断

①毛刺为特异性的边缘带，由癌床带、炎性细胞浸润带和结缔组织增生带构成，呈底部粗，尖端细的致密影，是恶性病变的典型征象。少数肉芽肿和脂肪坏死可见毛刺，但临床会有外伤的病史，多发生于脂肪丰满的乳房，病变多在皮下脂肪层。

②恶性晕的表现常呈厚薄不均，良性病灶如纤维腺瘤周边是较光整、均匀、纤细的包膜。

③不是所有的浸润性导管癌都有衰减，只有病灶内胶原纤维组织超过 75%，才会明显出现。

④ CDFI 的价值及标准不是很统一，对于 RI 大于 0.7，Vmax 大于 20cm/s 的标准，有研究指出：a. 超声显示的乳腺肿块穿入型血流特异性均高，但敏感性均低。b. 多普勒血流参数诊断乳腺癌的最佳临界点为：RI ＞ 0.72、PI ＞ 1.3、Vmax ＞ 13cm/s，其中以 RI ＞ 0.72 对乳腺癌的诊断价值最高彩色多普勒血流与灰阶超声相结合，可提高乳腺肿块的超声诊断准确率，尤其重要的是可以显著提高早期、灰阶声像图征象不典型乳腺肿块的诊断准确率。c. 乳腺肿块血流的 RI 值测定在较小乳腺癌的诊断中具有更高的价值。d. 乳腺癌血流多普勒参数 Vmax 与腋淋巴结转移与否、肿瘤大小有密切关系，Vmax ＞ 15cm/s 提示腋淋巴结转移的可能性明显增加，乳腺癌中相对较低的 RI 值则可能预示着更差的预后。

⑤乳腺病表现为无边界和无包膜的低回声，而这也是浸润性癌的声像图特点，所以临床上把乳腺病误诊为乳腺癌的病例并不少见。乳腺病呈弥散性增大，病程长，与月经周期密切相关。乳腺癌：肿物多局限，界限不清，有浸润、病程短、发展快。超声显示为局限性低回声肿物，边界不整，后方有衰减；彩超示动静脉瘘及新生血管，两者易于鉴别。

⑥囊性回声的肿块要仔细观察内部及边界，CDFI 显示局部血流信号增加的区域要警惕局部癌变的可能。

2. 黏液腺癌

(1) 病理和临床特点：乳腺黏液腺癌又称胶样癌、黏液样癌、胶冻样癌。病理为大量细胞外黏液中漂浮簇状增生的细胞，分为纯型和混合型。占全部乳腺癌的 2%，多见于老年人，年轻女性少见 (35 岁以下 1%，75 岁以上 7%)。肿瘤大小不等，直径 2 ～ 5cm 居多，界限多清楚，质地较软，生长缓慢。临床触诊有微弱沙沙声、捻发音。约 25% 淋巴结阳性，纯型与纤维腺瘤易混淆。

(2) 超声表现

①纯黏液癌为圆形或椭圆形，均匀呈低回声，等回声或混合性回声，无包膜，形态大多规则，边界清楚、平滑，有侧方声影，后方衰减不明显，肿瘤后方回声增强，血流较丰富，可及高阻的动脉频谱。

②混合型黏液癌则可和浸润性导管癌声像图相似。

(3) 鉴别诊断

①发病年龄差异，黏液腺癌年龄较大常大于 60 岁，纤维腺瘤年轻人多见，35 岁以下多见。

②黏液腺癌为假包膜，局部可呈小分叶状，纤维腺瘤包膜较清晰。

③黏液腺癌内部回声可不均匀，常见极低回声区，纤维腺瘤回声较均匀。

④黏液腺癌血流较纤维腺瘤丰富，走行紊乱。

3. 髓样癌

(1) 病理和临床特点：髓样癌占全部乳腺癌的 2% 以下，年轻女性 (35 岁以下)11%。髓样癌体积一般较大，直径可达 4 ～ 6cm，圆球形，边界清，可活动，生长迅速，质地较软，多位于乳房的深部。后期可与皮肤粘连，早期易发生转移。从组织学观察为低分化瘤细胞组织的边界清晰的乳腺癌。由于本肿瘤细胞数多，常有大量淋巴细胞浸润，间质纤维少，故肿物大而质软、易坏死而发生破溃。易与纤维腺瘤混淆。

(2) 超声表现

①肿块体积较大，呈膨胀性生长、实性、均质的低回声。

②常可见液化坏死或出血，有时可见炎性水肿形成的晕圈。

③后方回声一般不减弱，常可见稍增强，若后方回声衰减，则恶性程度大。

④可近乎无回声，被误诊囊肿，易与纤维腺瘤混淆。

⑤血流丰富，可探及高阻的动脉频谱。

⑥同侧腋下可出现转移性的淋巴结图像。

(3) 鉴别诊断

与纤维腺瘤鉴别：

①后者包膜清晰，髓样癌无包膜，挤压周围组织呈假包膜，可出现部分边界不清。

②部分可有小分叶状改变，纤维腺瘤包膜较光滑。

③髓样癌可见较大范围液化坏死呈无回声区，纤维腺瘤较少见。

④髓样癌血流丰富杂乱，阻力指数大于 0.7，纤维腺瘤血流走行自然，阻力指数偏低小于 0.7。

⑤髓样癌腋下淋巴结转移率较低，但较纤维腺瘤多见。

4. 浸润性小叶癌

(1) 病理和临床特点：此癌在乳房的浸润性癌中占 7% ～ 10%，是纤维性间质中单个散在或呈单行线状分布的非黏附性细胞所组成，不破坏正常的组织结构。是仅次于导管癌的第 2 位恶性肿瘤，常拌有小叶原位癌。双侧发病较多，约 6% ～ 28%，可表现为乳腺局部增厚或硬结，局部可有触痛。小叶癌常出现胸、腹腔积液，子宫附件的转移。触诊常常无明显特异性，有时较大肿瘤亦可未触及，临床诊断困难。在 X 线乳房摄影常常不明显或不表现。Chapellier 报道超声检查有较高的灵敏度 (95%)。

(2) 超声表现

①非肿块型可表现为腺体增厚的结构紊乱区，而无明显肿块。

②肿块型表现为呈分叶状、形态不规则的低回声包块，边缘不清楚，角状、针样突出，阵恶性晕，部分病灶后方衰减尤其明显。

③超声也会表现无明显异常改变。

④病变区血流较正常组织丰富，可及动脉频谱，阻力偏高。

(3) 鉴别诊断

①与硬化性腺病鉴别：后者边界常不清，会有毛刺但无底部粗、尖部细的表现，无明显恶性晕。触诊范围常与超声测量范围相当或小于。而浸润性小叶癌触诊范围明显大于超声测量范围。血流紊乱、丰富。

②与浸润性导管癌鉴别：小叶癌常常肿块感不强，多为境界不清的低回声区，向周围浸润的更弥散，有时表现为大片的声影，内部结构显示不清，而导管癌相对有肿块占位感，周边有一定的边界。

(4) 点评：肿块型浸润性小叶癌有典型的恶性肿瘤的表现，比较容易诊断，不易漏诊。而非肿块型浸润性小叶癌是导致临床、X 线、超声检查中漏诊的主要原因。由于部分早期病变未能表现为边界清晰的肿块。在临床上可能仅表现为边界不清的局限性腺体增厚，此时如不伴有典型的临床表现，容易漏诊。应提高对非肿块型浸润性小叶癌的认识，超声检查发现结构紊乱时，很可能整个结构紊乱区域均为病灶，这与浸润性小叶癌的生长方式相符；此时应仔细观察结构紊乱的程度，该区域内是否有微细的毛刺、钙化、水肿等隐匿征象以避免漏诊。超声检查对浸润性小叶癌的诊断准确性高于 X 线检查，同时要强调联合临床、X 线、超声检查，以提高术前诊断的准确率。

（三）特殊性乳腺癌

1. 炎性乳癌

(1) 病理和临床特点：炎性乳癌是乳癌中一种特殊类型，占全部乳腺癌的 1%。其临床表现颇似乳腺炎、乳房短期内快速增大，质地较硬，部分伴触痛，皮肤红、肿、热、痛范围超过乳房的 1/3，80% 患者有以上表现，约 4% 的患者并无明显典型的炎性乳癌的临床表现。病理证实为一种癌细胞广泛侵犯表皮层淋巴管及皮下组织，形成栓塞性的未分化癌，镜下发现真皮内淋巴管肿瘤浸润栓塞。早期即向腋窝、锁骨上淋巴结转移，预后很差。

病理及临床学家认为炎性乳癌表现有三种类型：

①临床表现为主，病理尚不能证实。

②临床表现不明显，但病理已经证实。

③临床、病理均能证实，以第三类最为多见。

(2) 超声表现

①可见乳腺腺体结构紊乱、层次模糊，由散在不规则低回声区代替。

②肿块内见片状低回声，无边界，可有点状强回声钙化。

③皮肤水肿时皮肤增厚，皮下淋巴管扩张，间质内积液，皮肤层的强回声弧形带变平、变暗且增粗。

④腋窝可见异常淋巴结肿大，淋巴门消失。

⑤病变区血流丰富，走形紊乱，可及高速高阻的动脉频谱。

(3) 鉴别诊断：主要与慢性乳腺炎相鉴别：炎性乳癌的皮肤为暗红色，抗炎症治疗无效；炎性乳癌的血流丰富、杂乱，乳腺炎的血流丰富，走行较自然。鉴别有困难时，淋巴结活检有助于鉴别。

2. 隐匿性乳癌

(1) 病理和临床特点：隐匿性乳癌系乳腺触诊不到癌肿，而以同侧腋窝或其他部位（少见）淋巴结转移为首发症状的乳腺癌。亦没有乳腺疾病的常见临床表现如乳头溢液、乳房皮肤改变及乳房疼痛等表现。常以发现腋部肿块，腋部不适来医院查体时由医生发现腋部肿大淋巴结肿块，行腋部肿块切除病检发现为转移癌始怀疑源于乳腺。部分患者钼靶摄片可见簇样钙化和单侧血管影增加。如果淋巴结病检疑为乳腺转移而来，虽然同侧乳腺未及肿块亦应按乳癌行手术治疗厂在切除的乳腺标本中未找到原癌灶也应按乳癌进行综合治疗，并密切随访，隐匿性乳癌的病理学特点系多数为浸润性癌，全乳腺大切片对检出隐匿性乳癌原发灶有较好的诊断价值。

(2) 超声表现

①乳腺腺体内无明显肿块及阳性表现。

②腋下淋巴结肿大，皮质增厚，淋巴门消失，血流丰富，血管走行紊乱，呈转移性淋巴结表现。

(3) 鉴别诊断

①隐匿性乳癌患者常以腋淋巴结肿大就诊，易于漏诊误诊。腋下淋巴结肿大多为炎症所引起，但腋下淋巴结肿大变硬应考虑到乳腺隐性癌的可能。要结合钼靶及 MR 检查。

②副乳的原发性肿块应与淋巴结相鉴别，若为原发病灶尚不能定论为隐匿性癌。

3. 湿疹样乳癌

(1) 病理和临床特点：湿疹样乳癌又称 Paget′s 病，乳头乳晕区的湿疹样改变是其显著的临床特点。临床表现为病变早期乳头瘙痒或变红，或伴有烧灼。经过一段时间乳头变得粗糙、皮肤增厚，出现轻度糜烂、结痂或渗出 (浆液性或血性)，类似湿疹。常被误诊为一般的乳头炎性糜烂，病变在 2 年和 3 年后由糜烂而溃疡经久难愈且渐累及周围皮肤开始被怀疑为乳腺癌，经进一步病理检查发现 Paget′s 细胞被确诊为湿疹样乳癌。多数病理学家倾向于湿疹样乳癌来源于乳头的大导管，癌细胞向上侵犯乳头和乳晕表皮、向下侵入深部乳腺组织，且 95% 的湿疹样乳癌合并乳腺实质的癌，主要是导管癌。

(2) 超声表现

①患侧乳头较健侧增大，形态不规则，内部回声不均匀，部分见点状钙化。

②乳头病变处血流较对侧丰富。

③乳头下方常常出现局部导管扩张，延导管方向见点状钙化，部分病灶可及乳头下方深层的不规则低回声。

④不伴导管内癌和浸润癌的 Paget′s 病少见，超声常常无明显表现。

(3) 鉴别诊断：结合临床病史，长期治疗无效的乳头炎性病变要考虑到此病。

(四) 乳腺癌超声诊断与鉴别诊断

二维图像和彩色多普勒超声是从不同的角度检测乳腺癌病灶，前者是通过分析超声声像图上乳腺病灶的特征来诊断乳腺癌的，是从形态学角度进行诊断的。后者则是通过判断病灶内有无异常增多的血流及血流形态来诊断乳腺癌。但乳腺癌的超声诊断中二维图像是最基础也是最重要的，经验丰富的超声诊断医生常常通过二维图像就能准确的进行判断。当然对二维声像图不典型的乳腺癌，多普勒超声能够从血流的角度提供有价值的诊断信息。

乳腺良、恶性乳腺肿瘤的鉴别诊断 (表 4-2)。

表 4-2　乳腺良、恶性乳腺肿瘤鉴别诊断

	恶性	良性
1. 边缘及境界	常呈蟹足样、境界模糊	规则，光滑、境界清
2. 肿块形态	不规则、锯齿状、蟹形	圆形或椭圆形
3. 内部回声	低回声、不均质或混合性	常增强、均匀
4. 后方回声	有声影	增强
5. 侧方声影	常无	常有
6. 淋巴结	圆形、类圆形、淋巴门消失	长椭圆形、淋巴门呈中心型
7. 微钙化点	低回声肿块内点状沙砾样钙化	无沙砾样钙化
8. 触诊 / 超声直径比	1.48±0.41	1.04±0.13
9.CDFI	血流丰富，以髓样癌为多，腺癌次之，走行紊乱	无或少数有在周边较大纤维瘤血流较丰富，走行自然
10. 频谱	高阻动脉频谱	低阻或中等阻力动脉频谱

1. 鉴别诊断指标

(1) 纵横比：即每一切面中肿块的纵径与横径之比。纵径为肿块与皮肤垂直的前后径，横径为肿块与皮肤平行的最长径。如以 0.7 为临界点，＞ 0.7 作为恶性诊断指标，敏感性为 41.6%，特异性为 98.1%，准确性为 88.7%；运用该指标时，应结合其他指标，因良恶性结节仍有较大的交叉。此征象具有低敏感性，高阳性预测值。

(2) 边界

①毛刺：与钼靶的表现一致，自肿块向周围垂直的放射样的低回声，近肿块粗，远端细。Stavros 报道此征象的阳性预测值最高。

②边缘呈角状：肿块与周围组织交界处呈角状 (包括锐、直、钝角)。此征象是恶性病灶的可靠表现。

(3) 后方回声：反映肿块组织的声阻抗和吸收超声声能的情况。声像图表现有增强、减弱、缺损 (消失)、蝌蚪尾征等。乳癌的细胞在增生和变质过程中的副产物，胶原、胶原纤维对超声的显示形式影响较大。当胶原纤维＞ 75% 时，肿块后方回声减弱，甚至消失。纤维囊性病、良性囊肿、纤维瘤、髓样癌、黏液腺癌等，胶原纤维＜ 25% 时，肿块后方回声常增强，出现蝌蚪尾征。

(4) 微钙化：操作医生的经验至关重要，多切面仔细扫查，结合钼靶 X 线检查，可以增强对无肿块微钙化灶的识别；对超声仪器的依赖和调节也有更高的要求。一般来说，在 X 线筛查中发现的癌，表现为钙化灶的比例约占 15% ～ 20%，表现为肿块的约占的

50% ～ 60%，表现为结构紊乱者约占 5% ～ 10%。而超声发现的乳腺癌中，90% 以上均表现为肿块。二种检查方法中不同类型病灶的构成比差异反映了双方的成像差异。钼靶对肿块的显示有赖于肿块密度与周围组织的密度差异，超声对乳腺肿块的显示不受腺体密度的影响，对肿块的显示率以及肿块细节的显示如肿块的边界、细小的毛刺等，都要好于钼靶摄影。临床研究也证实了上述理论观点。由此，有学者认为，超声对浸润癌的多灶和多中心灶更易发现，对浸润性小叶癌的显示要好于 X 线，但是对 DCIS 的敏感性不及 X 线。

(5) 彩色多普勒

张缙熙指出：

①灰阶超声是基础，当灰阶超声发现病灶而难以定性时，彩超会有帮助。

②要根据肿物大小、血流信号、血管数目综合考虑。恶性肿瘤病灶内出现血流信号的敏感性很高 (可达 90% 以上)，但特异性不高。

③发现肿物病灶内有血流信号时，应测量全部血管的 PVS、RI 及 PI 来加以综合判断。仅测某一根血管的血流信号，易引起误差。

④对仪器应正确调节好脉冲重复频率、壁滤波、声束血流夹角，以免仪器调节不当而引起的误差。

2. 易漏诊、误诊的原因

(1) 早期乳腺癌体积较小，常常在扫查中遗漏，尤其是早期的导管内乳头状癌。

(2) 病灶范围太大，尤其一些腺体紊乱，声像图表现非常像小叶增生的病灶，超声易漏诊成小叶增生。

(3) 超声不能探及病灶，只表现局部腺体的增厚，部分可见点状钙化的病灶，临床触诊有明显的占位感。

(4) 乳头区乳头下方因受乳头声影的影响，小病灶常被遮盖。

(5) 位于腺体边缘尤其是乳腺外上近腋窝，部分女性有尾叶，腋窝副乳内，甚至腺体外的病灶是容易遗漏肿块的部位。

3. 减少漏诊、误诊的技巧

(1) 提高探头频率及仪器分辨率：常规探头频率为 7.0MHz，如能采用 10MHz 或更高频率，有可能提高病变细节的显示，而避免或减少某些病变的误诊。

(2) 加压探头：一些位于乳腺浅层的囊性肿块形状略有改变，而位于乳腺中层及深层的囊性肿块改变不大，这样有助于乳腺浅层肿块囊实性的鉴别，有利于乳腺纤维化的检出。

(3) 利用局部放大技术：观察病变内部，尤其是周边部分的声像改变，也常有助鉴别诊断。

(4) 提高彩色显示的灵敏度：如对直径＜ 1cm 乳房肿块血流情况的显示，当能显示高速的动脉血流，则有助早期发现乳腺癌。

(5) 应用三维显示：从多方面来观察病变的三维形态，或有可能减少误诊率。

(6) 乳腺声学造影对避免或减少误诊可能提供有用信息。

(7) 应用弹性显像技术可能对鉴别诊断有帮助。

(8) 结合其他辅助检查 (如钼靶、穿刺) 有助于鉴别诊断。

(9) 结合临床表现进行分析。浸润性小叶癌多中心或多灶以及双侧癌的发生率高，且转移途经也不同于浸润性导管癌。ILC 腋窝淋巴结转移少于 IDC，远隔脏器的转移多见于骨，胃肠道、子宫、脑膜、卵巢以及浆膜腔广泛转移：而浸导以肝转移多见。

(10) 密切追踪，定期随访。

十、淋巴瘤

(一) 病理和临床特点

淋巴瘤是一组起源于淋巴结或其他淋巴组织的恶性肿瘤，乳腺淋巴瘤属结外性淋巴瘤，以非霍奇金淋巴瘤为主。本病多见于年轻女性 (小于 40 岁)。但笔者所见 3 例均为 40 岁以上者，临床表现及组织学所见与乳腺癌相似，为生长迅速的乳腺肿块，常伴有不同程度的发热。肿块多为单侧，少为双侧，多位于外上象限内。查体可见肿块呈结节状或分叶状，质地坚韧，早期边界清楚，可活动，与皮肤及胸壁无粘连。无乳头凹陷及溢液。肿块较大时可占据整个乳房。中晚期边界不清，不易推动。淋巴瘤可原发于乳腺，也可以是系统性淋巴瘤累及乳腺，因此乳腺淋巴瘤形态呈多样性，其中以中至高度恶性的非霍奇金淋巴瘤多见。

(二) 检查技巧

扫查时需仔细观察病变的回声，是否有淋巴门结构，腋窝、颈部等浅表淋巴结是否有同样回声改变。仔细询问患者病变处及腋窝处淋巴结有无疼痛。

(三) 超声表现

该病的声像图表现常与其他部位的淋巴瘤超声表现相似，表现为多个低回声融合性肿块，也可表现为片状高回声，内见部分低回声。

(1) 肿块形态尚规则，有些肿块呈分叶状。

(2) 肿块无包膜或有假包膜，边界清晰。

(3) 肿块内部回声较低或极低，甚至接近无回声。

(4) 肿块内部回声不均匀，有时内部有乳头状中低回声团块，有时见条索状中等回声或偏强回声位于病灶中心内部。整个肿块呈偏心型假肾样声像特征。

(5) 探头加压，肿块形态发生改变。

(6) 彩色多普勒：肿块内血流信号丰富，有在肿块中部出现血流缺失现象。

(7) 脉冲多普勒：呈假肾样的肿块，门部频谱为低阻型，边缘部位频谱为高阻型。

(四) 鉴别诊断

1. 与炎性病变鉴别

多个低回声融合性肿块时需与炎性病变鉴别。淋巴瘤时每个低回声都有血流进入，炎性病变血流无此特点。炎性表现为片状高回声、内见部分低回声时，两者鉴别较为困难，需结合临床症状及腋窝淋巴结表现，不易鉴别时建议穿刺活检。

2. 与囊肿鉴别

界清，内部透声好，内无血流。

3. 与乳腺癌鉴别

表现不典型时需与癌鉴别，乳腺癌多为单一肿块，边界不清，腋窝淋巴结可助鉴别，不易鉴别时建议穿刺活检。

(五) 点评

本病较罕见。增强 MRI 之 TIRM 及 T2WI 序列上肿瘤呈等低信号，DWI 序列上肿瘤呈高信号，ADC 值一般小于 1.0×10^{-3}，动态增强肿瘤有中度强化，呈缓慢持续增强型曲线或平台型强化曲线，有助于诊断。钼靶对于边界清晰的病变诊断容易降低 BI-RADS 分级。免疫组织化学染色有助于确诊淋巴瘤和分型。

十一、男性乳腺发育

(一) 临床和病理特点

男性乳腺发育通常为一种非瘤性的可逆性病变，占男性乳腺病变的 80% 以上，男性乳腺组织已经退化的导管结构扩张，并伴有上皮和间质成分增生，类似于女性纤维瘤样增生，通常存在 3 个激素依赖性年龄高峰，新生儿、青少年及所谓的男性更年期，在这些年龄段中体内的内源性或外源性雄激素水平相对或绝对上升，男性乳腺发育在 Kinefelter 综合征中常见，其发生也可与肝硬化、内分泌肿瘤和一些药物治疗相关。男性乳腺发育临床上常表现为单侧明显，罕见乳头溢液，可表现为可触及的乳晕后结节或斑块状硬块，偶尔有刺痛。男性乳腺发育有复发的可能性，极少数情况下可发生非典型导管上皮增生和原位癌。

(二) 检查技巧

双侧对比扫查，患侧乳晕下方盘状低回声，并可见向乳头方向聚拢的管道回声，而对侧无此表现。

（三）超声表现

乳晕下方盘状或扁平状强弱相间的豹纹状腺体组织回声，边界较清晰，内部回声分布不均匀，并见向乳头方向聚拢的管状回声。彩色血流显像：稀疏点线状或无明显血流信号。

（四）鉴别诊断

1. 与男性乳腺癌鉴别

临床表现为两侧乳房不对称，绝大多数可触及肿块，部分皮肤表面可见破溃，早期可出现皮肤粘连及腋下淋巴结肿大。少数可有乳头溢液或凹陷。超声表现：常为单个偏心性低回声肿块，体积较小，形态不规则，边界不清，呈“蟹足样”改变，肿块内部可见沙粒状钙化，肿块后方有声衰减。彩色多普勒超声示内部可见树枝状血流信号。

2. 与男性乳房皮下脂肪增厚鉴别

皮下脂肪增厚多为双侧。

十二、男性乳腺癌

（一）临床和病理特点

男性乳腺癌是一种少见病，多见于老年人，发病率约为女性的1%，但预后较女性差。临床表现为两侧乳房不对称，绝大多数可触及肿块，部分皮肤表面可见破溃，早期可出现皮肤粘连及腋下淋巴结肿大。少数可有乳头溢液或内陷，乳头溢液为血性时要高度怀疑乳腺癌。多数患者因自觉疼痛或肿块迅速增大而就诊。

（二）检查技巧

患侧乳房增大，局部皮肤粘连，触诊肿块质地硬，不活动，超声图像上具有典型乳腺癌声像图。

（三）超声表现

常为单个低回声肿块，形态不规则，边界不清，呈“蟹足样”改变，或者纵横比＞1，呈“站立样”生长；肿块内部可见沙粒状钙化，肿块后方有声衰减。彩色多普勒超声内部血流不丰富或较丰富，可见树枝状血流信号；腋窝可见肿大淋巴结声像。

（四）鉴别诊断

1. 与乳房脂肪瘤鉴别

超声均表现为脂肪组织内稍强回声肿块，边界清楚，形态规则，内部回声均匀或欠均匀，后方无声衰减。彩色多普勒超声多无血流信号显示，同侧腋窝一般无肿大淋巴结。

2. 与男性乳腺增生症鉴别

超声多表现为乳头为中心的扇形稍强回声，边缘较清晰，形态较规则，其深面可达胸肌表面，与胸肌的分界清楚，与周围的较低回声的脂肪组织分界较清，内部回声不均匀，内见导管样回声向乳头方向聚拢，分布较规律，质地较软，探头加压可变形，类似女性青春期腺体层结构，彩色多普勒超声部分可显示条状血流信号，但不丰富，无腋窝淋巴结肿大。

十三、乳腺发育异常

（一）临床和病理特点

副乳腺是乳腺胚胎发育过程中，胸前区以外其他部位没有退化的残留乳腺，在出生后发育而成的乳腺组织，是乳腺畸形的一种。最常见的部位是腋窝，亦可见于前腹壁及腹股沟等处，男女均可发生，但女性多于男性，发生率约 1% ～ 3%。副乳腺可以有乳头、乳晕及腺体组织，亦可只有腺体组织而没有乳头、乳晕。副乳腺和正常乳腺一样，在内分泌的影响下，可显示周期性改变，正常乳腺发生的肿瘤，副乳腺均可发生。

（二）检查技巧

在乳腺超声检查时应常规扫查双侧腋窝部位，避免漏诊。

（三）超声表现

副乳腺超声表现与乳腺组织类似。

十四、隆乳术后的超声表现

（一）临床和病理特点

隆乳术分为假体囊置入式隆乳术和注射式隆乳术两种。前者材料为硅凝胶假体，后者注射物为聚丙烯酰胺水凝胶，为胶冻状物质。其安全性仍存在争议。术后正常乳房外观优美，有囊性感，无硬结或肿块，无疼痛。并发症：出血和感染、假体囊渗漏和破裂，假体者可出现包膜挛缩，注射式者可出现肿块和纤维化、胸大肌损伤等，注射式者完全取出较困难。

（二）检查技巧

扫查时腺体层及假体需扫查全面，仔细观察假体表面是否连续，腺体层内病变与假体是否相通，有无血流。

（三）超声表现

(1) 术后正常乳房：乳房各层结构清晰。腺体后深间隙或肌层后见无回声，界清。

(2) 血肿或脓肿的相应表现。

(3) 隆胸材料渗漏：囊外可见无回声，皮下层或腺体层内见假体，内无血流。破裂处可见囊壁不连续。

(4) 包膜挛缩，假体形态不规则，囊壁增厚、粗糙，呈波浪样改变。

(5) 胸大肌损伤，肌层增厚，内部可见不规则的片状无回声。

(四) 鉴别诊断

1. 与乳腺腺病鉴别

30～40 岁女性多见，有乳腺包块，质较硬，界限不清，有明显经前双乳胀痛病史，肿块随月经周期变化。乳腺组织呈豹纹征，内见片状低回声，无明显边界，内可见索条状回声，移动探头，病灶与周围乳腺组织回声相延续，部分内见多个大小不等暗区。

2. 与乳腺囊肿鉴别

无隆胸史，30～40 岁女性多见，质较软，边界清晰。超声表现为乳房内无回声肿块，边界清晰，后壁回声增强。

3. 与乳腺癌鉴别

乳腺癌表现不典型时不易区别。

(五) 点评

注射式隆乳在腺体层内见多个假体，不易取出，与乳腺病变有时不易鉴别，乳腺 MRI 有较明显的诊断价值，可以清晰显示假体与正常腺体、胸大小肌及胸壁的关系。近年，乳腺癌患者术后进行乳房重建术，早期术后直接置入假体，需放疗患者，一期放入扩张器，二期行假体置入术。

第四节　与乳腺疾病有关的浅表淋巴结超声表现及评估

一、超声应用解剖

(一) 引流途径

乳腺区淋巴管分为浅、深 2 组，浅组位于皮下和皮内，深组位于乳腺小叶周围和输乳管壁内。两组之间广泛吻合。

1. 腋窝淋巴结

乳房的淋巴主要注入腋窝淋巴结，腋下淋巴结约 20～30 个，可分为 5 群：外侧群、腋前群、腋后群、中央群中央淋巴结、尖群。

乳腺各部分的淋巴流向大体如下：乳房外侧和上部的淋巴首先回流到胸肌淋巴结，再回流到尖淋巴结；乳房内侧部的淋巴回流到胸骨旁淋巴结；乳房下内侧部的淋巴管穿过腹壁及膈下间隙与肝的淋巴管吻合；乳房深部的淋巴管穿过胸大、小肌，直接回流到尖淋巴结；胸大、小肌之间的淋巴结称胸肌间淋巴结。

2. 锁骨上淋巴结

乳房淋巴引流的第二站，约 1.0 个左右。

（二）解剖结构

淋巴结多呈扁椭圆形，形态类似于肾脏，淋巴结的一侧向内凹陷，该处结缔组织较多，有血管、神经穿入，并有淋巴输出管穿出，形成淋巴门，表面有许多输入管穿入。

淋巴结的表面包有结缔组织的被膜，内部的实质分为皮质和髓质。被膜由致密的纤维性结缔组织和少量散在的平滑肌组成。皮质位于被膜下面，为淋巴结实质的周围部分，由密集的淋巴小结组成。髓质在皮质的深部，为淋巴结的中心部分，是由髓索、小梁和淋巴窦三种结构共同组成。

二、超声表现

与乳腺疾病有关的淋巴结表现包括炎性反应性肿大（图 4-3）及转移性。但需与恶性淋巴瘤、结核、慢性反应性增生、猫爪病等鉴别。非特异性感染的淋巴结受累一般在同一解剖区域，特异性感染的淋巴结结核及恶性淋巴瘤多累及整个解剖区域及相邻解剖区域，转移性淋巴结的分布区域有特征性。超声从淋巴结所在区域、大小、纵横比、边界、淋巴门、内部回声、是否融合、周围是否水肿、血流形式、阻力、乳腺内病灶的分级几个方面综合进行判断。需要指出的是淋巴结早期表现为微小转移灶时，形态、大小、回声可能完全正常。淋巴结表现典型者容易鉴别，不典型者需综合判断。

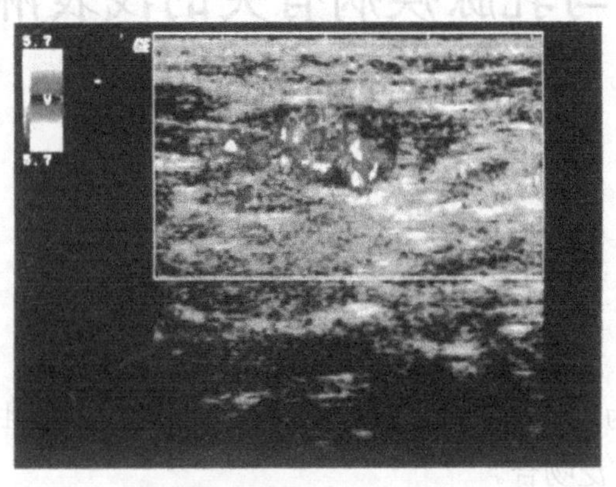

图 4-3　腋窝淋巴结（炎性）

淋巴结增大，血流丰富

第五章　心脏超声

第一节　正常 M 型超声心动图

M 型超声心动图是采用单声束扫描心脏，将心脏及大血管的运动以光点群随时间改变所形成曲线的形式显现的超声图像。M 型超声心动图为探头相对固定与胸壁、心脏或大血管在扫描线所经部位下作来回或上下运动而形成；其横轴为时间轴、纵轴为光点运动的幅度，由于它显示心脏血管的运动，故根据英文运动的第一个字母 “M” 而命名为 M 型超声心动图。M 型超声心动图的取样率较高，可达 4000 次 /s 以上，是目前所有超声显像模式中时间分辨力最高的探测技术。它能观察心脏结构的活动轨迹、观察瓣膜的开放和关闭速度、开瓣幅度大小，能显示瓣膜的高速振动，提供血流动力学的变化。双道或多道 M 型超声技术能同时获取多条心脏结构运动曲线，用于分析瓣膜、心室各壁的活动顺序及同步性。解剖 M 型超声心动描记 (AMM) 则扩展了传统 M 型超声扫描线，只能从胸壁向心脏后壁方向扫查的局限性，解剖 M 型超声能在二维心脏图像上选任意取心脏结构进行扫描，提高了心脏测量的准确性。

一、主动脉根部波群

主动脉根部波群又称心底波群，包括了以下心脏结构：

(一) 右心室流出道

位于胸壁曲线与主动脉根部壁曲线之间。

(二) 主动脉根部

从胸壁 (前方) 至左心房壁 (后方)，可显示右心室流出道及主动脉前壁，主动脉后壁与左心房壁。主动脉根部显示为平行的运动两条曲线 (主动脉前壁与后壁)，该曲线收缩期向前、舒张期向后运动。

(三) 主动脉瓣

典型的主动脉瓣运动曲线呈平行四边形，收缩期主动脉右叶向前、后叶向后运动，分别靠近主动脉前后和后壁，舒张期瓣叶闭合成一线。

(四) 左心房

主动脉后壁与左心房前壁形成一共同的曲线，左心房后壁位于心底波群最低位。前壁与后壁之间即为左房腔，左心房后壁曲线较平直，有时可见小波及凹陷。

二、二尖瓣水平波群

二尖瓣曲线由二尖瓣前后叶活动形成。正常二尖瓣前叶舒张期呈双峰状，舒张早期形成 E 峰，称为左心室快速充盈波，为瓣叶迅速开放所致；舒张晚期形成第二峰称 A 峰，为左心房收缩波，为瓣叶再次开放活动所致；正常人 E 峰大于 A 峰。二尖瓣后叶的开放活动与前叶呈镜像关系，由前叶 E 峰至后叶 E 峰的距离称 EE 幅度。

二尖瓣本身无自主活动，而是左侧房室间压力差变化的结果。收缩期左心室内压力高于左心房，从二尖瓣左心室面向上推动二尖瓣使其关闭；舒张期左心室内压下降，当低于左心房内压时，血流推开二尖瓣使其开放。通过观察二尖瓣的活动规律了解左侧房室内压力的变化，进而推断其血流动力学变化。正常人二尖瓣前叶活动曲线基本一致，颇具规律。

各峰及段的意义如下：

（一）A 峰

在舒张期末，左心房内血液向左心室内流动出现一个加速，使二尖瓣前叶向前移动，形成二尖瓣舒张期的 A 峰。A 峰出现约在心电图 P 波后 0.08 ～ 0.12s，与左心房内压力曲线上 A 波及超声心动图上左心房后壁 A 峰同时出现，并伴有第四心音，因此，A 峰的产生是由于心房收缩使心房内压力上升，推开已处半关闭状态的二尖瓣前叶形成。在心房纤颤、心房扑动、交叉性心律等情况下，左心房收缩不规律或无收缩，形不成压力推开已处半关闭的二尖瓣前叶，故无 A 峰产生。

（二）B 点

左心房收缩后内压下降，当降至与心室内压力一致时二尖瓣又恢复至半关闭状态，此时形成 B 点。正常心室收缩紧随心房收缩后发生，B 点多显示不清，A 峰至 C 点连续呈陡峭下降直线。当左心室舒张期末压升高、房室传导阻滞时，由于房室收缩间隔延长，使 A 峰下降支出现明显的顿挫，形成 B 点。

（三）C 点

相当于心电图 R 波后，与二尖瓣关瓣音同步。由于心室收缩，左心室内压急速上升，二尖瓣前叶迅速关闭向后运动达到最低点 C 点。由 B 点至 C 点形成 BC 段，相当于左心室的等容收缩期。

（四）CD 段

除 CD 段末端相当于第二心音以后的部分为等容舒张期外，余均为心室收缩期，二尖瓣处于关闭状态，且随着心脏收缩心脏后壁向前移动，形成了轻度向前移动的 CD 段。

（五）D 点

为二尖瓣开放点，相当于等容舒张期的终点。

（六）DE 段

占据快速充盈期大部分。心室舒张，压力迅速下降，二尖瓣在心房内血液的推动下迅速开放，形成快速向前的 DE 段。

（七）E 峰

为二尖瓣前叶开放的最大位置，紧靠心室间隔，距胸前壁最近。

（八）EF 段

心室舒张，左心房内血液迅速流入左心室，房室压差减小；快速流入左心室血液的反作用力将二尖瓣前叶向后推移至半关闭状态，形成了快速下降的 EF 段。

（九）F 点

出现在心电图 P 波前，为舒张期二尖瓣活动的最低点。在缓慢充盈期内，二尖瓣一直处于半关闭状态，心率慢时可形成相对平直的 EG 段。

三、心室波群

从胸壁（前方）至左心房壁（后方），可显示右心室前壁、右心室腔、室间隔、左心室（及其乳头肌、腱索）与左心室后壁。

（一）室间隔

位于心脏的中部，该曲线的特点是由两条运动曲线组成，其前为右心室腔，称之为室间隔右心室面；其后为左心室腔，称为室间隔左心室面。收缩期室间隔增厚向左心室腔方向运动，舒张期室间隔变薄，向右心室腔方向运动。通常在舒张期末测量室间隔厚度。室间隔运动幅度也是重要的节段运动指标。

（二）左心室

室间隔与左心室后壁活动曲线之间为左心室腔。左心室腔在收缩和舒张期的内径有明显变化，反映了左心室收缩期和舒张期的容量变化，也是测量左心室功能的重要指标。

（三）左心室后壁

左心室后壁活动曲线与室间隔活动曲线相对应，收缩期左心室后壁心内膜与心外膜距离增加（增厚），并向左心室腔中心方向运动；舒张期变薄，背离左心室腔中心向后方运动。

第二节　心脏二维超声与彩色多普勒血流图

一、胸骨左缘声窗

（一）左心室长轴观

在阅读心脏图像之前，应当充分了解图像屏幕所指示的方位，即屏幕上方为人体的前方（胸壁），下方为人体的后方（脊柱），头部位于屏幕右方（心底），足部位于左方（心尖）。

1. 左心室长轴观

将探头置于胸骨左缘第三、四肋间，声束方向为左髋到右肩的连线，获得图像，相当于沿着心脏长轴切开左心室，由人体左侧向右侧观察所见。图像的方向是心尖位于左侧，胸壁和右心室在前方，后壁结构在后方，主动脉位于右侧，主动脉后方是左心房。该切面可显示左心房、左心室、二尖瓣、室间隔、右心室、主动脉、主动脉瓣及冠状静脉窦。彩色多普勒血流显像：可显示流经二尖瓣及主动脉瓣血流。

2. 右心室流出道长轴观

探头位于胸骨左缘第三、四肋间，略上翘探头并轻轻顺时针旋转探头，获得图像，可观察右心室流出道、肺动脉瓣及主肺动脉。彩色多普勒血流显像可显示经过肺动脉瓣的血流。

3. 右心室流入道长轴观

探头位于胸骨左缘第三、四肋间，略下翘探头并轻轻顺时针旋转探头，获得图像，胸壁位于前方，右心房位于右后方，右心室心尖部位于左前方，左心室位于左侧。该切面可显示右心房腔、三尖瓣、冠状静脉窦、右心室流入道至右心室心尖部。这个切面可用于测量三尖瓣反流速度。彩色多普勒血流显像可显示经过三尖瓣的血流。

（二）左心室短轴观系列二维超声心动图

探测左心室短轴观时，超声屏幕上方为人体的前方（胸壁），下方为人体的后方（脊柱），人体右侧位于屏幕右方，人体左侧位于屏幕左方。

1. 大动脉短轴水平

探头位于胸骨左缘第三、四肋间，顺时针旋转探头使声束近乎垂直于左心室长轴切面，获得图像，主动脉呈圆形，三个主动脉瓣叶开放呈三角形，关闭呈“Y”形，右心室流出道从左到右位于主动脉前方，这个切面主要观察右心室流出道形态及反流，三尖瓣位置，主动脉瓣形态，冠状动脉起源及分支，肺动脉总干及分支。彩色多普勒血流显像可显示经过三尖瓣及肺动脉瓣的血流。

2. 二尖瓣水平

从大动脉短轴位置朝心尖向下倾斜探头，可依次获得左心室二尖瓣水平、腱索水平、乳头肌水平短轴图像。在二尖瓣水平可以看到二尖瓣前后叶的横断面。

3. 腱索水平

显示左心室腱索水平左、右心室壁运动。

4. 乳头肌水平

显示左心室内乳头肌、肌部室间隔及左、右心室。

二、心尖部声窗

(一)心尖四腔观

探测心尖系列超声图像时，超声屏幕上方朝向人体的足部(心尖侧)，头部位于屏幕下方(心底侧)。在心尖四腔观，超声屏幕的左侧及右侧(刻度示标通常在右侧)相当于受检者心脏的左侧及右侧。

将探头置于心尖搏动点，声束向上略朝向患者右肩胛骨，获得图像，左、右心房在底部，左、右心室在上方，同时显示两个房室瓣、房室间隔及心脏的十字交叉，彩色多普勒血流显像可显示经过二尖瓣及三尖瓣的血流。

(二)心尖五腔观

在心尖四腔观基础上，将探头略上翘可显示五腔观图像，此时，除四腔观所显示的内容外，还可显示主动脉及主动脉瓣，彩色多普勒血流显像可显示经过二尖瓣、三尖瓣及主动脉瓣的血流。

(三)心尖二腔观

在心尖四腔观位置顺时针旋转探头可显示二腔观，可观左心房、左心室及二尖瓣，彩色多普勒血流显像可显示经过二尖瓣的血流。

三、肋下区声窗

(一)剑下区四腔观

该观图像类似于胸骨旁四腔观，可显示心脏位置、心尖方向，房室连接，房室瓣位置、活动，彩色多普勒血流显像可显示经过二尖瓣及三尖瓣血流。

(二)剑下区右心室流入道及流出道观

自四腔观作 90° 顺时针旋转并轻轻上翘探头，可显示心脏的横截面，此观显示左心室短轴，同时可显示整个右心室流出道长轴，三尖瓣口位于左侧，右心室流入道及流出道位于图像的右侧，彩色多普勒血流显像可显示经过三尖瓣及肺动脉瓣的血流。

（三）剑下区大动脉短轴观

自四腔观作 90° 顺钟向旋转，声束扫面经过三尖瓣瓣环、室间隔、主动脉根部二尖瓣前叶，三尖瓣环，右心室流出道与主肺动脉。彩色多普勒血流显像可显示经过三尖瓣及肺动脉瓣的血流。

四、胸骨上窝声窗

（一）主动脉弓长轴观

可以观察升主动脉、主动脉弓，头臂分支血管起始部以及降主动脉。彩色多普勒血流显像：可显示升主动脉、主动脉弓、降主动脉及头臂分支血管起始部血流。

（二）主动脉弓短轴观

顺时针旋转探头，可获得主动脉弓短轴观，可观察升主动脉横切面、右肺动脉、左心房。彩色多普勒血流显像：可显示右肺动脉的血流。

（三）上腔静脉长轴观

从主动脉短轴观轻轻逆时针旋转探头，并向前翘探头，可显示与升主动脉长轴伴行的上腔静脉长轴，在该观中见上腔静脉进入右心房。彩色多普勒血流显像可显示上腔静脉的血流。

第三节　三维超声心动图

一、三维超声心动图的原理

实时三维超声图像技术采用数千个以上的晶体组成的矩阵探头进行图像采集，运用高通量的计算机数据处理系统和三维空间定位技术，达到实时图像的显示效果。在实际操作中，应用全容积显像，屏幕上出现左右排列的两幅互为正交的二维图像后，仪器将采集到的三维图像重建为包容整个心脏的“金字塔”状的三维图像。心脏三维图像随着时间的变化呈现实时变化，达到心脏实时图像的显示效果。当今的实时三维超声随着计算机技术的快速发展，其三维容积采集的深度、容积厚度均不断增加，且能做到一个心动周期的心脏容积成像。应用较为常用的是左心室分析模式时，能同时显示多个二维图像参考面，然后自动勾画出左心室动态三维心内膜轮廓，所生成的左心室三维容积块可分为 17 个容积节段，分别用 17 种不同颜色表示。显示左心室整体时间容积曲线和 17 节段时间容积曲线。

实时三维超声所生成的左心室三维模型被分为17个容积节段，并描绘于一个圆形平面图上，心尖段位于圆形平面图的中心，基底段居于平面图的外周，中间段处于平面图的中环圈，构成了实时三维超声节段牛眼图。实时三维超声节段牛眼图能以时间－位移牛眼图或位移牛眼图的方式显示。该时间－位移牛眼图可用于分析心室同步化，也可通过调节心肌节段运动位移幅度阈值的大小，将心肌位移阈值以上的区域显示为绿色，而将心肌位移阈值以下的区域显示为黑色，这样就能达到显示左心室内相当于阈值的节段运动幅度心肌节段的分布范围的目的，直观地阅读左心室各节段运动的定量信息。

二、三维超声心动图临床应用

实时三维超声心动图(TR-3DE)为心脏疾病的临床诊断和治疗提供了极大的便利。它能够显示二维超声所不能显示的心内结构，显著提高了超声心动图检查的诊断准确率，具有重要的临床价值。

(一)瓣膜病变

实时三维超声能准确显示瓣膜的形态，精确测定瓣口狭窄的程度，相比之下，二维超声在测定二尖瓣狭窄时，因易受显示瓣尖部切面角度的影响，故测量精确度与操作者经验有关，而实时二维超声相对不受操作因素的限制。实时三维超声还能测量二尖瓣裂的宽度与深度，显示瓣叶裂边缘纤维化和挛缩的范围、以及附加腱索的情况，可为先天性二尖瓣畸形患者提供可靠的细节特征描述。实时三维超声对二尖瓣成形术也有重要的指导作用，尤其用经食管实时三维超声能观察二尖瓣脱垂部位，实时三维超声显示的图像与手术视野非常接近，故能帮助外科医师确定二尖瓣脱垂的部位。实时三维超声可精确地对房室瓣反流、半月瓣反流进行定量评估，实时三维超声在二尖瓣反流、主动脉瓣反流动物模型上证实了定量的准确性。

实时三维超声对显示三尖瓣有独特的作用，克服了二维超声无法同时显示三尖瓣三个瓣叶的缺点，可同时显示其三个瓣叶的几何形态与活动。实时三维超声可显示三尖瓣下移畸形患者下移瓣膜的形态、下移程度，为选择手术治疗提供了极大的帮助。可采用实时＝维超声分析心内膜垫缺损房室瓣的发育状况，显示房室瓣叶裂或瓣叶阙如；实时三维超声术前分型与术后分型符合率较高，实时三维超声图像经旋转切割等后处理，显示房室瓣发育及血流情况较常规二维超声更加直观、全面及准确，对房室瓣发育异常情况可达到更全面及精确的诊断。实时三维超声也能显示三尖瓣闭锁的形态观察以及合并畸形，所提供的影像学视野与右心切开手术野一致，为临床提供更准确的诊断信息。

(二)先天性心脏病

实时三维超声可模拟手术途径，对先天性心脏病，房、室间隔缺损的部位、形态、大小及其在心动周期中的变化进行直接的动态观察，对缺损的周边毗邻关系、残端大小提供明确的描述，因此可以应用于选择适合介入封堵术的患者，并进行术中监测、术后随访。实时三维超声也能评价房间隔缺损患者 Amplatzer 封堵术后右心房、右心室形态及功能的变化，实时三维超声见 ASD 患者经封堵术后，右心房、右心室显著缩小，封堵术不仅消除了异常分流，而且使右心室的容量负荷状态得以纠正，也改善了右心室的收缩功能。应用实时三维超声诊断复杂性先天性心脏病，可采用 VanPraagh 节段分析法和局部解剖学的剖视方法进行，实时三维超声能提供心内解剖结构及大血管走行的空间解剖信息，提高心脏畸形的诊断能力。

（三）心肌病

实时三维超声能对扩张型心肌病的心室扩大、心室功能减退进行影像学诊断，也能够显示肥厚型心肌病的异常心肌，实时三维超声也可用于限制型心肌病的鉴别诊断。采用实时三维超声可见尽管扩张型心肌病患者大多数心肌节段运动显著减低，但其各个心肌节段运动幅度减低的程度仍然存在较大的差异，大多数心肌节段运动显著减低，但仍有一部分心肌节段表现为运动幅度相对增强，以维持心脏的输出。

致密化不全在实时三维超声影像上呈现几何学上的特征表现，心腔内可见许多粗大、突出的肌小梁及小梁间深陷的隐窝，呈现心内交错排列的蜂窝状影像学特征，可用于致密化不全与其他心脏疾病间的鉴别诊断。实时三维超声能够对致密化不全患者，快速而精确地显示肌小梁的形态与数目，还能观察肌小梁的形状及肌小梁间的丝状物、排列、肌小梁间的隐窝等，了解致密化不全受累节段的分布范围及节段运动，帮助定量分析非致密化的程度。

（四）心室同步化分析

实时三维超声的节段时间 - 容积曲线，可判断各个节段的运动在时间上是否一致，是通过一个心动周期中左心室各个节段容量变化来判断的。假如左心室各个节段同步收缩，那么在心动周期的收缩期末左心室各个节段会同时达到最小容积；如果左心室收缩不同步，那么左心室各个节段就会在不同的时间到达各自的最小容积。左心室收缩不同步的程度（左心室收缩不同步指数）可以用各节段达最小容积的时间的标准差作表示，常用的有左心室 16 ～ 18 个节段、12 个节段及 6 个节段达到最小容积的时间的标准差。实时三维超声能在同一心动周期内比较左心室各节段的同步性，为临床评价左心室内不同步提供了实用的方法，并能用于判定同步化治疗的疗效。

（五）冠心病

实时三维超声心动图是一种设计用以全方位显示左心室的成像形式，应用实时三维超声左心室节段时间 - 位移参数显像图，可判定缺血心肌节段的分布范围。还能利用实时三维超声诊断冠心病的并发症，如显示室壁瘤、诊断缺血性二尖瓣反流等。实时三维超声能直观地显示左心室形态、评价冠心病的左心室重构。为冠心病患者选择治疗方案、判定预后，以及治疗后定期随访、评价疗效提供了重要手段。

由于近年来计算机三维图像技术的进步，实时三维超声的设备与技术正在快速发展。有的作者针对实时三维心脏图像随时间变化显示三维图像的特征，称之为四维超声心动图，不过，空间维与时间维应予以分开使用为宜。综上所述，鉴于实时三维超声全面显示心脏的形态，能够显示与手术视野相近的图像，为手术治疗提供了准确的图像信息；又能准确测定心脏的整体与局部功能，具有较好的实用价值与应用前景。

第四节　超声心动图测定左心室功能

超声心动图的重要作用之一就是测定心功能，通过超声波扫查心脏的几何形状，快速获得心脏大小 (如左心室内径或容积)、心室内膜移动幅度及收缩期增厚的参数。人们利用超声仪器上的计算机快速算出射血分数等心脏功能数据，为临床提供有价值的定量参考资料。应用超声多普勒则能测出房室瓣口、大动脉口的血流速度，也能推算左心室舒张期末压、肺动脉压等这些以往要靠心导管才能得到的血流动力学数据，极大地方便了心脏病的诊治。负荷超声与超声造影技术使我们能评价负荷状态下的心肌灌流、心功能储备、冠脉储备、心肌存活。计算机技术为超声心动图的发展带来了多种新的心脏功能分析软件，这些新技术能够对心肌在各个运动方位上的位移、应变、时相与顺序进行量化分析，不仅了解心肌的运动状态，而且在一定程度上反映了心肌的生物力学特性，将超声心动图的临床应用向前推进了一大步。

左心室功能技术的基础是准确测定左心室几何容积，计算左心室功能的原理应先要了解左心室的大小，然后比较心脏最大容积 (通常在舒张期末) 与最小容积 (通常在收缩期末) 之间的差异，超声心动图通过扫描获得的几何信息，包括了 M 型超声 (一维) 的心室直径 (称作内径)、二维超声的心室面积、三维超声记录的心室容积，无论是哪种扫查方法获取的几何信息，均需要将其计算为容积。M 型超声与二维超声将左心室假设为某一种几何模型，运用数学公式计算左心室容积。计算过程会产生一定的误差，因此三维超声的优点是不需要几何假设，减少了计算误差。

左心室整体收缩功能指标如下：

一、M 型超声 Teichholz 校正公式

简便的计算方法为 M 型超声与二维超声。最为简单的测定可用 M 型超声，仅需测

量一条径线。M 型超声心动图测量的是左心室的短轴内径，仅以简单的球形几何假设，由直径粗略计算出左心室容积 (V)：(单平面面积长度公式)，式中：D= 左心室内径，因该法计算的误差较明显，通常以 Teichholz 校正公式来计算。不过，当患者出现室壁节段运动异常时，M 型超声的计算结果则很不准确了。

二、二维超声改良 Simpson 法

二维超声测量与计算心室容积也有多种方法，目前常用的是改良 Simpson 法，原理是把左心室分割为许多薄片，用单平面面积长度法 (心尖四腔观) 或用双平面面积长度法 (心尖四腔观加心尖两腔观)，将每个薄片的体积叠加在一起以获得左心室容积。尽管二维超声模拟的数学几何容积有一定误差，但是较 M 型超声更接近于左心室的实际容量。用二维超声测量心功能，首先要获得清晰的收缩期末与舒张期末图像，经图像回放，用计算机勾画出心内膜。比较心室最大容积与最小容积的差异，常依据固定轴参考系统来分析，即以心脏以外的某些标志 (如图像上的标志线、扇形线等) 为准，将收缩与舒张两期图像重叠，观察收缩期末与舒张期末的室壁运动变化。

三、左心室局部收缩功能指标

了解左心室局部收缩功能的简便方法就是观察左心室的节段运动，通常根据美国超声心动图学会的 16 节段分类法分析室壁运动，值得注意的是中国人右冠状动脉 (RCA) 供血区域较西方人宽广，RCA 主要供应下壁与后壁。采用室壁节段运动记分法对左心室节段运动进行半定量分析的方法：

室壁节段运动指数 (WMI)：正常运动 =1 分；运动减弱 =2 分，收缩期心内膜移位减低；运动不能 =3 分，收缩期心内膜无移位或室壁无增厚；反常运动 =4 分，收缩期心内膜向外移位或室壁变薄，WMI= 总积分和 /16(节段总数)。

正常人心脏的心肌纤维分布存在走行上的差异，左心室的心肌分为长轴方向的纵行肌纤维，与短轴方向的环行肌纤维。正常人左心室从基底段至心尖段存在运动幅度与速度逐渐减低的差异。正常人左心室节段收缩的差异可能与心肌带的扭转运动程度不均一有关。当冠心病心肌缺血时，缺血的左心室节段运动减弱，未发生缺血的左心室节段运动则不减低，形成了左心室局部功能异常的状态。在发生心肌梗死的心肌节段，心肌收缩明显降低，局部心室节段的功能显著减低。尽管扩张型心肌病患者心脏运动比正常人减低，但是扩张型心肌病的心肌运动节段并不是一致地“运动普遍减低”，而是大多数心肌节段运动明显降低，还有一部分心肌呈运动幅度相对增强，这一部分心肌可能通过代偿性运动相对增强来维持扩张型心肌病患者达到一定水平的心脏泵血需求。

四、实时三维超声心动图测量左心室功能

采用矩阵超声探头与三维空间定位技术，能够实时地显示心脏的立体结构。实时三

维超声操作简便、成像迅速，无须依赖心腔几何形状的假设，即能准确测量左心室的容积及功能，且测量精确度不受室壁运动异常的影响。可沿左心室心内膜面按照左心室的实际形状来采集、计算，故测定结果准确、重复性较好。实时三维超声可测定左心室舒张期末容积 (EDV)、左心室收缩期末容积 (ESV)、左心室射血分数 (EF)。也可测得左心室 17 节段容积曲线、根据局部心肌节段容积变化百分率 (EDV%)，计算出 16 个心肌节段的左心室局部射血分数 (REF)。实时三维超声心动图计算左心室质量也很准确，即使在左心室肥大和左心室形状不规则的患者，实时三维超声也显示出其准确性和良好重复性。

一些心脏超声分析技术就是设计用于检测局部心室功能的，如组织多普勒技术、组织多普勒成像技术 (也称定量组织速度显像，QTVI)、斑点追踪技术 (STI)。另外，实时三维超声心动图技术也能测定局部左心室功能。组织多普勒、斑点追踪、速度向量成像技术均是在二维超声显示的基础上，采用各自的成像原理，获取局部心肌节段的速度曲线、应变和应变率曲线。实时三维超声心动图则能同时获得 17 个心肌节段的速度曲线、应变和应变率曲线。正常人左心室各心肌节段长轴运动的收缩期峰值速度、应变呈从基底段到心尖段逐渐递减的趋势；正常人内膜下心肌的应变 (无论是长轴或是环向方向) 均明显大于外膜下心肌，即正常心肌的应变呈现出内膜下心肌与外膜下心肌的跨壁梯度。在各种心脏病状态下，左心室各节段的收缩期峰值速度及位移均减低。近年来认识到组织多普勒技术，同样受角度依赖性影响，对心尖等部位的检测准确性和重复性较差；采用实时三维超声技术能进一步提高心肌节段的检出率，能描绘同一个心动周期内左心室 17 个 (或 18 个) 心肌节段的局部容积曲线，用于测定心室局部容积与局部射血分数。检测局部左心室功能的各种超声新技术不仅能测量心肌的收缩功能，还能显示左心室各部的同步性，检出心室运动是否同步；实时三维超声经计算左心室每个节段的容积，绘制该节段的时间 - 容积曲线，以心动周期中各个心肌节段达到最小容量的时间间期，来判定左心室的收缩是否同步；通常以各个心肌节段达最小容量时间的标准差大小来表示左心室收缩不同步的程度。目前临床能应用实时三维超声选择同步化治疗的患者、评价治疗的效果。牛眼图是在实时三维超声显像的基础上，以彩色牛眼图的方式自动将左心室 17 个心肌节段描绘于一个圆形平面图上，显示 17 个 (或 18 个) 心肌节段运动的分布，直观地反映了心肌节段运动幅度变化的方法。它能定量分析左心室心肌各节段的运动状态，操作者只要阅读牛眼图心肌节段颜色分布，就可立即获悉室壁运动异常的范围，简便地了解异常节段的空间分布。

第五节　超声心动图测定左心室舒张功能

左心室舒张功能包括心的主动松弛(也有称“舒缓”、“弛缓”，英文术语为relaxation)与心室的充盈。左心室主动松弛及充盈的损害均可造成舒张功能异常。目前采用超声心动图方法测定左心室舒张功能已经成为心脏病诊断中的重要内容之一。很多心脏疾病，如慢性心功能不全、冠心病、高血压、肥厚性心肌病、心包疾病等均会引起。另外糖尿病也可引起左心室舒张功能异常。

左心室舒张功能受损时心肌细胞内钙转运异常导致胞质舒张期钙浓度的增加、钙离子平衡异常，以致舒张期超载降低了主动松弛，增加了心室的僵硬度。心肌细胞的骨架蛋白如微管、中间肌丝、微肌丝等的异常改变是影响舒张功能的重要因素，此时，同型肌联蛋白亚型(N2B)显性表达明显增加。心肌的松弛是一个耗能的过程，心肌松弛时，Ca2+ 被摄入肌质网、ATP和受体蛋白被磷酸化，当心肌缺血缺氧或能量代谢障碍时，心肌的松弛过程就会发生障碍。再者，肾素－血管紧张素系统、交感神经系统等神经体液因子也与心肌舒张功能改变有关。此外，心脏的前负荷、后负荷及心包、心房等因素也可能限制或减少心室的充盈，均可导致左心室舒张期末压升高。

一、常规脉冲多普勒二尖瓣血流流速曲线

受检查者取平卧或左侧卧位，取心尖二腔观或心尖四腔观。将脉冲多普勒取样容积置于左心室内距二尖瓣环约1cm处，记录二尖瓣血流流速曲线。测量指标：①舒张早期血流峰速度(E)与舒张晚期血流峰速度(A)的比值(E/A)，正常情况下E/A＞1。左心室松弛异常时，E降低而A代偿性增高，E/A＜1。②E峰减速时间(DT)，如果左心室顺应性降低或左心房压力明显增高，则快速充盈DT缩短，DT和肺毛细血管楔压(PCWP)存在很好的负相关关系，DT＜130ms提示PCWP＞20mmHg。

多普勒超声评价左心室舒张功能异常，根据病程主要分为三种形式：

(一)左心室充盈的减低(轻度舒张功能减低)

左心室舒张功能受损的最早表现为左心室充盈减低，需要由心房加强收缩，来代偿舒张早期的心室充盈不足。多普勒超声可见二尖瓣血流E峰降低、A峰增高、E/A＜1、肺静脉血流S峰增高，D峰减低，其左心房大小和功能通常正常。

(二)左心室充盈假性正常化(中度舒张功能减低)

左心室充盈的减低，由于左心房加大收缩，使左心房压力明显上升，舒张早期房室间的压力梯度增高，舒张早期充盈率增加致二尖瓣口血流流速曲线貌似正常，称为“假

性正常化”。表现为：E/A、E/A ＞ 1、DT 正常或缩短，等容舒张时间 (IVRT) 较轻度舒张功能减低组缩短，可用肺静脉血流流速曲线反向 Ar 波增大来做鉴别，组织多普勒二尖瓣瓣环舒张速度相对不受“假性正常化”的影响，也可用于鉴别诊断。

（三）限制型左心室充盈异常（重度舒张功能减低）

因心室的僵硬度显著增加，左心房压进一步升高，致左心室舒张期末压增高，因此在舒张早期房室之间的压力很快达到平衡状态，产生高尖且短暂的 E 峰，E/A 显著增加 (E/A ＞ 2)，A 峰减低甚至消失，IVRT 延长，DT 缩短。E 峰速度是心力衰竭患者预后的独立预测因子。

二、肺静脉血流流速曲线图

测定肺静脉血流收缩期最大流速 (S)，舒张期最大流速 (D)，左心室舒张功能减低可导致 S/D 增高。正常人 S 波与 D 波大致相似 (S/D) 的正常值为 50 岁以下 1.0±0.3；50 岁以上 1.7±0.4；肺静脉心房收缩波称为 Ar 波 (也称 Pva、AR 波) 是观察左心室舒张功能的主要指标。正常时 Ar 波流速较低，持续时间短。Ar 波流速＞ 35cm/s，或者 Ar 时间间期＞二尖瓣血流 A 波持续时间 30ms，均提示左心室舒张期末压增高。尽管二尖瓣血流图能够敏感反映早期左心室舒张功能异常，却不能鉴别假性正常化时的舒张功能减低；而肺静脉血流在左心室舒张功能异常的早期 (左心房压处于代偿阶段) 常无明显变化，但随着舒张功能的减低，左心室舒张期末压升高，S 波逐渐变得低钝，S/D ＜ 1，Ar 波时间间期延长、幅度增加。肺静脉血流流速曲线波，尤其是 Ar 波的变化特点有助于判定患者的二尖瓣血流流速曲线是否存在假性正常化。

三、组织多普勒二尖瓣瓣环速度

测定组织多普勒二尖瓣瓣环舒张早期速度 (e′) 和舒张晚期速度 (a′)；舒张功能不全时，二尖瓣环 e′/a′ ＜ 1。e′ 幅度随着左心室舒张功能损害程度的加重而变小，e′ 与心肌松弛时间常数 (Tau) 之间具有良好的相关性。

组织多普勒二尖瓣瓣环舒张运动受左心室充盈和左心房压的影响相对小一些，故用于检测假性正常化的舒张功能减低。二尖瓣口血流频谱 E 波速度与组织多普勒瓣环 e′ 比值 (E/e′) 与平均肺毛细血管楔压相关良好，可用于估测左心室舒张期末压，E/e′(侧壁) ＞ 10 或 E/e′(间隔) ＞ 15 提示左心室舒张期末压升高；E/e′ ＜ 8 提示左心室舒张期末压正常。小于 8 可视为平均左心室舒张压正常，大于 15 为左心室充盈压升高。肺动脉楔压 (PAWP) 指肺毛细血管内的压力，此压力与左心房压基本相等，是左心前负荷的重要指标，当左心房压力超过 20mmHg 可引起肺淤血；超过 30mmHg，发生肺水肿。右心房压过高可导致体循环淤血，临床上就会发生充血性心力衰竭。可以通过 E/e′ 比值估测左心室舒张期末压 (LVEDP)：LVEDP(mmHg)=0.987E/e′ － 4.229，证实 E/e′ 比值能应用于临床估测 LVEDP。但是在而后的文献报道中，均未能证实超声 E/e′ 比值能够准确估测左心室舒张期末压。

四、M 型彩色多普勒测定舒张早期血流传播速度

M 型彩色多普勒测定舒张早期血流传播速度 (FPV；也可以 Vp 表示)，其原理是用 M 型彩色多普勒超声模式记录经二尖瓣流入左心室的彩色血流，测定彩色流入血流的斜率，获得流入血流在心室腔内的传播速度。

它反映了舒张早期左心室流入血流在心室腔内的空间 - 时间分布，由于是以 M 型超声模式显示，其图像的 x 轴为时间 (ms)，y 轴为距离 (cm)，通过阅读 M 型彩色多普勒超声图像，各家报道的正常值为＞－ 45 ～－ 55cm/s，临床应用时，常以 Vp ＜ 45cm/s 作为判定左心室舒张功能降低的标准。

当舒张功能减低时，舒张早期流入左心室的血流传播速度降低，测定二尖瓣舒张早期血流的传播速度 (Vp) 还可用于识别二尖瓣假性正常化，且 Vp 具有不受前负荷影响的优点，Vp 与心导管所测得的时间常数 Tau 和峰值 dp/dt 相关良好，Vp 在一定程度上反映了左心室松弛功能的变化。但彩色 M 型超声为单声束 (一维超声) 扫描，受取样线的限制，且方法不统一，易受到测量方法学的影响，使彩色 M 型超声左心室血流传播率不易精确测得；测值变异性较大，重复性较差，也妨碍了其临床的推广应用。

第六章　胃肠超声

第一节　胃部超声

一、胃解剖与正常声像图

胃是消化管中最膨大的部分，大部分位于腹上区，小部分在左季肋部和脐部。胃可分为贲门、胃底、胃体、胃窦和幽门几个部分。胃的入口处称贲门，与食管以锐角相连接。胃底是胃 – 食管连接处水平以上的部分。胃体介于胃底和胃窦之间，面积最大。胃窦是胃的远端部分。胃的出口处称幽门，与十二指肠壶腹部相连接。以上胃的各部分划分，除了幽门处平滑肌较厚外，其他部位分界较模糊，胃小弯在距幽门 2.5 ～ 5cm 处有一凹陷痕迹，称为胃角或胃角切迹，将胃小弯分为垂直部 (胃体) 和水平部 (胃窦)，是胃镜检查时的重要标记。不同位置的胃黏膜，其组织学和功能都有明显的差别。

胃从左膈下自左向右横跨上腹部，其形态、体积和位置变化很大，取决于体形、体位、胃张力、胃膨胀度以及邻近器官 (肝、脾、降结肠等) 对胃的压迫程度。空腹时胃呈 “T” 字形，当胃充满时，胃的长度为 25 ～ 30cm，最大横径约为 12cm。正常人胃容量为 1 ～ 2L。贲门、幽门和胃小弯的位置比较固定。胃充盈时，主要是胃大弯扩展。胃的活动度很大，其位置随体位、横膈运动、胸腔压力和腹腔压力的改变而改变。

胃小弯长约 12cm。其前方为肝左叶，胃小弯的癌肿容易直接侵犯肝左叶。胃大弯比胃小弯长约 3 倍，紧邻横结肠上缘，所以胃大弯的恶性肿瘤常侵及横结肠。胃的前上面是腹腔。胃前壁溃疡穿孔时容易引起弥漫性腹膜炎。胃的后下面分别与胰腺、横结肠系膜、结肠脾曲、左肾、左肾上腺、脾及一部分横膈相接触。当发生胃后壁溃疡时，多与胰腺粘连，而不立即引起弥漫性腹膜炎。胃后壁处恶性肿瘤也易侵犯胰腺。连接肝门和胃小弯的腹膜称肝胃韧带，连接肝和十二指肠的腹膜称肝十二指肠韧带，这两个韧带组成小网膜。在肝十二指肠韧带内有胆总管、肝动脉和门静脉。

胃的血液供应来自腹腔动脉分支，胃左静脉与食管静脉吻合。胃壁分黏膜层、黏膜下层、肌层和浆膜层。黏膜层厚约 1mm；肌层较厚，约 3mm；浆膜层较薄。超声显像容易显示出这 3 层结构。胃底向上膨隆，呈半月形，并略高于贲门；胃体横于横结肠上；胃窦位于剑突右侧。空腹时，胃的声像图随其潴留液的多少、收缩状态及断面部位的不同而不同，表现为月牙形或椭圆形，中央强回声为腔内气体和胃内容物。若胃内有大量气体时，其后方常伴有声影。中央强回声和周围强回声之间的低回声带是正常胃壁回声。饮水后胃腔充盈呈无回声，内有散在微小气泡形成的易浮动的强回声点。超声显像可显示胃壁的5层结构。从黏膜面起，第1层强回声线为黏膜层；第2层低回声线为黏膜肌层；第3层强回声线是黏膜下层；第4层呈低回声为肌层；第5层强回声线为浆膜层与周围组织界面回声。经胃体部长短轴断面，可完整显示胃体前后壁及大小弯。胃角部壁光滑、自然，大都呈“8”字形，角形可不显示。经胃冠状斜断面扫查，可显示完整的胃小弯及清晰平滑的胃角。

二、胃癌

胃癌是最常见的胃部恶性肿瘤，其发病在全部癌症中占第2位，在消化道恶性肿瘤中占第1位。近年来胃癌的发生率有全球性的下降，原因尚不明。发病原因与环境因素、食物因素、种族和血型有关。有些疾病是胃癌的癌前状态，胃息肉的癌变率在7%～10%，直径＞2cm的息肉，癌变率更高。胃溃疡、萎缩性胃炎、恶性贫血、胃酸缺乏症及胃大部切除术后的患者，胃癌发生率较一般人为高。胃癌发病年龄以40～60岁多见，40岁以下占15%～20%，男女比例为3∶1。胃癌最常发生于胃窦部，其次是胃小弯、贲门和胃大弯。癌肿局限于胃黏膜及黏膜下层者为早期胃癌，术后5年生存率可达90%以上。国内根据胃镜所见提出，病灶直径在6～10mm者称小胃癌，病灶＜5mm者称微小胃癌，术后5年生存率可达100%。由此可见胃癌的早期诊断及早期手术极为重要。进展期胃癌指癌肿的浸润超过上述范围者，术后5年生存率仅23%左右。胃癌大部分为腺癌，组织学上可分为高分化、中分化、未分化及黏液腺癌。未分化及黏液腺癌的恶性度最高。胃癌可直接浸润邻近脏器如肝、胰、大网膜、十二指肠及横结肠等。淋巴转移是胃癌转移的主要途径，约占60%，一般为有规律的转移至相关淋巴结。高度恶性和晚期胃癌可有“跳跃”式转移，经胸导管至锁骨上淋巴结，亦可经肝圆韧带淋巴转移至脐周围。胃癌的血行转移常播散至肝、肺、肾及脑等处。癌肿浸透胃浆膜层后，癌细胞可脱落而种植于腹膜及腹腔内其他脏器，卵巢也常是胃癌转移的好发部位。早期胃癌种植不明显，仅有不规则的上腹隐痛、反酸、嗳气、食欲减退和轻度贫血等，常被认为是胃和十二指肠溃疡、胃炎和胃神经官能症等而进行治疗，以致延误诊断。胃癌发展至一定阶段后症状才逐渐明显，出现上腹痛、食欲缺乏、消瘦和贫血。肿瘤较大时可引起胃、幽门部部分或完全梗阻而发生呕吐。贲门部癌则发生进食困难和呕吐食入不久的食物。胃窦癌和胃体癌在晚期发生全胃浸润（皮革样胃）时，才发生梗阻症状。胃癌破溃或侵及血管而发生呕血和黑粪，癌溃疡的坏死能导致胃急性穿孔。上腹部肿块、肝增大、腹腔积液、锁骨上淋巴结转移、明显贫血和消瘦则属晚期表现。小胃癌和微小胃癌超声显像不能提供帮助。进展期胃癌（中晚期胃癌）超声显像可提供诊断。超声显像显示，胃壁局限增厚、隆起呈不均匀低回声，形态不规则，胃壁结构破坏，胃壁层次紊乱、中断。胃壁隆起厚度＞ 1.5cm，局部蠕动消失。肿块型胃癌表现为菜花状或蕈伞状低回声或杂乱回声肿块，有时癌瘤破坏浆膜，向外生长，形成外生性肿块并与周围脏器粘连。溃疡型胃癌表现为隆起，胃壁表面形成不规则凹陷。凹底部不光滑，可见小结节状回声，凹陷周围缘隆起不规则，厚度不均匀。弥漫型胃癌表现为胃壁大部或全部呈弥漫性增厚、隆起，厚度＞ 1.5cm，黏膜面破溃呈强回声。严重者胃长轴断面呈“线状”狭小胃腔，短轴断面呈“假肾”征。饮水后增厚的胃壁更为清楚。淋巴转移是胃癌转移的主要途径。首先转移到局部淋巴结，胃下部癌瘤常转移至幽门下、胃小弯和腹腔动脉旁淋巴结；胃上部癌肿常转移至胰旁、贲门旁、胃大弯处淋巴结。晚期胃癌可转移到腹主动脉周围的淋巴结。超声显像可以发现以上部位的淋巴结转移，显示为圆形或椭圆形低回声结节，有时聚积、融合成团。

（一）诊断

凡有下列情况者，应高度警惕，并及时进行胃肠钡剂 X 线检查、胃镜和活组织病理检查及超声显像检查，以明确诊断。

(1) 40 岁以后出现中上腹不适或疼痛，无明显节律性并伴有明显食欲缺乏和消瘦。

(2) 胃溃疡患者经严格内科治疗仍无好转。

(3) 慢性萎缩性胃炎伴有肠上皮化生及不典型增生，经内科治疗无效。

(4) X 线检查显示胃息肉＞ 2cm。

(5) 中年以上患者出现不明原因贫血、消瘦和大便隐血持续阳性。

胃癌需与胃溃疡、胃内单纯性息肉、良性肿瘤、肉瘤、胃内慢性炎症鉴别。有时尚需与胃皱襞肥厚、巨大皱襞症、胃黏膜脱垂症、幽门肌肥厚和严重胃底静脉曲张等相鉴别。鉴别诊断主要依据 X 线钡剂造影、超声显像检查、胃镜和活组织检查。

（二）鉴别诊断

胃癌主要与以下疾病鉴别。

1. 胃结核

胃结核患者在手术前常误诊为胃癌。幽门部结核多继发于幽门周围淋巴结结核，十二指肠常被累及，且范围较广，可引起十二指肠变形，胃癌却很少广泛地侵入十二指肠。胃结核患者可同时伴有肺结核及颈淋巴结核。胃镜检查时发现多发性匍行性溃疡，胃底色暗，溃疡周围有灰色结节。

2. 血吸虫病性肉芽肿

血吸虫病性肉芽肿可引起上腹部疼痛不适，食欲减退。甚至幽门梗阻。但本病发病年龄一般较轻。X 线下肉芽肿和结节的病变范围不及胃癌者广，胃壁僵硬不显著。胃镜直视下活检可确诊。

三、胃肉瘤

胃肉瘤较少见，其中恶性淋巴瘤约占 70%，其次是平滑肌肉瘤，其他类型肉瘤极少见。胃肉瘤发病年龄较胃癌轻，预后较胃癌好。

四、胃恶性淋巴瘤

胃恶性淋巴瘤原发于胃壁内淋巴滤泡，可为多发。男性多于女性。病变多位于胃体中部小弯侧和后壁，可形成溃疡和穿孔。转移为直接浸润和淋巴转移。患者症状一般不明显，无特异表现，全身状况较好，有时可有上腹不适，服制酸药可缓解减轻。食欲缺乏、体重减轻、可有发热。部分患者上腹可有肿块，但很少引起梗阻。胃镜检查可见黏膜下肿块，表面可有溃疡，活检阳性率不高。肿瘤通常直径在 4cm 或更大，单个或呈分叶关突入胃腔，肿瘤质地较软，内部常有出血、坏死、囊性变。透声性好，后方回声增强。由于肿瘤质地较软，胃腔狭窄程度并不严重。肿物黏膜可有溃疡凹陷，为不规则强回声斑。

鉴别诊断：

(1) 本病临床症状缺乏特征性，早期症状不甚明显，晚期症状类似胃癌。

(2) X 线钡剂检查确定胃部病变者达 93% ～ 100%，但能诊断为胃恶性淋巴瘤者仅 18%，多误诊为胃癌、胃溃疡及胃炎。胃镜检查和病理活检的阳性率可达 76% 以上。

(3) 临床上凡见到上腹部疼痛并伴有发热、明显消瘦者，尤其是中老年男性，应怀疑有胃淋巴瘤之可能，均应进行 X 线钡剂造影及纤维胃镜检查，或超声显像检查，并对病变部位进行多部位活检以明确诊断。

五、胃平滑肌肉瘤

胃平滑肌肉瘤较少见，原发性恶性或由胃平滑肌瘤恶变而成。大多位于近侧 1/2 胃，单发或多发，发现时已较大 (4cm) 以上，可血行转移至肝、肺。本病可发生在任何年龄，但常以 50 岁以上患者多见，男女发病近似。瘤体若＜ 2cm 无任何症状。大部分患者是在体检、手术、X 线或超声显像检查中发现。当肿瘤较大或伴有溃疡形成时，可产生胃部压迫或上消化道出血等症状，并可在上腹触及肿块。超声显像显示来源于胃壁的圆球形肿物也可呈哑铃形、分叶状或不规则形。多位于胃上部，多为单发，边缘不整齐，内部为不均匀低回声。大的肿物内部可见液化区形成，呈现不规则无回声区。黏膜面常有较深的大溃疡，可与液化区贯通，使肿物内部形成假腔、肝或周围淋巴结可出现转移灶。

鉴别诊断：

(1) 本病临床表现缺乏特征性，症状亦不明显，常见症状有上腹不适、食欲减退、体重减轻，也可表现为幽门梗阻、上消化道出血和发热。体检可发现贫血、上腹部肿块并有压痛。实验室检查除贫血外，可有红细胞沉降率增快和粪便隐血试验阳性。X 线钡剂检查可见胃内边缘整齐的圆形充盈缺损，其中央可见典型的“脐样”溃疡龛影。如肿瘤向胃外生长则仅见胃受压、推移现象。

(2) CT 及 MRI 检查可清楚地显示肿瘤的位置、大小及与周围组织的关系。B 型超声检查可探知肿瘤液化坏死和囊性变。超声内镜检查可明确胃壁占位病变形态及大小，内部回声出现点片状强回声反射是恶性肿瘤的特征。

(3) 平滑肌瘤与平滑肌肉瘤的鉴别较困难。

六、胃和十二指肠溃疡

胃和十二指肠溃疡是消化道最常见的疾病之一，由于溃疡的形成与胃酸及胃蛋白酶的消化作用有关，故称之为消化溃疡，临床上，十二指肠溃疡远较胃溃疡多见。胃溃疡多位于胃小弯或胃窦部，愈近幽门处愈多见。有时较大的溃疡可发生在小弯上部或贲门区。溃疡一般只有一个。圆形或椭圆形，有 5% ～ 10% 的患者为多发，溃疡直径在 2cm 以内。溃疡边缘整齐、规则，底部常可穿越黏膜下层，深达肌层甚至浆膜层，使黏膜下层和肌层完全被侵蚀破坏，代之以肉芽组织及瘢痕组织。溃疡周围可发生慢性炎症改变。溃疡具有慢性穿透性病理特点，往往损伤胃壁较大血管，引起出血。部分溃疡穿孔后常与周围器官，如胰腺、肝、横结肠等发生粘连，甚至继发感染。超声显像显示溃疡处胃壁局限性增厚，胃壁回声较低。溃疡呈“火山口”样，凹陷形态规整，凹陷边缘可见黏膜被膜聚集隆起，称“黏膜纠集征”。此症具有诊断意义。超声显像对声像图不典型的胃溃疡诊断常有困难，对良性恶性溃疡的鉴别能力也很差，超声医师应正确评价超声显像对胃溃疡的诊断价值。十二指肠壶腹部溃疡一般较小，超声显像有一定困难，大者可见凹陷。病变周围是低回声，表面常有斑点强回声，有时可见“黏膜纠集征”。可见壶腹部壁不规则增厚，厚度＜ 1cm，管腔变小。

（一）胃癌

两者的鉴别有时比较困难。应重视以下情况。

(1) 中老年人近期出现中上腹痛、出血或贫血。

(2) 胃溃疡患者的临床表现发生明显变化或抗溃疡药物治疗无效。

(3) 胃溃疡活检病理有肠化生或不典型增生。临床上对胃溃疡患者应在内科积极治疗下定期随访内镜检查，直至溃疡愈合。

（二）功能性消化不良（或称非溃疡型消化不良）

这些患者常有上腹疼痛、反酸、嗳气、胃灼热感、上腹饱胀、恶心、呕吐、食欲减退等消化不良症状，易与消化性溃疡混淆。部分患者可有典型的消化性溃疡症状，但内镜检查并无溃疡病灶。鉴别诊断主要依据内镜检查。

（三）慢性胆囊炎和胆石症

对疼痛与进食油腻有关，位于右上腹并放射至背部，伴发热、黄疸的典型病例不难与消化性溃疡鉴别。对不典型患者，鉴别需借助腹部超声显像检查或内镜下逆行胆管造影检查。

（四）胃泌素瘤

本病又称 Zollinger-Ellison 综合征，有顽固性多发性溃疡或有异位溃疡。胃次全切除术后容易复发，多伴有腹泻和明显消瘦。患者胰腺有非 β 细胞瘤或胃窦 G 细胞增生。血清胃泌素水平增高，胃液和胃酸分泌显著增多。

七、胃潴留和急性胃扩张

胃潴留或称胃排空延迟为胃内容物潴留，未及时排空。凡呕吐出 4 ～ 6h 以前食入的食物，或空腹 8h 以上，胃内容物仍＞ 200mL 者，即为胃潴留。本病分为器质性与功能性两种。器质性胃潴留是由于幽门梗阻，包括消化性溃疡、胃窦部及邻近器官的肿瘤压迫引起。功能性胃潴留大多由胃张力缺乏所致。呕吐是本病的主要表现，每天 1 次或数次，日夜均可发生。呕吐物常为宿食，一般不含胆汁，上腹胀饱和疼痛亦时常发生。腹痛可为钝痛、绞痛或烧灼痛。呕吐后症状可缓解。急性患者可有脱水及电解质代谢紊乱；慢性患者多有营养不良和体重减轻。

超声显像显示胃腔内大量液体潴留，排空明显延迟，完全梗阻者无排空。幽门管无开放征象。胃壁蠕动异常，不完全梗阻时蠕动亢进，并可见逆蠕动。完全梗阻者则蠕动消失。超声显像还可发现胃窦部肿瘤等病变。应注意器质性和功能性胃潴留的鉴别，前者胃蠕动增加，后者胃张力降低，胃蠕动减弱。急性胃扩张是指短期内由于大量食物、液体和气体聚集，胃和十二指肠上段高度扩张所致，多由过量饮食、某些疾病或麻醉手术引起。任何年龄均可发病，但以 20 ～ 40 岁男性多见。患者常有上腹胀满，呕吐频繁。诊断时应根据病史、体征，结合实验室检查和腹部 X 线征象及腹部超声显像检查。手术后发生的胃扩张常因症状不典型而与术后一般胃肠症状相混淆造成误诊。此外，应和肠梗阻、肠麻痹相鉴别。肠梗阻和肠麻痹主要累及小肠，腹胀以腹中部明显，胃内不会有大量积液和积气，肠梗阻超声显像为肠管扩张、积液，肠黏膜水肿增厚，呈鱼刺样改变，可见肠内容物迅速变化移动。急性胃扩张超声检查显示胃腔内和十二指肠内有大量液体内容物潴留，胃腔极度扩张，胃壁变薄，蠕动减弱或消失。

第二节　肠道超声

一、小肠解剖和正常声像图

小肠是一较细的管道，盘曲较大，位于结肠包围之中，它起自幽门，终至回盲瓣，分十二指肠、空肠、回肠三部分。十二指肠起始于幽门，壶腹部较大，呈椭圆形，黏膜无环行皱襞，故一般内壁较为光滑，位于胆囊左侧，肝右缘下，与幽门基本在同一水平。此后十二指肠向下急转弯，即构成十二指肠降部，此处环行皱襞则变得高而多，大约在幽门下 12cm 处，于十二指肠降部内侧壁上有一黏膜隆起，为十二指肠乳头，胰胆管即开口于此处。十二指肠乳头上的开口即胆管口壶腹的末端，胆管口壶腹是胆总管、胰管开口于十二指肠乳头之前所形成的膨大部。空肠、回肠与十二指肠结构相似，回肠通过回盲瓣开口于升结肠。超声显像十二指肠壶腹部，在未饮水前与幽门声像图相似，呈圆形或三角形的“靶环”征。饮用造影剂后，

十二指肠壶腹部撑开，中间光团消失，代之为一液性无回声区，黏膜光滑，结构轮廓完整，其下为管状的十二指肠降部。十二指肠降部体表投影在右锁骨中线内自上而下的管状结构，上下宽窄一致，黏膜层光滑整齐，其终端在脐水平上下则转折向左，即为十二指肠横部，整个十二指肠环绕在胰头外侧。无腹腔积液、无胃肠造影剂时，因肠腔气体较多，故小肠断面因中间含有气体回声较强，外周有一低回声之光环包绕，或较长的肠段，中间回声较强，边缘回声较弱。

二、肠套叠

一段肠管套入其相连的肠管腔内称为肠套叠，盲肠活动过大或肠蠕动异常等可引起肠套叠。成年人肠套叠多由小肠息肉或肿瘤引起。急性肠套叠多见于小儿，急性剧烈的阵发性腹痛，患儿哭闹不安，伴有呕吐。慢性复发性肠套叠多见于成年人，为部分性梗阻，腹痛较轻。肠套叠横切时可显示出“同心圆”征或“靶环”征，一般情况下，肠套叠鞘部回声形成一个较为光滑完整的大圆轮廓，紧贴大圆内侧的是一层较厚的且均匀的环行低回声带。在低回声带中心，又包绕一层呈高低相间非均质回声或弥漫性较高回声的圆形结构，这样就形成了鲜明的“同心圆”征。同心圆的边缘多不规则。对套叠肠管进行纵切时，则表现为“套筒”征或假肾征。胃肠道肿瘤也可出现“靶环”征强回声区较稳定，直径相对较大。超声对肠套叠的诊断，简单易行，图像易于识别，结果报告迅速，还可复位，故有较高的价值。

三、克罗恩病

克罗恩病又称局限性回肠炎、节段性肠炎、局限性肠炎及肉芽肿性肠炎，是一种原因不明的肠道炎症性疾病。本病和慢性非特异性溃疡性结肠炎两者统称为炎症性肠病。克罗恩病在整个肠道的任何部位均可发生，但好发于回肠末端和右半结肠。以腹痛、腹泻、肠梗阻为主要症状，且有发热、营养障碍等肠外表现。病程多迁延，常有反复，不宜根治。本病分布于世界各地，国内较欧美少见，近10余年临床病例较前多见。

克罗恩病是贯穿肠壁各层的增殖性病变，并侵犯肠系膜和局部淋巴结。病变局限于小肠（主要为末端回肠）和结肠，两者各占50%，两者同时被累及的占40%，常为回肠和右半结肠病变。病理变化分为急性炎症期、溃疡形成期、狭窄期和瘘管形成期（穿孔期）。本病病变呈节段分布，与正常肠段相互间隔，界限清晰，呈跳跃区的特征。急性期以肠壁水肿、炎变为主。慢性期肠壁增厚、僵硬，受累肠管外形呈管状，其上端肠管扩张。黏膜面典型病变有：

（一）溃疡

早期小溃疡，后成纵行或横行的溃疡，伸入肠壁的纵行溃疡即形成较为典型的裂沟，沿肠系膜分布。肠壁可有脓肿。

（二）卵石状结节

由于黏膜下层水肿和细胞浸润形成的小岛突起，加上溃疡愈合后纤维化和瘢痕收缩，使黏膜表面似卵石状。

（三）肉芽肿

无干酪样变，有别于结核病。肠内肉芽肿系炎症刺激的反应，并非克罗恩病特有，且20%～30%病例并无肉芽肿形成，故不宜称为肉芽肿性肠炎。

（四）瘘管和脓肿

肠壁的裂沟实质上是贯穿性溃疡，使肠管与肠管、肠管与脏器或组织（如膀胱、阴道、肠系膜或腹膜后组织等）之间发生粘连和脓肿，并形成内瘘管。若病变穿透肠壁，经腹壁或肛门周围组织而通向体外，即形成外瘘管。

临床表现多样，与肠内病变的部位、范围、严重程度、病程长短以及有无并发症有关。典型病例多在青年期缓慢起病，病程常在数月至数年以上。活动期和缓解期长短不一，相互交替出现，反复发作中呈渐进性进展。少数急性起病，可有高热、毒血症状和急腹症表现，多有严重并发症。常见症状主要有：腹泻、腹痛、发热、腹块及便血。此外尚有恶心、呕吐、纳差、乏力、消瘦、贫血、低白蛋白血症等营养障碍和肠道外表现，以及由并发症引起的临床症状。

40% 以上病例有程度不等的肠梗阻，且可反复发作。急性肠穿孔占 10% ～ 40%。肛门区和直肠病变、瘘管、中毒性巨结肠和癌变等，国内相对少见。肠外或全身性病变有：关节痛 (炎)、口腔疱疹性溃疡、结节性红斑、慢性活动性肝炎、脂肪肝、胆石病、硬化性胆管炎和胆管周围炎、肾结石、血栓性静脉炎、白塞病、骨质疏松和杵状指等。年幼时患病的可有生长受阻表现。

诊断与鉴别诊断：腹泻、腹痛 (尤其是慢性) 及腹块应考虑本病可能。若有肠梗阻、肛门周围病变，更应做 X 线造影、超声显像和内镜检查。急性回肠克罗恩病易与急性阑尾炎等急腹症混淆。与溃疡性结肠炎有时不易鉴别。有 5% ～ 10% 病例的病理切片仍难确定诊断。鉴别诊断还包括其他肠道感染、血管病变和肿瘤等，如细菌性痢疾、阿米巴痢疾、肠结核、血吸虫病，以及由其他病因引起的肠炎、结肠癌、小肠淋巴瘤、肉瘤等。与肠结核鉴别常有一定困难。一般而言。若有肠瘘、肠壁或器官脓肿、肛门直肠周围病变、活动性便血、肠穿孔等，或病变切除后复发等，应多考虑本病。若伴有其他器官结核，血中 ADA 活性增高，应多考虑肠结核。本病病理活检可有结节样肉芽肿，但无干酪样坏死。而肠结核可有干酪样坏死。若鉴别有困难，可行抗结核诊断性治疗 1 ～ 3 个月，观察疗效，以助鉴别。

克罗恩病与肠结核鉴别一直是临床上难题，两者在临床症状、体征和影像学方面有许多相似之处。

克罗恩病与肠结核在内镜下溃疡体征不同，克罗恩病以阿弗他溃疡及非对称性纵行溃疡为主，肠结核的溃疡多为环形。

在欧美等国家克罗恩病较为常见，而我国相对较少，但近年来克罗恩病的发生率有增高的趋势。肠结核病在欧美国家罕见，在我国却并不少见，而且近 20 年来肠结核的分辨率在世界范围内有持续增长的趋势。克罗恩病和肠结核发病年龄相近，以青中年居多，克罗恩病中男性多见，而肠结核病则以女性好发。两者最常见的临床表现是腹痛和体重下降，其鉴别甚为困难。肠结核患者多有开放性肺结核或喉结核，肺结核的存在有助于肠结核的诊断。CT 检查可以鉴别出克罗恩病和肠结核在肠壁和肠系膜病变中的差别。此外，对诊断仍有困难的病例可进行内镜超声显像检查，这样不仅能够判断病变的深度和范围，亦可了解周围淋巴结有无病变，必要时还可做超声引导下细针穿刺组织学检查，可以提高本病的检出率。从病理学角度分析，裂隙样溃疡、非干酪样肉芽肿、淋巴细胞聚集则支持克罗恩病的诊断，而肠壁及淋巴结的干酪样坏死、黏膜肌层的破坏在肠结核病中更为常见。

超声显像显示肠壁节段性病变，小肠回盲部或结肠某一段增厚，增厚肠壁呈均匀低回声或结节状，管腔变形狭窄，内容物通过不畅，其近端肠管可扩张，瘘管形成时，可显示肠周围脓肿形成，病变周围可见肿大淋巴结。

四、溃疡性结肠炎

溃疡性结肠炎 (UC) 或慢性非特异性溃疡性结肠炎是一种原因不明的慢性结肠炎，病变主要位于结肠的黏膜层，且以溃疡为主，多累及直肠和远端结肠，但可向近端扩张，以致遍及整个结肠。主要症状有腹泻、脓血便、腹痛和里急后重。病程漫长，病情轻重不一，常反复发作。我国的发病率较国外低，近年来本病似有发病增加趋势。本病可见于任何年龄，但 20 ～ 30 岁多见，男稍多于女。本病原因不明，大多数学者认为既有自身免疫机制参与，也有遗传因素。感染和精神因素只是诱发因素。

病变主要位于直肠和乙状结肠，可延伸到降结肠，甚至整个结肠。若累及末端回肠，则称为“倒灌性结肠炎”。炎症主要位于黏膜层，亦可累及黏膜下层，较少深达肌层。病灶呈均匀和连续分布，病灶之间无正常黏膜。

最早的病变为肠腺基底部，隐窝上皮损伤，中性粒细胞侵蠕而形成隐窝脓肿。许多细小脓肿连接起来，炎症和坏死的过程扩大就产生溃疡。此后椭圆形浅小溃疡先沿结肠的纵轴发展，继而融合成为广泛不规则的大片溃疡。组织病理检查可见到肠腺隐窝糜烂和溃疡，边缘有淋巴细胞浸润。急性发作期或有继发感染时，可见到大量中性粒细胞。病变肠壁固有层的血管增多，出血和血栓形成。亚急性期炎症略轻。在修复过程中有肉芽增生、上皮再生和纤维瘢痕形成。慢性期黏膜多萎缩，黏膜下层瘢痕化。溃疡愈合时形成大量瘢痕，可导致结肠缩短或肠腔狭窄。后期常引起假性息肉，甚至癌变。此外，尚有溃疡穿孔引起腹膜炎、结肠或直肠周围脓肿、瘘管形成等并发症。

病变一般起病缓慢，少数急骤。病情轻重不一，易反复发作。发作的诱因有精神刺激、过度疲劳、饮食失调，继发感染等。血性腹泻为最主要的症状，粪中有血、脓和黏液。较轻者每日 2 ～ 4 次，严重者可达 10 ～ 30 次，粪便呈血水样。腹痛常为左下腹或局限于下腹部。疼痛后可有便意，排便后疼痛可暂时缓解。另外还有里急后重和上腹饱胀不适、嗳气、恶心、呕吐等症状。体检左下腹或全腹常有压痛，伴有肠鸣音亢进。常可触及如硬管状的降结肠或乙状结肠，提示肠壁增厚。

本病按病情程度又可分为轻、中、重 3 级。表 6-1 显示轻、重两级，中度则介于轻度和重度之间。但可在任何时候发展为重度，甚至发生急性结肠扩张和结肠穿孔。

表 6-1　溃疡性结肠炎的严重程度分级

	临床表现	轻度	重度
腹部	腹泻	2 ～ 4/d	＞ 6/d
	腹痛	偶尔发生，轻	持续性重
	便血	轻或无	多、常为黏液血便
全身	体温	一般正常	＞ 37.5℃
	脉率	＜ 90/min	＞ 90/min
	血红蛋白	＞ 100g/L	＜ 100g/L
	体重降低	＜ 3kg	＞ 6kg
	红细胞沉降率	正常	＞ 300mm/h

内镜检查对本病诊断有重要价值，但在急性期重型患者应暂缓进行，以防穿孔。急性期可见黏膜呈细颗粒状，并有弥漫性充血、水肿、脆而易出血，糜烂及多数形状不规则、大小及深浅不同的溃疡，覆盖有黄色或血性渗出物。晚期有肠壁增厚、肠腔狭窄、假性息肉形成，甚至癌变。活组织检查显示非特异性炎性病变和纤维瘢痕。同时常可见糜烂、隐窝脓肿、腺体排列异常及上皮变化等。结肠镜及活组织检查可明确诊断，并确定病变范围和摘除较大的假性息肉。

钡剂灌肠 X 线检查在早期可见到结肠黏膜紊乱、结肠袋形加深、肠壁痉挛、溃疡所引起的外廓小刺或锯齿形阴影。在晚期可见结肠袋形消失、管壁强直呈水管状，管腔狭窄、结肠缩短、息肉所引起的充盈缺损等。但急性期及重型患者应暂缓进行，以免穿孔。

诊断与鉴别诊断：本病的主要诊断依据包括慢性腹泻、血、脓和黏液便以及腹痛、不同程度的全身症状、反复发作的趋势。大便常规和培养不少于 3 次。无病原体发现，内镜检查及 X 线钡剂灌肠显示结肠炎病变，伴有溃疡形成。

本病应与下列疾病鉴别：

（一）慢性细菌性痢疾

常有急性细菌性痢疾史，从粪便、直肠拭子或内镜检查时所取得的渗出物进行培养，可分离出痢疾杆菌。

（二）慢性阿米巴肠病

病变以近端结肠为主，溃疡的边缘为潜行性，介于溃疡之间的结肠黏膜正常。粪便中可找到溶组织阿米巴包囊或滋养体。用抗阿米巴药物治疗有效。

（三）血吸虫病

有与流行区疫水接触史。粪便可检出血吸虫卵或孵化毛蚴阳性。内镜下见到黏膜下黄色颗粒等典型病变。直肠或乙状结肠黏膜活组织压片低倍镜检可找到虫卵。此外，可有肝脾大，血中嗜酸性粒细胞增多等其他临床表现，以及在有效的抗血吸虫病治疗后症状好转。

（四）结肠癌

X 线检查显示病变部位有黏膜破坏、肠壁僵硬、肠腔狭窄等肿瘤征象。直肠指检可能触及肿块，内镜检查和活组织检查可予以鉴别。

（五）肠道激惹综合征

粪便中可有大量黏液，但无脓血。X 线和结肠镜检查有结肠痉挛等改变。除肠道症状外，患者往往有其他明显的神经症状。

（六）克罗恩病

可发生于自食管至肛门的任何胃肠道部位，但以末端回肠和右半结肠最为多见，其临床表现可酷似溃疡性结肠炎，鉴别要点见表 6-2。

表 6-2　溃疡性结肠炎和克罗恩病鉴别要点

溃疡性结肠炎	克罗恩病
下腹部痉挛性疼痛，排便后可缓解	持续性腹痛，常见于右下腹，排便后腹痛不缓解
肉眼血便	粪便常无鲜血
无腹块	常有腹块，多见于右下腹
仅累及结肠，偶累及回肠	常累及小肠和大肠，偶累及食管和胃
黏膜病变（常无肉芽肿形成）	病变累及全层（一部分患者可见肉芽肿形成）
以直肠开始的连续病变	病变不连续，呈跳跃状

（七）其他

尚应与溃疡型肠结核、结肠息肉症、结肠憩室炎、放射性结肠炎、假膜性结肠炎等鉴别。

五、原发性小肠肿瘤

小肠约占胃肠道长度的 75%，而发生在小肠的肿瘤仅占消化道肿瘤的 1% ～ 5%，其中恶性肿瘤约占 3/4，良性肿瘤约占 1/4。小肠肿瘤根据其组织发生来源及良性、恶性可有如下分类。

（一）小肠良性肿瘤

小肠良性肿瘤较少见，好发于回肠，空肠其次，十二指肠最少见。良性肿瘤通常根据组织来源分类，非上皮性来源的肿瘤发病序列依次为平滑肌瘤、脂肪瘤、血管瘤、神经纤维瘤、纤维瘤和淋巴管瘤，后者甚为罕见。而上皮肿瘤如腺瘤是所有小肠良性肿瘤中最常见的，发病年龄多见于 40 岁左右，男女发病相差无几。主要临床表现为消化道出血，腹胀，腹块和肠梗阻。

（二）小肠恶性肿瘤

小肠恶性肿瘤占胃肠道全部恶性肿瘤的 2% ～ 3%。男性多于女性，约为 2 倍，45 岁后患病率上升，60 ～ 70 岁较多。原发性小肠恶性肿瘤分为 4 类：癌、类癌、恶性淋巴瘤、肉瘤。其他还有黑色素肉瘤、浆细胞瘤等，但很少见。

1. 腺癌

占小肠恶性肿瘤的 50%，好发于十二指肠和空肠上段。呈息肉样增生或浸润型，并可引起腹块、梗阻、出血或黄疸 4 个主要临床症状。其细胞形态可分为腺癌、黏液癌及未分化癌。腺癌除可向局部淋巴结转移外，还可转移到肝、肺、骨和肾上腺。小肠腺癌有时还可同时有两个原发癌灶，另一个癌灶可位于结肠、乳腺、胰、肾、子宫颈、直肠或乙状结肠。

2. 平滑肌肉瘤

平滑肌肉瘤为常见的一种结缔组织恶性肿瘤，分布在整个肠道，空肠则稍多些。本病好发于 60 岁以上老年人，男女发病率相等。当肿瘤长大时，可能发生中央坏死，表面溃破，穿入肠腔，可有大量出血。可直接浸润周围组织或通过血行转移，常见的是肝、肺和骨转移。也可通过腹膜种植转移。

3. 淋巴肉瘤

原发性小肠恶性淋巴瘤以淋巴细胞肉瘤最常见，其次是网状细胞肉瘤和霍奇金病。发生部位以回肠最多，十二指肠较少见。临床主要症状为腹痛、腹块、间歇性黑粪，肠段如被广泛浸润或肿瘤压迫，淋巴管被阻塞则可出现吸收不良综合征。本病需与肠结核、克罗恩病、真菌性肠炎、乳糜泻鉴别外，还应与继发性小肠恶性肿瘤和小肠重链病区分，后者是一种好发于空肠的浆细胞增生病。

小肠肿瘤缺乏特异性临床表现。良性肿瘤多无症状，部分以急腹症或腹部包块就诊，过去主要靠手术或尸解才能发现。恶性肿瘤常在中晚期才出现症状，临床表现多样、复杂且无规律。主要临床表现有：腹痛、腹块、消化道出血、肠梗阻及肠穿孔和腹膜炎等。此外，小肠肿瘤还可出现腹泻、发热、腹胀、乏力、贫血、消瘦等症状。恶性肿瘤广泛浸润可压迫淋巴管引起乳糜泻、小肠吸收不良、低蛋白血症、水肿、恶病质、腹腔积液及远处转移等症状。

诊断与鉴别诊断：大多数小肠肿瘤在早期无明显症状而被延误诊断。如有呕吐等肠梗阻症状时要考虑小肠肿瘤。平滑肌瘤和血管瘤经常引起出血。而且常是首发症状，黄疸的出现往往是肿瘤累及十二指肠第一段和第二段，肝胰壶腹部，并以无痛性黄疸区分于胆石症。不明原因的营养不良、贫血、体重下降也要考虑小肠肿瘤的可能。诊断小肠肿瘤的方法有 X 线、内镜、超声显像检查等。腹部平片可显示出小肠梗阻的典型征象。小肠稀钡灌肠可能显示黏膜紊乱、息肉样病变、充盈缺损、小肠襻固定和小肠腔肿瘤突出及癌肿包绕肠管出现的环状狭窄都提示小肠肿瘤的重要线索。小肠镜对十二指肠和近段空肠的病变检出较好。

超声显像显示可移动性腹部肿块，大多为低回声。恶性淋巴瘤小肠壁全周增厚，可见假肾样低回声肿块。平滑肌瘤为圆形或不规则包膜完整均匀低回声肿块。平滑肌肉瘤体积多＞ 5cm，内部回声不均匀，有坏死液化为不规则无回声区。易发生周围淋巴结和肝转移。可并发肠梗阻，十二指肠肿瘤可发生胆道梗阻。

六、急性阑尾炎

急性阑尾炎发病率虽有下降趋势，但仍是外科最常见的急腹症之一，约占急腹症的 50%。急性阑尾炎的症状变化较多，诊断有一定难度。认为急性阑尾炎的诊断简单而疏忽大意常引起误诊或发生并发症。急性阑尾炎多发生于 20 ～ 30 岁的年轻人，男性较女性多见。发病原因为：

(1) 阑尾为盲肠内下方的一个弧形盲管，管腔细窄开口狭小，食物残渣、粪石、蛔虫或异位等均可造成宫腔阻塞。阑尾壁内淋巴丰富，可因发炎肿大，阻塞管腔而引发阑尾炎，所以急性阑尾炎实际上是一种特殊类型的肠梗阻 (阑尾梗阻)。

(2) 胃肠道内的炎性疾病如急性肠炎或血吸虫病等亦可引起阑尾管壁痉挛，阻塞阑尾腔，影响血液循环，而发生炎症。

阑尾腔阻塞后阑尾腔内压力增高，炎症可从黏膜层逐步向阑尾壁各层发展，严重者导致管壁坏死或穿孔。穿孔可造成局限性或弥漫性腹膜炎。如果腹腔内大网膜包裹炎症或穿孔部位可形成炎性肿块，称阑尾脓肿。急性阑尾炎多有腹痛，开始都在上腹部或脐周围，疼痛不重，为阵发性，位置不固定，数小时后可转移至右下腹。疼痛为持续性或伴阵发性加剧。临床上有 80% 的急性阑尾炎存在转移性右下腹痛。腹痛程度随病理类型不同而异，单纯性阑尾炎为隐痛，蜂窝织炎为剧烈疼痛，穿孔者更为严重。少数患者阑尾的位置有变异，其腹痛位置也可有高、低或左、右偏移。急性阑尾炎早期因疼痛可引起反射性恶心、呕吐、便秘或大便次数增多。另外还有乏力、口渴、脉搏加快、食欲缺乏、低热，一般不超过 38℃，阑尾穿孔或脓肿发生时体温可超过 38℃，血白细胞升高。典型的急性阑尾炎诊断并不困难，有转移性右下腹痛、右下腹固定压痛、右下腹肌紧张、反跳痛等，即可诊断。但因症状有较多变化，需与其他疾病鉴别，生育年龄妇女的误诊率较高，更需注意。急性阑尾炎需与宫外孕、卵巢囊肿扭转、急性盆腔炎、卵巢滤泡或黄体囊肿破裂相鉴别。还需与溃疡病穿孔、输尿管结石区别。内科病的急性肠系膜淋巴结炎、右下肺炎、胸膜炎等也需与急性阑尾炎鉴别。由于阑尾位置较深，又有肠气干扰，正常时超声显像不能显示。阑尾发生梗阻发炎肿胀、化脓或坏疽等病变，超声显像可以显示，未穿孔阑尾炎时超声显示阑尾呈肿胀的管状结构，典型表现：中央无回声区为阑尾腔积液积脓，周围是一层较强回声的黏膜环，环绕黏膜环的低回声带为肌层，最外是浆膜层。化脓阑尾炎腔内大量积脓，呈低或无声区，也有强回声为气体或结石。坏疽阑尾炎时，呈现不规则无回声区，严重者范围较大不易与穿孔阑尾炎区别。另外超声显像对鉴别妇科急腹症、溃疡病穿孔和右侧输尿管结石有重要意义。

七、大肠解剖和正常声像图

结肠是一较粗的管状结构，长约 150cm，起于回盲部，止于乙状结肠和直肠交界处。回盲部较粗的囊状结构，其盲端有一开口与阑尾相通，随之从右侧的腰部上升，至右季肋部肝下，则急转弯 (肝区) 进入横结肠部分。横结肠位于胃大弯下，大网膜的后方，至季肋部 (脾区) 再急骤转弯下行即为降结肠，降结肠沿左腰后下行走，系结肠最细部，其后与呈 S 形的乙状结肠相连。沿结肠纵行有 3 条带状结构，附于结肠上，即结肠带，由于其短于结肠壁，故使结肠形成一节一节样的改变，每节有一皱襞伸入结肠腔，两壁之间较宽，呈袋状结构，即结肠袋，结肠是大量水分吸收的地方，蠕动较慢。甘露醇造影时，可见造影剂经回盲瓣进入结肠，盲肠之盲端有一开口与阑尾相连，整个结肠较粗，其内径为 3 ～ 5cm，从剖面上可清楚看见结肠带，使结肠呈分节状，一般在饮用造影剂后，结肠袋容易显示，如为灌肠法造影，如腔内压过大，则可消失。降结肠内腔稍窄，结肠带没有升结肠清楚。整个结肠壁厚，平均为 (3±0.5)cm。

八、肠梗阻

任何原因引起的肠腔内容物通过障碍，均称为肠梗阻，为外科常见的急腹症，其病理及病生理复杂，临床征象和病情衍变多样。近年来在病理、生理、诊断和治疗方面都有较大进展，但病情严重的绞窄性肠梗阻的病死率仍在 10% 左右。

发生肠梗阻的原因可分 3 类：

(一) 机械性肠梗阻

最为常见，是因多种原因造成肠腔狭小，肠内容物通过障碍所致。主要有以下一些原因：肠腔内阻塞，如蛔虫团、粪块、异物等；肠管管壁病变，如肠道先天性闭锁或肠管肿瘤等；肠管受压，如腹内粘连压迫、肠外肿瘤压迫、肠管扭转或嵌顿疝。

（二）动力性肠梗阻

由于毒素刺激或神经反射引起肠壁肌肉功能紊乱，导致肠痉挛或肠蠕动消失而发生肠内容物不能运行，如腹膜炎、腹部大手术后、腹膜后出血。脏器感染等可引起麻痹性肠梗阻。慢性铅中毒则引起肠痉挛。

（三）血供性肠梗阻

由于肠道血管血栓形成或栓塞造成肠管血供障碍，继之发生肠麻痹而引起肠梗阻。临床上根据肠壁有无血供障碍将肠梗阻分为绞窄性或单纯性肠梗阻。根据梗阻部位的不同分为高位（空肠上段）和低位（回肠末段和结肠）肠梗阻。根据梗阻的程度可分为完全性和不完全性肠梗阻。

肠梗阻时梗阻以上的气体不能排出，大量的胃肠道消化液积聚，促使梗阻以上肠管扩张，梗阻以下的肠管瘪陷，扩张和瘪陷的交界部即梗阻部位。肠管扩张可导致肠分泌增加，吸收减少，使肠管进一步扩张。小肠有巨大的扩张力，可扩张至与结肠难于区别。肠扩张可刺激反射性呕吐，致使大量水和电解质丢失。高位肠梗阻呕吐频繁，致使胃酸丢失，而发生低钾低氯性代谢性碱中毒。低位肠梗阻因脱水、饥饿、酮中毒及丢失碱性的胰液而发生代谢性酸中毒。肠梗阻可发生阵发性、严重的腹部绞痛，可有间歇期。疼痛多在中腹部或偏于梗阻部位。腹痛发作时常伴有肠鸣及腹内气体窜动。

肠梗阻超声显像显示梗阻部位以上肠腔扩张，小肠内径多超过 3cm，结肠内径＞5cm。扩张的肠管积气或积液，积气为形态不同的强回声光团，其后方有声衰减。积液显示为管状无回声区，其内有时可见浮动的强回声光点，有积液的肠段肠管显示清楚。肠黏膜皱襞水肿增厚，这种现象多见于积液的空肠段，其可呈“鱼刺状”“乳头状”或“平行线条状”，在横切时可呈“车轮状”。肠蠕动增强，可见肠内容物迅速变化移动，液体流动加快，可呈间歇性加强，并可见逆流现象。

根据以上征象，超声即可明确诊断，如肠管明显积气超声检查不易显示时，服用甘露醇则可得到理想的结果。

九、大肠癌

大肠癌包括结肠癌和直肠癌，是常见的消化道恶性肿瘤。在经济发达国家如北美、西欧地区，发病率高达 35/10 万至 50/10 万，但近年发病率上升较慢。在经济迅速崛起的国家和地区，大肠癌的发病率则迅速上升。我国上海、浙江、江苏、福建为大肠癌高发区，且发病率上升迅速。发病年龄 75% 在 31 ～ 60 岁，男女之比为 1.65 ∶ 1。大肠癌的发病与下列因素有关：①致癌物质：高脂、高蛋白饮食引起胆酸分泌增加，经细菌分解后产生致癌物质，食物中的硝酸盐和亚硝酸盐可形成亚硝酸盐，亦具有致癌作用。②结肠炎性病变：如溃疡性结肠炎、克罗恩病、日本血吸虫病等可发生癌变。③息肉为结肠癌的癌前病变，绒毛状息肉或直径＞2cm的息肉易癌变。④遗传因素：如家族性腺瘤病及癌家族史患者易发生癌变。⑤土壤及饮水污染是致癌因素。⑥胆囊切除术及阑尾切除术后，患者有较高的结肠癌发生率。结肠癌以40～50岁发病率高，男多于女，50～60岁发病率最高。国内比国外的直肠癌发病年龄早10年，国内青年人的直肠癌发病率高于国外，且直肠癌发生位置低于国外。

大肠癌绝大部分为单个，少数病例同时或先后有一个以上癌肿发生。国内3102例大肠癌中多发者仅占0.7%。好发部位是直肠和乙状结肠，占75%～80%，其次为盲肠及升结肠，结肠肝曲、降结肠、横结肠及结肠脾曲亦有发生。

大体形态可分为①隆起型：瘤体大、质软，又称髓样癌。肿瘤向肠腔突起，为结节状、息肉状或菜花样隆起，境界清楚，有的有蒂，多发于右半结肠，特别是盲肠。②溃疡型：瘤体一般较小，早期形成溃疡。溃疡底可深达肌层，穿透肠壁侵入邻近器官和组织。好发于直肠和远段结肠。③浸润型：肿瘤向肠壁各层弥漫浸润，伴纤维组织异常增生，肠壁增厚，形成环形狭窄，易引起肠梗阻，好发于直肠、乙状结肠及降结肠。④胶样型：瘤体较大易溃烂，外观及切面均呈半透明胶冻状，好发于右侧结肠和直肠。这4种类型中以隆起型和溃疡型多见，胶样型少见。

组织病理学分类有管状腺癌、乳头状腺癌、黏液腺癌、印戒细胞癌印戒细胞癌未分化癌、腺鳞癌、鳞状细胞癌等。其中以管状腺癌最多见，约占67%。鳞癌少见，后者见于直肠与肛管周围。大多数大肠癌细胞分化程度较高，因此病程较长，转移较迟，但有部分癌细胞分化程度低，病程进展快。

大肠癌转移途径有①直接蔓延：癌肿浸润浆膜层而累及附近组织或器官，如腹膜、腹膜后组织、膀胱、子宫及输尿管等，并可能发生直肠－膀胱瘘和胃－结肠瘘。脱落的癌细胞可种植到所接触的组织，如直肠膀胱或直肠子宫凹陷，或手术肠吻合口等处。②淋巴转移：先转移至结肠旁淋巴结，再至肠系膜血管周围淋巴结及肠系膜根部淋巴结。③血行转移：癌栓易通过门静脉转移到肝，亦可经体液循环到肺、脑、肾、肾上腺、骨髓等处。

大肠癌早期多无症状，随着癌肿的增大与并发症的发生才出现症状。主要症状有排便习惯与粪便性状改变、腹痛、腹部肿块，以及贫血、消瘦、发热、黄疸、腹腔积液以及恶病质等全身症状。国内资料报道，大肠癌患者的首诊症状以便血最多，占48.6%，其次为腹痛，占21.8%。癌肿部位不同，临床表现也不相同。①右侧结肠癌：右侧结肠肠径较大，肠腔内粪汁稀薄。故患右侧结肠癌可有腹泻、便秘、腹泻与便秘交替、腹胀、腹痛、腹部压痛、腹块及进行性贫血。晚期可有肠穿孔、局限性脓肿等并发症。②左侧结肠癌：由于左侧结肠腔不如右侧结肠宽大，乙状结肠腔狭小并与直肠形成锐角，且粪便已在左侧结肠形成，因此，患左侧结肠癌时容易发生慢性进行性肠梗阻。患者大多有顽固性便秘，亦可间以排便次数增多。由于肠梗阻大多在乙状结肠下段，故呕吐较轻或阙如。而腹胀、腹痛、肠鸣及肠型明显。癌肿破溃时可使粪便外面染有鲜血或黏液，甚至排出脓液。③直肠癌：主要表现为大便次数增多，粪便变细，带黏液和血，伴有里急后重或排便不净感。当癌肿蔓延至直肠周围而侵犯骶丛神经，可出现剧痛。若癌肿累及前列腺或膀胱，则可出现排尿不畅和血尿等症状，并可形成通向膀胱或女性生殖器的瘘管。④肛管癌：主要表现为便血及疼痛，疼痛于排便时加剧。当癌侵犯肛门括约肌时，可有大便失禁。肛管癌可转移至腹股沟淋巴结。

诊断与鉴别诊断：详细询问病史、认真体格检查辅以内镜和 X 线检查，确诊一般无困难，大肠癌常用以下方法。

（一）直肠指检

我国下段直肠癌远比国外多见，绝大部分直肠癌可在直肠指检时触及，是早期发现直肠癌的重要检查方法，但常被忽视。直肠指检可扪及肠腔内菜花样硬块，或边缘隆起中心凹陷的溃疡，或肠腔环状狭窄，指套常染有黏液或血。

（二）乙状结肠镜检查

国内 77.7% 的大肠癌发生在直肠和乙状结肠。常用的乙状结肠镜管长 30cm，可直接见到直肠和乙状结肠中段以下的肿瘤，是简便有效的检查方法。

（三）全结肠镜检查

可观察到全部结肠，并在直视下钳取可疑病变，或收集冲洗液或擦刷下来的脱落细胞进行细胞学检查，有利于发现早期及微小的结肠癌。近年来强调术前结肠镜检查的重要性，比钡剂灌肠 X 线检查更容易发现同时性癌及同时性息肉。

（四）钡灌肠 X 线检查

钡灌肠 X 线检查是常规的检查方法之一。但普通钡灌肠 X 线检查对较小的癌易漏诊。应用气钡双重造影技术可清楚显示黏膜破坏、肠壁僵硬、结肠充盈缺损、肠腔狭窄等病变，可提高诊断的正确率。

（五）超声显像检查

大肠癌超声显像显示以下特点。

1. 肠内肿块

局限性隆起向肠腔突出，表面不规则，呈息肉状或菜花样改变，经常在突出部分的表面形成溃疡，肠黏膜连续中断，溃疡周边稍高，底部粗糙不平、在肠腔充盈的情况下，可见肿块。也有的肿块带蒂，移动度较大。多数结肠癌呈不规则的椭圆形改变，厚度达 2cm 以上时才被发现，可使肠腔变窄。

2. 溃疡型结肠癌

其边缘隆起，基底粗糙不平，往往浸入整个肠壁，使肠腔变窄。

3. 弥漫性浸润型结肠癌

多见于继发性结肠癌，多来自胃，其主要表现为肠壁增厚，范围较广，在结肠横切时，肠壁则为低回声环绕的强回声光团（假肾征）。

4. 环行病变

环绕肠腔一周的肠壁不规则增厚，呈环行突人肠腔，造成肠腔狭窄，增厚的肠壁为低回声。

5. 肠外肿块

肠外肿块显示肿瘤向外浸润生长，界限不清，常可侵袭周围脏器。

直肠腔内超声扫描清晰显示直肠肿块大小、深度及周围组织情况，可分辨直肠壁各层的细微结构。方法简单，可迅速提供图像，对选择手术方式及术后随访是否复发有一定帮助。

右侧结肠癌应与阑尾脓肿、肠结核、血吸虫病肉芽肿、肠阿米巴病以及克罗恩病鉴别。左侧结肠癌的鉴别诊断包括血吸虫肠病、慢性细菌性痢疾、溃疡性结肠炎、结肠息肉病、结肠憩室炎等。直肠癌应与宫颈癌、骨盆底部转移癌粪块嵌塞等相区别。

第三节　腹膜、肠系膜和网膜超声

一、腹膜解剖生理

腹膜是一侧很薄的浆膜，其表面覆盖单层的间皮细胞，表面积为 $1.8m^2$。腹膜分为壁层和脏层两部分。壁层贴附于腹壁的内面，脏层覆盖在内脏的表面，并形成网膜、系膜以及多种不同形状的韧带，将内脏器官悬垂或固定于膈肌、腹后壁或盆腔壁，如连接肝与胃、十二指肠的腹膜称小网膜，连接胃和横结肠并向下悬垂者为大网膜。腹膜壁层和脏层之间的腔隙为腹膜腔。在男性腹膜腔是一密闭的空腔，而在女性则经输卵管、子宫、阴道与外界相通。腹膜腔又分为大腹腔和小腹腔（即网膜囊）两部分。网膜囊是位于胃和小网膜后方的小腔，借网膜孔与大腹腔相通，平卧时，其上部是腹内腔隙最低的部位。

腹膜的血液供应来自肋间动脉和腹主动脉的分支，其疏松结缔组织层内有丰富的毛细血管网，静脉血回流入门静脉和下腔静脉。腹膜的淋巴液先回流入腹腔淋巴结，然后再汇入胸导管。脏层腹膜是受交感神经和迷走神经的分支支配，属自主神经系统，对切割、烧灼等刺激不敏感，而对膨胀、牵拉及压迫等刺激较为敏感。刺激较重时，可引起心率减慢、血压下降等反应，疼痛性质多变，定位较差。壁层腹膜神经支配来自肋间神经和腰神经的分支，属躯体神经系统，对切割、烧灼、针刺和牵拉等刺激敏感，痛觉定位准确，受炎症刺激可引起腹壁肌肉反射性收缩而致腹肌紧张，是诊断腹膜炎的重要体征。膈肌周边部的腹膜受刺激可在邻近体壁感觉出来，而中央部的腹膜受到刺激时，则可通过膈神经的反射引起同侧肩部牵涉痛。

腹膜还有强大的分泌和吸收功能。正常情况下腹腔内含有 50 ～ 100mL 浆液，主要起润滑脏器表面的作用。它是由腹膜脏层分泌产生，经腹膜壁层不断吸收，分泌与吸收保持动态平衡。当腹膜受到某些刺激时，可有大量液体渗出，起到减少刺激和稀释毒素的作用。在炎症时，渗出液内含有大量吞噬细胞和纤维蛋白原。前者吞噬及包围进入腹腔的异物颗粒和细菌，后者转变为纤维素和形成粘连，对防止感染扩散和促进组织修复具有重要作用。另一方面，由于腹膜能吸收大量的腹腔内渗液，毒性物质和空气等，故急性腹膜炎时容易并发中毒性休克。

腹膜后是一个范围广阔的大间隙，上以横膈为界，下达盆膈，两侧到腰方肌外侧缘。间隙的前壁为腹后壁的壁层腹膜、肝裸区、十二指肠第二、第三、第四段和胰腺、升降结肠以及直肠的腹膜后部分。间隙的后壁为脊柱、腰大肌、腰方肌、髂肌、闭孔内肌、梨状肌、肛提肌及尾骨肌。由于腹膜后组织疏松，前方为腹腔，阻力小，因此，腹膜后感染、出血可很快广泛扩散，肿瘤亦可长很大。

二、腹腔内脓肿

腹腔内脓肿多继发于急性腹膜炎，当局部感染形成的脓液未能被吸收而积聚于腹腔内某一间隙，并为腹壁、邻近脏器、肠系膜或大网膜及其间的粘连包裹，则形成腹腔内脓肿。腹腔内脓肿最常发生于膈下、盆腔和肠襻间，其中以膈下脓肿最为常见且重要，它常继发于上腹部各种手术。以前腹腔内脓肿的治疗主要依靠外科手术引流，近年来，超声显像引导下脓肿穿刺置管引流已成为一种简便、有效的治疗手段。

（一）膈下脓肿

膈肌与横结肠及其系膜之间的区域称为膈下间隙，位于此部位的脓肿称为膈下脓肿。膈下间隙被肝及其附着的韧带分隔成若干个间隙，各个间隙与腹膜腔及彼此之间均有相互交通。以肝为界将膈下间隙分成肝上区和肝下区两部分。肝上区借肝镰状韧带、冠状韧带和右三角韧带为界分为右肝上前、右肝上后和左肝上 3 个间隙。肝下区以肝圆韧带和肝镰状韧带为界分隔成左、右肝下间隙，左肝下间隙又被小网膜分成左肝下前间隙和左肝下后间隙（相当于网膜囊）。此外，位于肝冠状韧带前、后层之间的肝裸区与膈肌之间的间隙为腹膜外间隙。膈下脓肿的 75% 发生于右侧，其中以位于右肝上后间隙者最为常见。

大多数膈下脓肿继发于腹腔内脏器化脓性感染、穿孔所致的弥漫性腹膜炎，少数为腹部手术后的并发症。膈下脓肿发生的位置常与原发病之间存在一定关系，如急性阑尾炎穿孔、胃十二指肠溃疡穿孔和急性胆囊炎坏疽穿孔等所致的膈下脓肿多位于右膈下间隙，而胃、脾切除术后并发感染多引起左膈下脓肿。肝左叶脓肿穿破也可引起膈下脓肿。肝右叶脓肿容易引起肝表面与膈肌粘连而封闭肝上间隙，故穿破时往往直接进入胸腔引起脓胸，而较少引起膈下脓肿。左肝下后间隙脓肿最常见的原因是急性坏死性胰腺炎所致的假性囊肿并发感染。病源菌主要是肠源性细菌，并且多是需氧菌和厌氧菌的混合感染。其中需氧菌以大肠埃希菌、链球菌、变形杆菌为主，厌氧菌则以类杆菌、厌氧球菌为多见。

膈下脓肿早期症状隐蔽且缺乏特异性，因此，容易与原发病混淆。典型的表现是在原发病得到处理好转后又逐渐出现感染中毒征象，除一般的全身性感染中毒症状如稽留热、衰弱、疲乏、纳差、脉率增快、白细胞计数显著升高、中性粒细胞比例增加等外，根据脓肿部位不同，还可出现以胸部症状或腹部症状为主的局部表现。如下胸痛可放射至肩背部，并有咳嗽、气促、呼吸困难，脓肿刺激膈肌可引起呃逆。体格检查可发现患侧胸部呼吸运动减弱，肋间隙饱满，有压痛和叩击痛，局部皮肤温度高。后期可出现凹陷性水肿，肝浊音界扩大。听诊患侧肺底呼吸音减弱。约 40% 膈下脓肿患者有明显的腹部表现，多见于肝下间隙脓肿者。主要症状为上腹痛。体格检查可发现上腹肌紧张和压痛。局限性压痛常可提示脓肿所在部位。有时可触及肿块。超声显像检查可明确脓肿诊断及了解脓肿部位。

X 线检查可以提供一些膈下脓肿的直接和间接证据，如患侧膈肌抬高、呼吸运动减弱或消失、膈下液 - 气平面或游离气体、胸腔积液，均有助于诊断和定位。超声显像检查具有经济、简便、准确性较高的优点，除可以帮助确定脓肿部位、大小和数目外，还可以在超声引导下行脓肿穿刺抽液检查或置管引流，其主要不足之处是有时会受肠气干扰而影响检查的成功，尤其在肝下间隙脓肿者。

（二）盆腔脓肿

盆腔脓肿多继发于各种原因所引起的腹膜炎或盆腔化脓性感染，为炎性渗液及脓液积聚在盆腔并包裹而形成。急性阑尾炎穿孔是最常见的原因，在女性生殖系统感染所致的盆腔炎也是常见的原因。

盆腔脓肿的全身中毒症状较轻。典型的表现是在急性腹膜炎过程中出现直肠和膀胱刺激征，如下腹部坠胀不适、里急后重感、大便次数多而量少、黏液便，以及尿频、尿急、尿痛甚至排尿困难。直肠指检可发现肛门括约肌松弛，直肠前壁有触痛、炎性肿块或有波动感的包块突向直肠腔内。白细胞减少及中性粒细胞均升高。超声显像可提供确诊的依据。

（三）肠襻间脓肿

肠襻间脓肿是有肠管、肠系膜和网膜包裹脓液而形成，多继发于弥漫性腹膜炎，少数亦可由小肠炎性病变或穿孔被包裹而形成。肠襻间脓肿临床表现轻重不一，腹痛为常见的症状，部分患者可因肠粘连而出现腹胀、呕吐、肠鸣音亢进等不完全性肠梗阻表现。较大的脓肿体检时可触及腹部痛性肿块，并可伴有发热、乏力、脉速、白细胞计数及中性粒细胞病例增多等全身中毒症状。如囊肿破裂，则可再次出现急性腹膜炎表现。

由于脓肿部位多变，大小、形状不定，临床诊断和定位有时较困难。腹部 X 线片可显示肠壁间距增宽及局部肠襻积气，但缺乏非特异性，对脓肿的诊断和定位作用不大。超声显像检查可显示脓肿，但常因脓肿周围肠管胀气的干扰而影响检查结果。

三、结核性腹膜炎

结核性腹膜炎是由于结核杆菌引起的慢性、弥漫性的腹膜炎症。本病可发生于任何年龄，以青壮年居多，女性分辨率高于男性，比率约为 2 ∶ 1，这与女性易患盆腔结核病有关。营养不良、酗酒及肝硬化患者易发本病。

结核性腹膜炎由结核杆菌引起，绝大多数继发于体内其他部位的结核病灶。常见的原发灶为肺、肠、胸膜、盆腔、肠系膜淋巴结、脑膜、骨关节等处的结核。结核病菌经以下途径感染腹膜。①直接蔓延：是结核病菌侵入腹膜的主要途径，多发生于原发结核灶位于腹腔内者，如肠结核、盆腔结核和肠系膜淋巴结结核。有时肠系膜淋巴结结核亦可因干酪样坏死而溃破入腹腔，引起急性弥漫性腹膜炎。②血行播散：肺结核、粟粒性结核等可经血行播散而感染腹膜。

本病病理特点分型为：渗出型、粘连型和干酪型 3 种类型，其中以粘连型最为多见，渗出型次之，干酪型最少见。但是在疾病的发展过程中有时可由一个类型转变为另一类型，或两种甚至 3 种类型同时存在，因此往往难以截然分开。

（一）渗出型（腹腔积液型）

腹膜充血、水肿，在其上布满黄白色或灰白色粟粒状结核结节，浆液纤维蛋白性渗出明显，产生大量腹腔积液，多呈草黄色，偶可带血性。随着病情的进展，结核结节可以相互融合增大，腹膜可增厚及纤维化。

（二）粘连型

本型常由渗出型腹腔积液吸收后转变而来，但也可一开始即为粘连型。其特点为大量纤维组织增生使腹膜之间发生广泛粘连，严重者腹膜腔可完全闭塞。肠襻相互粘连，与其他内脏紧密缠结在一起，可压迫和束缚肠管而引起慢性肠梗阻症状。

（三）干酪型

多由渗出型或粘连型转变而来，系本病的重型。以干酪样坏死性病变为主，腹腔内由于粘连而形成多个小房，内有局限性积脓，脓液往往呈干酪样，故称干酪型或多房型。脓肿可向肠管、阴道或腹壁穿破而形成瘘管。本病大多起病缓慢，起病时症状较轻，常发生于发病后数周至数月才就诊；少数患者起病急骤，表现颇似急腹症；另有 7% 的患者无自觉症状，是在即腹部其他手术时偶然发现。本病的主要表现为发热，大多数结核性腹膜炎患者有低热或中等程度发热；腹痛、腹胀、腹泻，此外伴发患者有呕吐症状，当并发肠梗阻使呕吐可加重。如果同时存在腹腔外结核病变，则有相应的表现。体检时可见腹部膨隆，以腹腔积液型者为著；约 50% 以上患者有腹壁柔韧感，但并非结核性腹膜炎的特殊征象；腹部压痛轻重不一，其中干酪型者压痛显著且伴有反跳痛；粘连型和干酪型者常可触及不规则肿块，部分有囊性感；腹腔积液型者移动性浊音阳性；并发肠梗阻时有肠鸣音亢进。

鉴别诊断：典型的结核性腹膜炎诊断一般无困难，但由于本病表现多种多样，有时确诊很难。对临床上高度怀疑为结核性腹膜炎者，可给予足量的抗结核药物试验性治疗 2 ～ 4 周，若病情改善则有助于诊断。腹腔积液型病例需要与腹膜转移癌、腹膜间皮瘤等鉴别；有腹部包块的粘连型和干酪型则需要与克罗恩病、腹部肿瘤等相鉴别。

1. 肠梗阻

这是最常见的并发症。梗阻可发生在小肠或结肠各段，但以位于小肠者多见。梗阻多呈慢性不完全性，导致近端肠曲明显扩大、肠壁增厚。

2. 肠穿孔

多发生于梗阻近端的肠襻，这是由于肠梗阻造成近端肠腔内压增高、肠内容物潴留、混合感染及肠溃疡形成，从而促使穿孔的发生。

3. 肠瘘

多发生于干酪型患者，可为内瘘或外瘘，但以肠襻之间形成的内瘘为多见。少部分晚期患者可形成粪瘘 (外瘘)，若为小肠瘘则通常伴有较为严重的营养障碍。

结核性腹膜炎的发病率近年来有所上升。由于临床缺乏典型症状和体征，其诊断多有困难。腹部疾病的常规超声显像检查时，探头频率为 3 ～ 5MHz。对结核性腹膜炎常不能提示诊断。有学者应用低频和高频探头进行联合检查对结核性腹膜炎可提示诊断。当低频探头超声发现腹膜腔内有腹腔积液无回声而未发现腹膜壁层、脏层和大网膜增厚时，改用高频探头扫查，可发现其增厚等改变。高频探头超声明显优于低频探头超声。由于腹膜充血、水肿及毛细血管扩张致液体渗出和大量纤维蛋白渗出、沉着、腹膜纤维化或肉芽组织增生，超声显示为腹膜壁层、脏层及腹腔积液内条状或网格状光带。大网膜增厚主要因结核杆菌感染引起渗出、增殖及干酪样病变所致。正常情况下大网膜显示位于肠气和系膜脂肪的前面，很薄，超声显像不易辨认。结核性腹膜炎累及大网膜时致网膜增厚，超声显像容易显示，表现为其内部回声呈高回声型、高低回声间杂型和结节型，以高低回声间杂型多见。

国内资料显示一组 126 例结核性腹膜炎病例中，低频与高频超声显像联合检查，发现 95 例有腹膜壁层增厚、腹腔积液无回声区间条状或网格状光带、肠壁浆膜层和大网膜增厚征象，占 75.4%(95/126)。8 例显示为腹膜壁层增厚、腹腔积液无回声区间条状或网格状光带及大网膜增厚，占 6.3%(8/126)。12 例仅有腹膜壁层增厚和腹腔积液无回声区间条状或网格状光带，占 9.5%(12/126)。其余 11 例仅显示腹腔积液无回声区间条状或网格状光带，为 8.7%(11/126)。因此，有学者认为仅凭声像图难做定性诊断，必须结合临床，并进行动态观察。临床 40 岁以下，可疑结核性腹膜炎患者，超声显像检出上述 4 大征象者，可做出结核性腹膜炎的诊断；仅有其中 2 ～ 3 项者，可提示该诊断。只有腹腔积液无回声区者，若其内有条状或网格状光带时，也可提示该诊断，但无条状或网格状光带时，不能提示结核性腹膜炎的诊断。对于年龄较大的患者，声像图上出现上述 4 大典型征象时，应尽可能查找原发癌灶和做腹腔积液穿刺查找脱落癌细胞，以排除腹膜转移癌。40 岁以下患者，腹腔积液无回声区内有密集弱回声点时，也应做腹腔积液内脱落细胞检查。

四、肠系膜和网膜疾病

(一)肠系膜疾病

肠系膜囊肿和肿瘤临床上均少见。扭转有先天性发育异常的肠源性囊肿、浆液性囊肿和皮样囊肿等，也有属于新生物类的囊性淋巴管瘤等，另外还有寄生虫性囊肿和外伤性囊肿(出血或炎症)等。肿瘤大多为实性，也有少数为囊性，恶性肿瘤约占实性肿瘤的60%。

肠系膜由两层相邻腹膜组成，其间为结缔组织、脂肪、淋巴管、血管、肌纤维、苗勒管和卵黄管残迹，囊肿及肿瘤的多样性来源于这些不同的结构。

肠系膜囊肿可发生于从十二指肠第二段至直肠系膜的任何水平，大约 50% 发生在回肠系膜，乙状结肠、横结肠和盲肠系膜亦可发生。肠源性囊肿覆盖有肠道的黏膜上皮和肠壁的其他各层组织，最常见于回肠系膜，亦可发生于空肠系膜或小肠系膜根部。浆液性囊肿覆盖间皮细胞，发生于横结肠系膜和乙状结肠系膜，自 3 ～ 25cm 大小不一，多为单发性单房囊肿，囊内容物常为淡黄色液体。若有囊内出血或继发感染则可为暗红色液体或浑浊的脓性液体。囊性淋巴管瘤多发生于回肠系膜，直径为 1 ～ 10cm 或更大，严重时布满小肠系膜，占据整个腹腔，囊内充满清亮液体或白色乳糜样液。

在实质性肿瘤中，良性肿瘤有纤维瘤、神经纤维瘤、平滑肌瘤、脂肪瘤和血管瘤等。恶性肿瘤以恶性淋巴瘤最多见。其他有纤维肉瘤、神经纤维肉瘤和平滑肌肉瘤等。实质性肿瘤多发生在小肠系膜，少数发生于结肠系膜。恶性肿瘤发生在结肠系膜者更少见。

诊断与鉴别诊断：主要以临床表现为诊断依据。X 线检查对证实查体时的发现有参考价值，但主要还是用于除外其他需要不同处理的疾病。腹部 X 线片、胃肠钡剂、钡剂灌肠和静脉肾盂造影可显示肠梗阻或被腹部包块挤压移位的正常结构，发现钙化灶可指示病变所在位置。若肠壁僵硬，钡剂通过困难，则有恶性肿瘤可能。淋巴造影不能显示出囊肿，因为淋巴管瘤通常与邻近淋巴管无交通支。

超声显像检查对诊断囊肿有重要价值，如肠系膜囊肿或大网膜囊肿，可提供病变的准确位置，但与大网膜肿瘤有时不易区别。

肠系膜肿瘤主要应与卵巢囊肿、胰腺囊肿、腹腔积液、有蒂的输卵管纤维瘤、肾盂积水、胆囊积液、腹膜后肿瘤、游走肾和脾囊肿或肿瘤等疾病相鉴别。

（二）大网膜疾病

大网膜囊肿此病少见。小囊肿一般无任何表现，大囊肿多因患者自己发现腹内有包块而就诊。大网膜囊肿分为真性囊肿和假性囊肿两类。真性囊肿多数为淋巴管梗阻所致的潴留性囊肿，少数由先天性异位淋巴管发展而来。还有一种少见的真性囊肿为先天性皮样囊肿。假性囊肿为炎症反应后包裹形成。真性囊肿多为大网膜上的囊性淋巴管瘤，形成一个囊或大小不等的多房囊，囊内液体多为浆液性。假性囊肿为大网膜的炎症或创伤造成的局限性包裹性积液，液体较浑浊或呈暗褐色血性液。

本病常无症状，术前难以正确诊断，多在腹部手术时偶然发现。大囊肿也很少有症状，可偶尔出现腹部饱胀感或重压感。患者常自己偶然发现腹内有肿块。并发囊肿扭转或囊肿压迫发生肠梗阻时出现剧烈腹痛。查体可触及上腹部囊性、光滑、无压痛、移动性较大或有浮动感的包块。钡剂透视可见胃或小肠受推移。超声显像检查可证实有囊肿并可确诊定位其与胃肠道的关系。

大网膜囊肿与肠系膜囊肿、生殖系囊肿、寄生虫性囊肿和腹膜后囊肿等鉴别较难，病变多在上腹部且包块活动度较大为本病的特点。牧区患者需和棘球绦虫囊肿鉴别。腹膜后囊肿活动度很小。肠系膜囊肿多出现肠管受压改变。生殖系囊肿多见于妇女，经妇科检查可以确诊。

五、恶性腹膜间皮瘤

恶性腹膜间皮瘤 (MPM) 为少见疾病，发病率男性为 0.21/10 万，女性 0.13/10 万，而良性腹膜间皮瘤则多发生于女性。恶性腹膜间皮瘤好发于石棉工人，但也有报道发生于未与石棉接触的患者。有学者认为其发病与慢性腹膜炎有关，但确切的病理机制不明。近年来发病率有逐渐增高的趋势。其中 30% ～ 45% 的间皮瘤可同时并存胸膜、腹膜病变。有学者指出恶性腹膜间皮瘤是恶性程度很高，未经治疗者生存期 5 ～ 12 个月，而经多种方法治疗者也仅有 16 个月的存活。

腹膜间皮瘤常与浆膜组织部位有关，又与胸膜间皮瘤常合并发生，或常侵犯子宫、卵巢。恶性腹膜间皮瘤无典型的临床症状，因此常造成诊断困难。其最常见的症状为腹部或盆腔肿块、腹胀、顽固性腹腔积液，有时可发生原因不明的血性腹腔积液，反复治疗无效，亦可有腹痛，表现为急腹症。

诊断与鉴别诊断：恶性腹膜间皮瘤的临床诊断往往由于症状不典型而误诊。如妇女因发现盆腔内肿块，而被妇科医师诊断为卵巢、子宫病变。施行腹腔镜和活体组织检查可发现腹腔内大小网膜均有大小不等的结节，切片活检可得到正确诊断。但有学者认为经腹腔切片检查易经门静脉造成肿瘤迷散，并主张应在腹壁中线处施行。Sugarbaker 等认为在病理学方面如 Calretinin 免疫检查呈阳性反应，则更增加了诊断的正确性。

一组报道应用超声诊断 MPM 共 14 例，发现呈片状肿块 2 例，局限性不规则肿块 1 例，饼状大网膜 5 例，骨盆内肿块 8 例。其中有 1 例伴有腹部肿块，1 例仅有腹膜肿块，肠粘连 1 例。14 例中除 1 例外，其余均有腹腔积液症状。本报道认为应用超声导引做腹腔穿刺活组织检查有助于恶性腹膜间皮瘤的诊断。有主张应用免疫组化法可与腺癌相鉴别。

Kebapci 等于 2003 年报道恶性腹膜间皮瘤 11 例，男性 4 例，女性 1 例，其中 6 例与石棉接触有关，常见症状为腹部肿胀 (9/11)。超声显像显示为大量或中等度腹腔积液，不规则或结节状腹膜增厚、侵犯大网膜或肠系膜，胸膜增厚、钙化斑块、胸腔积液，肠壁增厚。其正确诊断需经腹腔镜活检及病理组织检查。胸膜病变，CT 可发现，但仍不能明确诊断间皮瘤，正确诊断必须依靠病理组织学及免疫组化试验。反复性腹腔积液而原因不明者必须施行腹腔镜检查及剖腹探查，此外应用干扰素调整免疫功能亦属必要。

第七章 肾脏、输尿管、肾上腺、膀胱、前列腺及精囊超声

第一节 肾脏超声

一、先天性发育异常

（一）肾发育不良

1. 概述

肾发育不良，也称肾阙如。是指一侧肾脏，包括血管、输尿管完全阙如。双侧肾发育不良者多在胎儿期或生后不久死亡，临床所见往往为单侧。系胚胎期生后肾原基和输尿管芽形成障碍或缺血，导致没有成熟的肾单位形成。多数病例同时有肾动脉、输尿管和膀胱三角区发育不良，少数可能有肾上腺或生殖系统异常。对侧肾呈代偿性增大。单肾发育不良常无症状，多数于体检时发现。

2. 声像图特点

(1) 患侧肾窝或腹盆腔内未探及肾脏回声。

(2) 健侧肾代偿性增大，结构正常，肾内“血管树”血流色彩丰富，肾血管频谱波形正常。

(3) 因患侧输尿管阙如，该侧膀胱三角区有萎缩，膀胱三角区不对称，并且患侧无喷尿现象。

(4) 可合并生殖系统畸形。

3. 超声检查注意事项

(1) 肾脏检查时，如果一侧肾窝未见正常肾脏显示，需仔细扫查腹盆腔排除异位肾，以及在患侧肾窝仔细扫查排除萎缩肾，才能做出肾阙如的诊断。

(2) 需与下述疾病鉴别

①肾结核和自截肾有肾结核病史，患侧虽然无正常的肾结构回声，但是有残存被破坏的肾回声，对侧肾脏除了代偿性增大外，常有肾盂扩张。

②萎缩肾患者有慢性肾炎或慢性尿路感染史。常为双侧，有肾功能不全表现。

③异位肾和游走肾肾窝内扫查不到肾脏回声时，应在全腹仔细扫查，容易找到异位的肾脏。

④融合肾一侧肾窝内无肾脏回声，而另一侧肾脏体积大，外形明显异常。融合肾的输尿管为两条，彩色多普勒可以显示膀胱内有二个输尿管开口喷尿。

⑤肠道肿瘤单肾发育不良者患侧结肠发生肿瘤时，形成“假肾征”易误认为肾脏存在。但肠道肿瘤与肠腔相通，中央高回声区形态不稳定，有气体回声，找不到肾门，彩色多普勒发现其没有肾脏血供的特征。

（二）肾发育不全

1. 概述

两侧肾发育不全常在婴幼儿期死亡，临床所见往往为单侧。多数是因胚胎期肾脏血供障碍或其他原因，使生肾组织未能充分发育，形成一较小的原始幼稚型肾脏。肾发育不全指肾体积小于正常的50%以上，肾单位明显减少，肾盏短粗，肾盂窄小。同侧输尿管多正常，患肾功能差，排尿量极少，健侧肾代偿性增大。

临床表现取决于肾发育不全程度。大多数单侧肾发育不全的患者无症状，多数体检时发现。部分患者有难治性高血压。

2. 声像图特点

(1) 一侧肾脏体积缩小，长径＜7cm，宽径＜3cm；其外形仍与肾脏相似。

(2) 实质回声较薄，肾窦结构存在。

(3) 一侧发育不全时，对侧肾代偿性增大。

3. 超声检查注意事项

(1) 超声发现患肾体积明显减小，又能排除肾萎缩者，即可诊断本病。由于患肾可甚小或异位，超声检查应仔细全面。若肾区未见肾脏回声，可充盈膀胱，沿双侧输尿管寻找肾脏，以免漏诊异位的小肾脏。

(2) 肾发育不全主要应与后天性肾萎缩鉴别前者肾结构清晰，回声正常，肾实质与肾窦分界清晰。而后者肾包膜回声强且粗糙不平，肾皮质回声增强，肾实质与肾窦分界不清，甚至仅表现结构杂乱的回声团。

（三）肾下垂与游走肾

1. 概述

正常人在呼吸运动或体位改变时，肾脏有一定范围的上下活动度，但不能横向活动。一般肾脏上下活动的范围在一个腰椎椎体，如超过这个范围即称肾下垂。肾下垂较常见，主要见于瘦长型女性，因肾窝较浅或分娩后腹肌松弛或肾周筋膜松弛的缘故，多伴有肝、胃等其他内脏的下垂。游走肾较罕见，多由于肾蒂过长，肾脏在腹腔内各方向自由活动所致。

肾下垂通常无明显临床症状，仅少数患者出现腰痛，多为牵拉痛或钝痛；也可有腹胀、腹泻或便秘等；部分出现血尿、神经衰弱。坐位或立位时，患侧腹部触及活动性包块为其主要临床体征。

肾下垂和游走肾偶可发生肾蒂扭转，引起肾缺血性绞痛，肾盂积水；严重时导致休克，即迪托 (Dietl) 氏危象，但罕见。

2. 声像图特点

(1) 肾下垂肾下极最低点立位较平卧位下移＞ 3cm 或超过 1 个椎体。肾内部回声正常，不越过脊柱，且血供来源正常。

(2) 游走肾肾在腹腔内活动范围大，可越过脊柱到达对侧腹腔。肾脏位置不固定，可回纳至肾窝，内部回声正常。彩色多普勒显示游走肾的血供来源于正常肾动脉。

3. 超声检查注意事项

在超声诊断有无肾下垂之前，应充分显示肾的全部轮廓。首先观察是否有毗邻脏器的占位性病变压迫所致的肾脏下移；其次还应与异位肾、肠道肿瘤和腹腔肿瘤鉴别。游走肾与肾下垂的鉴别较容易，前者活动范围较大，后者活动范围小，并限于同侧。

（四）异位肾

1. 病因病理与临床概述

异位肾是因为肾血管先天性位置异常，使肾脏在胚胎发育过程中不能上升到正常位置，而沿腰大肌下降至盆腔，以左侧多见。80% 以上位于同侧髂嵴或以下水平，也可出现在对侧，极少数甚至进入胸腔。包括：

(1) 盆腔肾，肾位于盆腔，体积小，输尿管短小。

(2) 交叉异位肾，也称逆返异位肾，一侧肾脏位于对侧，血管输尿管位于原侧，都伴有旋转不全。

(3) 胸内肾，穿过横膈进入胸腔，临床罕见。

异位肾可无明显临床症状。但易并发感染、结石和肾积水。临床表现可有疼痛、血尿、脓尿、胃肠道症状，或可于腹部触及肿块。

2. 声像图特点

(1) 在非正常肾脏所在位置发现肾脏回声，且不能还纳肾窝。

(2) 异位肾常发育较差，表面不光滑，实质回声薄。

(3) 异位肾几乎都存在旋转不全和肾血供异常，患肾常伴肾盂积水或结石。

3. 超声检查注意事项

对超声未能显示异位肾脏者，应作其他检查。如对胸内异位肾，超声难以发现，必须借助于 X 线或其他影像学检查来协助诊断：对异位肾的诊断需与肾脏其他畸形，如游走肾、肾下垂、肾发育不全、孤立肾等；或类似于异位肾的其他脏器肿块进行鉴别。

（五）肾盂输尿管重复畸形

1. 概述

肾盂输尿管重复畸形，又称重复肾，自胚胎时期，输尿管芽自中肾管下端突出而上升，顶端被原始生肾组织包围，分为两支，为肾大盏的前驱，而输尿管芽形成肾盂。若输尿管芽上端分支多于两支，即形成重复肾；若分支过早则形成重复输尿管。

重复肾并非肾脏数目增加，而是一种肾脏结构上的畸形改变，即一侧肾脏上下重叠的畸形。肾脏融合为一体，仍是一个肾脏，而肾盂分为上下 2 个，输尿管或呈“Y”形，上段分为 2 条，下段合并为 1 条，仍开口于正常输尿管出口位置；或全部重复，成为 2 条输尿管，平行下达膀胱，其中一条开口于正常输尿管出口位置，另一条往往异位开口，如膀胱三角区的下部，膀胱颈，男性的后尿道、前列腺、精囊、射精管等处，女性的尿道、子宫腔、宫颈、阴道、前庭等处。通常重复畸形下部肾的输尿管在膀胱内的开口为正常位置，而上部肾的输尿管则在上述异常位置异位开口。

重复肾患者的临床表现取决于输尿管异位开口的位置及是否存在合并症。开口位于膀胱颈部之上时，无尿失禁，早期多无明显临床症状。开口位于膀胱颈下时，婴儿即出现症状，多见于女婴，其特点为既有正常排尿，同时也有滴淋性尿失禁。继发反复尿路感染是重复肾的最常见病症，患者常有腰痛、发热、脓尿、血尿、尿路刺激症。

2. 声像图特点

(1) 肾外形及轮廓改变：多数正常，或仅有轻度异常，纵切扫查肾长径大于正常；横切扫查，上极肾发育差，体积小，下极肾测值多正常。

(2) 肾窦分为不相连的上下两部分，各有一输尿管相通。

(3) 完全输尿管重复：两条输尿管完全分开，上位输尿管常异位开口。

(4) 部分输尿管重复：上段为两条，下段合为一条，呈“Y”字形，开口位置正常。

(5) 肾窦回声中发现“局限性”积水，尤其是上部肾窦回声积水。此时常可追踪至其下面的输尿管。

(6) 肾门部异常肾动脉、肾静脉分别进出上下两个肾门。彩色多普勒显示两套独立的血管系统。

3. 超声检查注意事项

(1) 超声诊断重复肾的主要依据是不相连的两部分肾窦回声和（或）肾盂输尿管积水。肾长径增大，其内显示两组分开的肾窦回声，上极肾发育较小，并常伴有轻度肾积水。辅以彩色多普勒检查，能够显示肾动静脉分别进出上、下两个肾门，即可作出诊断。如果临床同时有滴淋性尿失禁、血尿、腰腹部包块和顽固性尿路感染诊断更为可靠。

(2) 需与下述疾病鉴别

①肾囊肿：有时重复输尿管互相交叉，使绕向后方的输尿管近端受压，致上极肾盂积水，呈现无回声区，应注意与肾囊肿相鉴别。前者无回声区边缘不光滑，形态欠规则，横切面显示与输尿管相延续，呈漏斗状。而后者为孤立的无回声区，呈圆形或椭圆形，且囊壁光滑，多切面观察，不难对两者做出鉴别。

②双肾盂畸形：双肾盂是指上下组肾盏过早地分别汇合成两个肾盂，然后再汇集于一个输尿管。声像图显示肾窦回声也分为不连接的两个部分，但是无输尿管积水和肾积水。临床也无反复尿路感染或尿失禁症状；双肾盂畸形的肾功能不受影响，所以静脉肾盂造影能显示双肾盂和走行正常的输尿管。

（六）融合肾

1. 概述

融合肾系早期胚胎时两肾胚基在两跻动脉之间被挤压融合而成。融合肾分为两大类：两肾在中线一侧融合者称为同侧融合肾；在中线附近融合者称为两侧融合肾或横过型融合肾。在后一类中，若两肾的下极或上极融合，形成蹄型，称为蹄铁型或马蹄型肾；若一侧肾上极与对侧肾下极融合，形似“S”形，称为“S”型肾或乙状肾；两肾极部融合或内侧融合，形似圆盘者，称为盘状肾；融合成块者，称为团块肾。

融合肾的位置较低，其中 90% 以上为两肾下极融合，融合部分 | 称为峡部，由肾实质或纤维组织构成，位于腹主动脉和下腔静脉前方，腹主动脉分叉之上。融合肾常合并其他畸形，如多囊肾、肾上腺阙如或异位、隐睾症等。

临床主要表现为腹腰部或脐部疼痛，可伴有腹胀、便秘等消化道症状或中下腹部触及肿块。如下腔静脉受压可出现下肢水肿；如伴有感染、肾积水或结石时，可出现发热、肾绞痛、血尿等相应症状。

2. 声像图特点

(1) 对侧融合肾：在腹主动脉和下腔静脉前方显示与肾实质回声一致的低回声团块，紧贴腹主动脉和下腔静脉，位置固定。横向移动探头连续扫查，可见团块与两侧肾脏无分界，两侧肾脏连续为一个整体。

①蹄铁型肾（马蹄肾），两侧肾上极远离中心，位置相对正常；下极靠近中心，位置低，并在中线融合，形成蹄铁状外形。其长轴线呈“V”字形，与正常肾脏正好相反。

②“S”型肾（乙状肾），两肾位置上下相差很大，一侧肾上极明显降低并移至中线与另一侧肾下极融合，形成“S”状外形。两肾长轴接近于平行，肾门也明显转向前，很容易显示其内部结构和出入的血管。

(2) 同侧融合肾：仅在一侧显示一个外形较长的大肾脏，其集合系统为两个各自相互独立、分界明显的高回声团，颇似重复肾。但是对侧或其他部位再无肾脏回声。

(3) 盘状肾：较少见，位于骶胛前方或盆腔内口，位置表浅，呈块状或圆盘状低回声团，表面不平，呈分叶状，集合系统呈两个高回声团。

3. 超声检查注意事项

(1) 融合肾几乎都存在旋转不全。肾积水和结石的发生率明显增加。融合肾位置表浅，彩色多普勒能够判断存在两个集合系统也为其特征。超声诊断融合肾必须具备三个条件：

①双肾实质在同一侧或对侧融合。

②有各自独立，相互分离的集合系统回声和两条输尿管。

③无第三个肾脏存在。

(2) 需与下述疾病鉴别

①胃肠道肿瘤：相当于融合肾位置的胃肠道肿瘤，声像图表现为“假肾征”，可相互混淆。经背部检查若两肾的大小位置正常，应考虑胃肠道肿瘤的可能。仔细观察可见胃肠道肿瘤的胃壁或肠壁呈不规则增厚，腔内有气体或残渣，可见随胃肠道蠕动闪烁和移动，一般比较容易鉴别。

②腹膜后畸胎瘤或非均质性肿瘤：此两种肿瘤与融合肾有较大区别，前者超声所见肿块可甚大或较小，肿块随呼吸无明显活动度，内部回声强弱不均或可伴有声影，与融合肾不同。若扫查到两侧正常肾回声，即可鉴别。

③重复肾：重复肾与同侧融合肾虽有极其相似的内部回声，但前者对侧有肾脏，而后者对侧无肾脏。前者可有异位输尿管开口，而后者无异位输尿管开口。

④孤立肾：孤立肾与同侧融合肾都有一个肾脏回声，但前者肾形态正常，内部仅有一个集合系统回声，而后者肾形态多较长，内部可见上下两部分集合系统回声。

二、肾积水

(一) 概述

肾积水可由多种原因引起，最常见于尿路梗阻，此外，某些非梗阻原因，如先天性尿路畸形，肾盂输尿管返流，慢性尿路感染，使用利尿剂和解痉药物等也常可合并肾盂积水。肾积水依程度分为轻度、中度和重度积水。

临床主要表现是肾区胀痛，有时腹部可触及囊性肿块；不同的梗阻原因，可出现相应的临床表现与体征。并发感染者，可有发热、尿频、尿痛和血尿等症状。

(二) 声像图特点

1. 肾窦回声分离

肾盂和肾盏积水后，出现无回声的液性区，液性区的大小、形态与肾积水的量、类型和严重程度密切相关 (图 7-1、表 7-1)。

2. 肾体积改变

中度以上肾积水，有肾体积增大；轻度肾积水，肾形态大小无明显改变 (图 7-1)。

3. 肾实质改变

重度肾积水肾实质变薄，轻度和中度肾积水，肾实质无明显改变。

4. 输尿管积水

梗阻部位在输尿管或输尿管以下者，合并输尿管积水。肾盂积水与输尿管积水相连续。

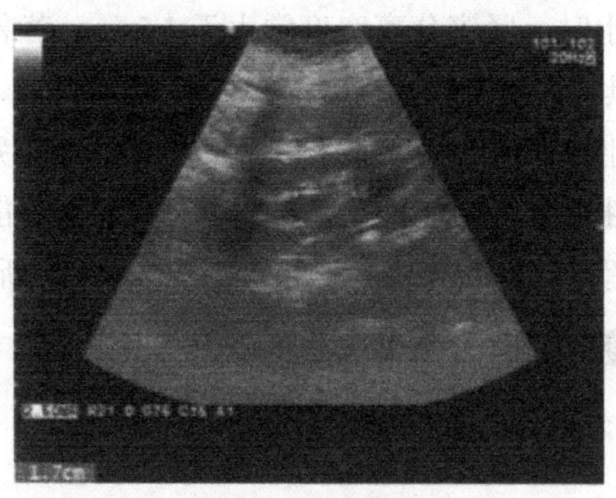

图 7-1　轻度积水

5. 引起肾积水的病灶回声

除了肾积水本身的声像图表现外，常可发现结石、肿瘤等引起积水的病因征象。

按肾积水时肾窦分离扩张程度和肾积水量的多少，可将其分为轻度、中度、重度肾积水(表 7-1)。

(三)超声检查注意事项

表 7-1　不同程度的肾积水声像图表现

	轻度	中度	重度
肾外形	正常	轻度增大	各径线显著增大、变形
肾窦	肾盂持续分离大于 1.5cm；肾大盏扩张；肾小盏多不分离或轻度分离；肾锥体顶端穹隆部不显示或呈“杯状”。	肾盂、肾大盏和肾小盏均明显扩张；肾锥体顶端穹隆部变浅，呈圆弧状。	不能分辨，肾锥体顶端穹隆部变平。
肾实质	厚度正常，肾柱回声清晰。	轻度变薄，肾柱回声不清晰。	明显变薄或不能显示。肾柱呈线状不完全分离或消失。
声像图类型	冠状断面呈“菱角”状、“鹿角”状；横断面呈“C”型或“O”型；纵断面呈“一”字型。	冠状断面呈“手套”状、“烟斗”状、“莲头”状；横断面呈“花边”状；纵断面呈“哑铃”型或“8”字型。	冠状断面呈“调色板”状、多囊状；纵、横断面呈巨大囊肿型。

(1) 实际工作中主要通过两方面评估肾积水的程度和严重性，即肾窦回声分离程度和肾实质厚度。这两方面常规取经肾切面观察，比较客观，冠状切面的测值出入较大。

(2) 轻度肾积水与正常肾窦回声分离的鉴别：正常肾窦回声分离常见于大量饮水致膀胱过度充盈、妊娠期或某些药物影响，一般分离宽度小于 1.0cm，去除上述原因后，肾窦恢复正常；轻度肾积水时，肾窦分离宽度常大于 1.5cm。若急性肾绞痛患者，肾窦分离宽约 1.0cm 左右，已具备轻度肾积水诊断价值。

(3) 与多囊肾或多发性肾囊肿鉴别：轻、中度积水时容易鉴别，肾积水的液性暗区互相通连，而肾囊肿的液性暗区不相通。重度积水肾实质完全不能辨认时，与巨大肾囊肿单凭声像图很难鉴别，超声引导下穿刺、造影和引流对鉴别诊断有重要价值。

三、肾囊性病变

(一) 肾囊肿

1. 概述

肾囊肿临床较多见，中老年人居多，可能与老年肾脏退行性变有关。囊肿多发生于肾实质或近表面处，逐渐长大并向外突出，不与肾盂或肾盏相通，未受累的肾组织正常。肾囊肿的种类很多，常多发，大小不一，囊壁薄。仅为一个囊肿者，称为孤立性肾囊肿，孤立性肾囊肿如果无出血或感染等合并症，又称为单纯性肾囊肿。

若为两个以上囊肿，则称为多发性肾囊肿。囊肿内有分隔，形成互不相通的小房者称为多房性肾囊肿；囊肿内出血者，称为出血性囊肿；合并感染者称为感染性囊肿；囊肿壁发生钙化者称为囊壁钙化型肾囊肿；囊肿内容物黏稠呈胶冻状者称为胶冻样肾囊肿；囊液内含大量胆固醇结晶者称为含胆固醇结晶型肾囊肿；囊肿内含大量细小结石者称为钙乳症肾囊肿；来源于肾窦内淋巴管的囊肿称为肾盂旁囊肿；与肾盂肾盏相沟通的囊肿（即肾盏憩室）称为肾盂源性囊肿。此外，还有肾髓质的集合管扩张形成无数小囊者，称为肾髓质囊肿，又称海绵肾。由于这些肾囊肿的病理类型不同，所以结构有所差别。

肾囊肿较小时，多无症状。较大的肾囊肿，可引起压迫症状，有时出现恶心、呕吐、腹泻等胃肠道症状。患侧腰部或上腹部可有不适和胀痛，活动及劳累后加重，并可于上腹部和腰部触及肿块，也可继发肾性高血压，偶尔可伴血尿。

2. 声像图特点

(1) 孤立性肾囊肿：常呈圆形或椭圆形，位于肾的实质部，往往向肾的表面隆起、突出，壁薄、光滑、整齐，内部呈无回声区，后方可见内收型增强效应。

(2) 多发性肾囊肿：可见多个大小不等的囊性病变，散在或集中分布于肾内。散在的囊肿具有孤立性肾囊肿的特征，集中在一起的囊肿相互挤压变形，但囊内透声好，囊壁光滑菲薄，囊肿间可有正常肾组织回声。彩色多普勒显示囊壁内无血流信号。囊肿向内生长，可使集合系统受压移位。

(3) 多房性肾囊肿：囊肿无回声区内显示线状分隔，将一个囊肿分为几个小房，小房间可相通，也可能为完整分隔。分隔薄而光滑，厚度≤ 1mm，彩色多普勒显示分隔上无血流信号者，可认为是良性囊肿；若分隔厚度＞ 1mm 且不均匀，分隔上有结节且彩色多普勒显示分隔增厚处或结节内有血流信号，提示囊肿可能为恶性，必须进一步检查，密切随访。

(4) 出血性肾囊肿：囊腔内回声因出血时间和出血量的不同而有较大差别。均匀分布的血液可能使囊肿成为均匀低回声团块；血液形成纤维蛋白膜或凝血块可使囊肿内出现飘浮的、不均匀膜状回声或不规则实质性团块；囊液内均匀分布的组织碎屑可使囊腔内出现浮动密集的细点状回声；当囊肿反复多次出血，血凝块机化后，可使囊肿呈现为类实质性团块。出血性囊肿的发生率为肾囊肿的 5%，其中近半数为恶性。所以声像图显示为出血性囊肿的病例应重视。

(5) 感染性肾囊肿：肾囊肿继发感染后，其声像图与出血性囊肿相似，因感染的严重程度和囊肿内所含感染性内容物性状不同而差别很大。感染轻微者，声像图与单纯囊肿相同，不易鉴别。重度或反复感染者囊壁不同程度增厚，在囊肿无回声区内出现脓栓或脱落组织碎片，声像图显示片状或团块状回声，随体位改变而移动；若内容物稠厚，声像图呈类似实质性团块。

(6) 钙化性肾囊肿：导致囊肿钙化的原因较多，多数与囊壁感染或出血有关，也可能是恶性肿瘤。声像图显示囊壁上点状、斑块状或线状强回声，伴或不伴声影，强回声不随体位改变而移动，囊内呈无回声。

(7) 胶冻样肾囊肿：较罕见，其内容物为含有大量蛋白质的均质性胶冻。由于胶冻内无声学界面，声像图为无回声，酷似单纯性肾囊肿。

(8) 含胆固醇结晶的肾囊肿：囊液内含大量胆固醇结晶粒，晶粒较轻，向上漂浮。声像图显示囊液无回声区内的大量细小均匀点片状高回声，有闪烁感，变动体位时更为明显，而且向高处聚积。

(9) 肾盂源性肾囊肿：位于肾盏周边的肾盏憩室，与肾盏相通。声像图为紧贴肾窦回声的圆形无回声区，直径一般为 1 ～ 2cm，很少大于 3cm；无回声区往往出现在肾实质偏向肾的周缘部，一般不向肾表面隆起。

(10) 钙乳症肾囊肿：肾盂源性囊肿 (肾盏憩室) 内有结石形成时称为钙乳症囊肿，声像图为紧贴肾窦的小囊肿，无回声区内有沉积物样强回声，伴声影。改变体位时，强回声沿重力方向移动和沉积。

(11) 肾盂旁囊肿：肾窦内出现圆形无回声区。由于肾盂旁囊肿压迫某一肾盏，会出现该处肾盏积水；压迫严重时，可导致多个肾盏积水。

(12) 肾髓质囊肿 (海绵肾)：是以集合管广泛囊状扩张为特征的先天性疾病，扩张的集合管囊腔较小呈海绵状，形成大量界面，内部可有小结石形成。声像图与血管瘤相似，不能显示囊腔，而显示为与肾锥体分布一致呈放射状排列的高回声团 (图 7-2)。

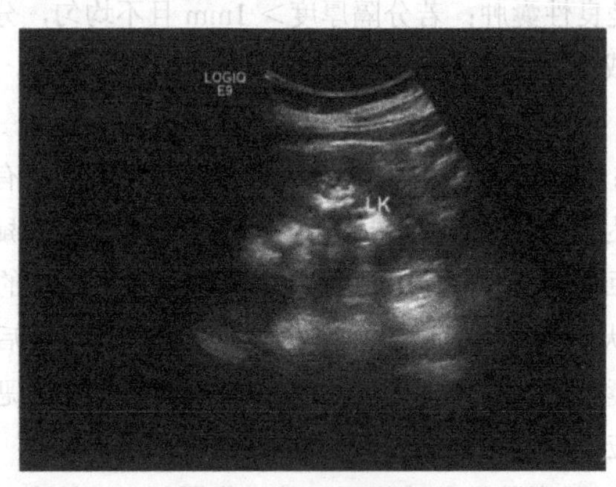

图 7-2　左侧海绵肾

3. 超声检查注意事项

(1) 多发性肾囊肿与多囊肾鉴别：声像图对两者的鉴别一般无困难，其主要区别为：

①多囊肾的肾脏呈普遍性增大，而多发性肾囊肿多为局限性肿大。

②多囊肾的无回声区多而密集，呈弥漫性分布，多为双侧性，常合并多囊肝；而多发性肾囊肿无回声区呈散在分布，肉眼观察囊肿可计数，而且多为单侧肾。

③多囊肾往往难以显示囊肿以外的正常肾实质，而多发性肾囊肿则可显示。

(2) 肾囊肿与肾恶性囊性肿瘤鉴别：肾恶性囊性肿瘤极少见，主要为肾囊腺癌。声像图表现为囊壁欠光滑，局部有乳头状突起，囊液透声差，常因出血而含细点状回声，甚至类似实质性或不均质性回声，与出血性或感染性囊肿不易鉴别。超声引导下穿刺细胞学检查或注入造影剂观察囊壁形态，对鉴别诊断有重要价值：对不典型肾囊肿，特别是出血性肾囊肿应及早做此项检查。

(3) 出血性肾囊肿和感染性肾囊肿与肾实质性肿瘤鉴别：肾实质性肿瘤的声像图与含有稠厚内容物的出血性或感染性肾囊肿的声像图相似，有时很难鉴别。后者通常有清楚的囊壁，后方无声衰减。但确诊需在超声引导下穿刺活检。

(二) 多囊肾

多囊肾是肾脏皮质和髓质出现无数囊肿的一种遗传性疾病。该病有家族性倾向，常为两侧发病，单侧发病较少见，分为常染色体显性遗传性多囊肾和常染色体隐性遗传性多囊肾两种类型，两者的表现形式、病程及预后截然不同。

1. 常染色体显性遗传性多囊肾

(1) 概述：又称成人型多囊肾，是最常见的多囊性肾脏疾病。其病理变化为两侧肾实质内出现无数个大小不等的潴留性囊肿，布满整个肾脏。常合并多囊肝等其他器官的多囊性病变。

一般在 40 ～ 60 岁出现症状，临床主要表现是腹部肿块、腰痛、血尿和高血压。继发感染时，伴有发热；最后出现肾功能减退，直至发生尿毒症死亡。

(2) 声像图特点

①体积增大，形态失常，包膜凹凸不平。

②肾内布满大小不等无回声区，多不可数。无回声区之外几乎无正常肾组织回声。

③可合并其他器官的多囊性病变，如多囊肝、多囊脾等。

(3) 超声检查注意事项

①与多发性肾囊肿鉴别。

②多囊肾合并感染时，需与肾结核脓肿鉴别后者病程较短，有明显的结核中毒症状，并常有脓尿；肾脏破坏多为单侧，对侧常合并轻度肾盂积水。病肾内囊性回声区囊壁厚、不规则，常可见钙化灶形成的强回声团，周围回声杂乱。

2. 常染色体隐性遗传性多囊肾

(1) 概述：又称婴儿型多囊肾，较少见。其病理基础可能为肾小管进行性扩张，继发肾小球硬化，病损自胎儿即开始，为双侧肾损害，其特征为全肾弥漫性增大，充满小囊腔，而大囊腔少见；皮质和髓质难以辨认，集合系统受压变形，患者常伴肝囊肿和肝门区纤维化。

依据发病年龄不同可分为三型：

①新生儿型，肾大呈海绵状，肝脏可有纤维化或囊性变。

②婴儿型，肾大有较多结缔组织。

③儿童型，呈肾发育不全表现。

临床表现与发病时间、临床类型直接相关。其特点为发病越早，进展越快，预后越差。主要为肾功能不全的症状和体征，如水肿、贫血、血压升高、肾性骨萎缩、生长受阻等。

(2) 声像图特点

①双侧肾脏弥漫性增大，形态失常。

②因囊肿极小，超声多不能显示，仅表现为肾内结构失常，肾实质回声弥漫性增强。

四、肾结石

（一）概述

多数结石的化学成分为草酸钙、碳酸钙、磷酸镁胺和尿酸。结石多为扁圆形、圆形或鹿角形，可单发或多发。临床主要症状是腰痛和血尿，且常在活动后发作或加重。腰痛多为钝痛或绞痛，并沿患侧输尿管向下放射。

（二）声像图特点

(1) 肾窦内见伴有声影的强回声团。回声强度与结石的大小、组成成分、形态、部位有关。

(2) 结石造成梗阻时，致近端输尿管及肾窦扩张积水。

（三）超声检查注意事项

(1) 超声显示肾窦内或肾窦边缘强回声，并伴声影，可诊断肾结石。如声影不明显，当在不同切面，肾的同一部位见到该强回声，才可诊断肾结石。

(2) 位于肾实质内的小强回声，往往不是肾结石，或为钙乳症，或为髓质内微结石，或为肾内钙化灶。

五、肾结核

（一）概述

肾结核是常见的肾特异性感染。原发病灶大多在肺，常在肺结核感染 5 ～ 10 年发生，约半数患者胸部 X 线正常。病理上有硬化型、干酪空洞型和钙化型之分，几种病理变化往往混合存在。硬化型以纤维化为主；干酪空洞型是肾结核最常见的一种病理变化，可局限于肾的一部分或影响到全肾，最后成为结核性脓肾；钙化型是指整个病变范围有大量钙盐沉着。

肾结核本身症状不明显。累及膀胱后，出现尿频、尿急、尿痛等症状。肾结核患者均有不同程度的脓尿。

（二）声像图特点

根据肾结核病灶的病理改变及声像图特征，超声可归纳为五种类型，但部分病例往往多种病理混合存在，难以准确分型。

1. Ⅰ型

结节型，为肾结核早期或急性期病灶。肾外形正常，实质内可见局限性异常回声。呈边界清楚的等回声或高回声区，较大的病灶 (大于 1.5cm) 多呈边界不清的杂乱回声区；肾窦回声正常。

2. Ⅱ型

早期空洞型，此型见于结核病灶侵及肾乳头或进一步破坏，形成髓质空洞。声像图显示肾外形正常，或体积稍大，肾轮廓线较光滑，肾髓质部显示边缘不规则的低回声区或无回声区；肾窦局部回声增强或减低，排列紊乱。

3. Ⅲ型

结核性肾积脓，此型肾脏重度破坏，肾内淤滞有大量脓液。声像图显示肾脏体积显著增大，包膜不光滑或凹凸不平，肾盂、肾盏明显扩张，壁增厚、不均匀，有时两者分界不清，呈无回声区，其内有云雾状点状低回声，后方回声轻度增强。肾内局部可见不规则斑点状强回声，伴弱声影。

4. Ⅳ型

混合型，声像图显示肾脏增大，包膜凹凸不平；肾实质或肾盏内回声复杂，可见单个或多个低回声或无回声区，边缘欠规则，内部有云雾状点状低回声，后方回声轻度增强，或混杂不规则高回声团块；肾窦变形或回声紊乱，内见点、块状强回声，后伴声影。此型见于结核病灶累及肾髓质与肾盏，形成干酪样坏死空洞和肾盂积水；同时可有纤维化和钙化。输尿管受累致不同程度的肾梗阻积水。

5. Ⅴ型

钙化型，声像图显示肾外形不规则，包膜凹凸不平或呈结节状，难以显示肾盂和肾盏回声，代之以形态不规则团块状或斑片状强回声，后伴声影；或呈一弧状强回声带，后方结构不能显示。此型见于肾结核病灶内大量钙盐沉着，致整个病变肾广泛钙化。当肾功能完全丧失，临床称为肾自截或油灰肾。

（三）超声检查注意事项

(1) 对于中、重度肾结核，超声能较准确确定有无结核病变、病变部位及范围。但对于早期肾结核，声像图表现可完全正常，需靠 X 线和尿液检查确诊。

(2) 结核性肾空洞与肾囊肿鉴别：两者声像图均可呈无回声区。前者多位于肾髓质或肾乳头以上区域，边缘不规则，内部透声差，内可有云雾样点状低回声；尿液检查有脓尿或血尿。而后者多见于肾皮质部，典型肾囊肿的囊壁光滑，无回声区内透声好，尿液检查多无改变；位于肾窦周围的囊肿，可见肾窦回声有弧形压迹。鉴别困难时，应结合病史及临床体征，或尿液抗酸杆菌检验及其他影像学检查，作综合分析。

(3) 结核性肾积脓与肾积水合并感染鉴别：两者声像图均见肾盂、肾盏扩张，呈透声较差的无回声区。但前者的肾盂与肾盏的分界可不清楚，或在肾髓质部显示较为孤立的无回声区；病灶周围有钙盐沉着时，声像图显示不规则的斑点状强回声，后伴弱声影，部分呈彗星尾状。后者常呈各种不同程度的肾窦回声分离的典型肾积水的超声征象，积水无回声区内可见稀疏分布的点状回声，追踪检查常可显示导致肾积水的梗阻原因，有助于两者的鉴别。

(4) 结核性肾空洞与肾肿瘤鉴别：两者有时互相混淆，前者声像图呈边缘不规则的低回声或无回声区，后方轻度回声增强。而后者低回声团块内的点状回声较多，分布不均匀，后方无回声增强，较大的肿瘤可有回声衰减征象，有助于鉴别。

六、肾肿瘤

(一)肾血管平滑肌脂肪瘤

1. 概述

肾血管平滑肌脂肪瘤(AML)是最为常见的肾良性肿瘤，又称良性间叶瘤或肾错构瘤。是由血管、平滑肌和脂肪组织混合构成。肿瘤常位于肾实质内，瘤体较小，也可见较大者。大体切面上肿瘤与肾组织虽有明显界限，但镜下无包膜，肿瘤组织与肾组织无明确分界。本病女性多于男性，临床分为两型：一型为单侧病变，多无临床症状，多见；另一型为双侧病变，多伴有结节性硬化病，少见。较大的肿瘤可引起腰痛、腹部肿块和血尿等。

2. 声像图特点

(1) 病变位于肾实质内，类圆形，边界清。

(2) 小的瘤体回声强，但无衰减。

(3) 大的瘤体呈高低相间混合回声，切面似“洋葱皮”，后方不同程度衰减。

(4) 彩色多普勒示瘤体内一般不出现血流信号。

3. 超声检查注意事项

(1) 与小肾癌鉴别：一般把≤ 3cm 的肾癌称小肾癌。通常 2cm ～ 3cm 的肾癌，尤其接近 3cm 者，内部回声较高，对于此类结节，若彩色血流图出现“抱球”征或丰富血流的“火球”征，则可提示肾癌。若无上述表现，则难与肾血管平滑肌脂肪瘤鉴别，需结合其他影像检查。

(2) 较大肾血管平滑肌脂肪瘤与肾癌鉴别：较大肾血管平滑肌脂肪瘤合并出血时，易与肾癌混淆，但前者较局限，无周围浸润，无血管内瘤栓；而后者呈浸润性生长，多有血管内瘤栓及周围淋巴结肿大。鉴别困难时，超声引导下穿刺活检方可确诊。

(二)肾细胞癌

1. 概述

肾细胞癌(RCC)也称肾腺癌，简称肾癌，是肾脏恶性肿瘤中最常见的一种，多见于 40 岁以上人群。肾癌目前病因不清，大部分为单侧单发，也可发生于双肾，或呈多发性。病理依据细胞类型可分为透明细胞癌、颗粒细胞癌、透明颗粒细胞混合癌和肉瘤样癌；依据细胞排列方式分为乳头状、管状或髓样癌。

多数肿瘤与正常肾组织有较明显的分界，表面隆突不平或呈结节状，可有假包膜，肿瘤侵及肾静脉时，可在血管内形成癌栓；也可浸润肾盂肾盏或穿破肾包膜累及肾周围组织。肾切面上，肿瘤多呈黄色，分叶状，较大的肿瘤内部可有出血、坏死和钙化，有时可呈多囊性。肾癌多经血行转移至肺和骨骼，也可向周围淋巴结、肝脏、肾上腺或对侧肾脏转移。

临床主要表现为无痛性肉眼血尿或镜下血尿。晚期患者可同时有血尿、腹部肿块和疼痛“肾癌三联征”表现。

2. 声像图特点

(1) 肾实质内肿物，形态及内部回声复杂多样，边界清，有球体感 (图 7-3)。

①小瘤体 (＜ 3cm) 多呈圆形或椭圆形偏强回声，或为厚壁、多房囊实性肿物。

②中等瘤体 (3 ～ 5cm) 多呈低回声。

③大瘤体 (＞ 5cm) 多呈分叶状不均质回声。常伴有内部出血、坏死、液化或囊性变，致使内部回声杂乱，形成点片状高回声，或混合回声区。

(2) 肿瘤压迫集合系统或侵及肾盂肾盏时，肾窦回声出现压迹、变形、移位或中断。

(3) 肿瘤向肾外浸润时，显示肾包膜、肾周脂肪囊或肾周筋膜回声中断；与毗邻组织分界不清，肾活动度受限。在被侵犯部位常能显示与瘤体相关的血流信号。

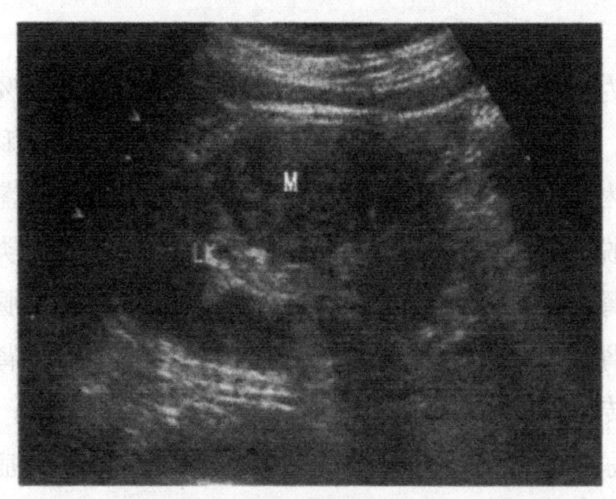

图 7-3　透明细胞肾癌 (M)

(4) 肾门和腹膜后淋巴结可肿大。

(5) 肾静脉和下腔静脉内可见癌栓回声。

(6) 彩色多普勒显示肿瘤内部血流不恒定，可表现少血流型、星点型、抱球型、丰富血流型。

3. 超声检查注意事项

(1) 与肾柱肥大鉴别：后者为肾的先天性变异，常见于中、上组肾盏之间。在肾纵断面上，肥大肾柱呈圆形或椭圆形的低回声区，与皮质间无明确分界，无球体感，内部回声与皮质一致，彩色多普勒显示正常的弓状动脉。而肾癌切面与肾皮质分界明确，内部回声与皮质不同，有明显的球体感，彩色多普勒显示异常血流信号。

(2) 与肾叶畸形鉴别：有的肾脏异常分叶使肾轮廓局部隆起，常见于左肾中、下极外侧。严重者为肾融合不全，其隆起范围较大，表面可见分叶切迹，内侧有较大的分叶沟，分叶沟回声高而清晰，但与肾皮质回声无分界，无球体感。

(3) 与肾脓肿鉴别：早期肾脓肿示肾较为饱满，其内可见边缘不规则、边界不清的低回声区；当脓肿形成时，呈不规则的非典型无回声区，其内可有稀疏分布的点片状组织回声。而肾癌边界大多较为清楚，较小的肿瘤不引起出血、坏死、液化，内部不出现无回声区，一般能鉴别。对较大的肾肿瘤，内部有出血、坏死、液化并出现无回声表现时与肾脓肿鉴别可能发生困难。超声引导下经皮肾穿刺抽液或活检可明确诊断。

(4) 与肾囊性病变鉴别。

(5) 超声对于直径大于 2cm 的肿瘤，比较容易显示；但是对于直径小于 1cm 的肿瘤，有时显示困难，因而有漏诊的可能性，应谨慎；对于直径小于 2cm、声像图表现不典型者，超声诊断有一定困难，需密切结合临床及其他检查，进行综合分析判断。必要时可超声引导下穿刺活检。

（三）肾盂癌

1. 概述

肾盂癌 (TCC) 多为移行上皮细胞癌，其中 80% 呈乳头状，20% 呈实性结节状，少数为鳞状上皮癌与腺癌。肾盂癌多见于 40 岁以上，男性多于女性。移行上皮细胞癌绝大多数为乳头状结构，分为两类：一类常有短蒂，可发生在肾盂、肾盏或漏斗部，呈单发或多发性，常以瘤细胞脱落种植的形式向输尿管和膀胱转移；另一类为浸润型，肿瘤广泛浸润性生长，首先向肾门部淋巴结转移。肾盂鳞状上皮癌和肾盂腺癌多伴有结石和肾盂肾炎。肾盂癌常引起肾盂漏斗部或肾盂输尿管连接部梗阻，导致肾积水。晚期常累及肾实质，并穿过肾盂壁转移到静脉、淋巴结、肺和骨骼等处。

间歇性无痛性血尿和肾区疼痛是肾盂癌最常见和最早出现的症状。肿瘤梗阻引起肾积水或肿瘤较大时，可触及肾脏肿大。

2. 声像图特点

(1) ＜ 1cm 肿物，超声难以发现。

(2) ≥ 1cm 肿物，肾窦高回声区或积水无回声区内可见实性低回声肿物。肾窦回声变形，结构紊乱。

(3) 肿物浸润肾实质，实质内可见实性团块。

(4) 肾门部淋巴结可肿大，肾静脉内可见癌栓回声。

(5) 彩色多普勒显示肿物内未见明显血流信号。

3. 超声检查注意事项

(1) 与肾盂内血凝块鉴别：血块与肾盂肿瘤声像图颇为相似，但血块回声不均匀，边缘不规则；在膀胱充盈后或使用利尿药后检查，可改善肾盂的显像条件，扫查中用探头冲击体表局部，血块有漂浮感，改变体位，血块有移动性。肾盂内血凝块患者常有明确的外伤史或全身出血性疾病史。

(2) 与肾结石和坏死乳头钙化鉴别：移行细胞癌常可发生营养不良性钙化，与结石和坏死乳头钙化不易鉴别。CT 检查若能确认在软组织团块内夹杂钙化，有助于肿瘤钙化的诊断。

(3) 超声显示肾窦分离和肾窦内实性肿物，结合临床间歇性无痛性血尿多可作出诊断。但对于超声不易发现的 1cm 以下的肿瘤或呈浸润性生长的肿瘤，而临床又高度怀疑患有肾盂肿瘤者，应进一步选择静脉肾盂造影或逆行肾盂造影检查。

七、肾功能衰竭

肾功能衰竭是指各种病因引起的肾脏损害，导致肾功能减退而出现的一系列临床综合征。根据其起病的急缓和病变的损害程度，分为急性和慢性两类。

(一) 急性肾功能衰竭

1. 概述

急性肾功能衰竭的主要病理改变是肾小管上皮细胞变性、坏死脱落、管腔阻塞以及间质部水肿。

引起急性肾功能衰竭的病因较多，通常分为三类：

(1) 肾前性：因血容量不足或血压过低等因素致肾灌注不足。肾本身没有病理改变。若病因不能及时去除，则可导致肾实质损害。

(2) 肾后性：继发于各种原因引起的尿路梗阻。在膀胱以上的梗阻，除非为双侧性或一侧原已丧失功能，否则不会衰竭。

(3) 肾性：各种原因 (如急性肾小管坏死、肾间质及肾小管病变、肾小球肾炎和肾皮质坏死等) 引起的肾小球、肾小管及间质疾病都可引起急性肾功能衰竭。

临床表现为肾小球滤过率急骤下降所致的进行性氮质血症，以及肾小管重吸收和排泌功能低下所致的水、电解质和酸碱失衡，患者少尿甚至无尿。

2. 声像图特点

(1) 肾前性：肾形态正常，血流显著减少，动脉呈低流速低阻力型血流频谱；同时有造成灌注不足的原发病表现，如心功能不全，下腔静脉萎瘪等。

(2) 肾后性：双肾盂积水，或单肾盂积水，另一肾毁损、肾发育不全或肾阙如；在积水肾脏周围有时可见到组织水肿引起的低回声带。有时因肾盂黏膜水肿在积水与肾窦回声间有一层低回声带。

(3) 肾性：由于肾实质充血水肿，双肾增大；皮质回声均匀性增强、增厚 (皮质疾病)，皮质厚度与肾窦回声宽度之比大于 2 ∶ 1；肾锥体肿大、回声低、近似无回声 (髓质疾病)，与皮质间的界限更加清晰；有时也可见肾周围低回声带和肝肾隐窝少量积液。

（二）慢性肾功能衰竭

1. 概述

慢性肾功能衰竭是指各种原因造成的肾脏慢性损害，肾实质严重毁损，致使肾不能维持其基本功能，从而出现氮质血症和一系列临床症状。按肾功能损害程度，可分为肾功能代偿期、氮质血症期、肾功能衰竭期、肾功能衰竭终末期四期。

造成慢性肾功能衰竭的原因很多，以各型肾小球肾炎最多见，其次为慢性肾盂肾炎，其他有肾小动脉硬化、结缔组织疾病、慢性间质性肾炎、多囊肾等。

2. 声像图特点

(1) 病因为肾脏弥漫性病变者。

①肾体积缩小，肾脏功能损害程度越重，肾萎缩越明显。但糖尿病肾病和肾病综合征由于其大体病理改变在各临床分期不发生明显体积变化，所以无明显肾萎缩。

②肾皮质变薄，皮髓质比例失常，分界模糊；髓质内出现散在分布的小无回声区(“囊泡化”)。

③肾皮质回声增高，肾包膜不光滑，肾与周围组织分界欠清晰。

④彩色多普勒显示肾血流减少，呈低灌流特征。频谱多普勒显示高阻力动脉频谱，一般阻力指数 (RI) ＞ 0.7，病变程度越重，阻力指数越高。

(2) 病因为多囊肾、肾结核、梗阻性肾病时，具有原发病的声像图改变。

3. 超声检查注意事项

(1) 超声可通过观察肾脏和肾外病变，对急性肾功能衰竭的病因做出诊断。但是，声像图无异常表现者，并不能完全排除肾源性急性肾功能衰竭，必须进一步结合病史判断。

(2) 超声可通过观察肾脏形态和血流动力学，评估慢性肾功能衰竭患者的肾脏损害程度，估测预后。肾脏体积越小，内部结构越不清晰，肾内彩色血流信号越少，以及肾动脉阻力指数越高，提示损害程度越重，预后越差。

(3) 通过观察肾体积、皮质厚度及血流动力学情况鉴别急、慢性肾功能衰竭。

(4) 超声引导下穿刺活检是肾功能衰竭病因诊断的金标准。

八、肾外伤

（一）概述

肾脏外伤是指因暴力侵袭、强烈肌肉收缩、锐器刺伤等原因所致的肾脏损害。根据损伤程度分为肾挫伤、肾部分裂伤、肾全层裂伤、肾蒂损伤。

临床主要表现为伤侧腰腹部肿胀，疼痛或强直，约 80% 的患者出现不同程度的镜下血尿或肉眼血尿。外伤程度较重者，可出现休克 6 如果肾脏大血管严重撕裂，可迅速致死。

（二）声像图特点

(1) 肾不同程度增大，甚至形态失常。

(2) 肾被膜下出现无回声区，被膜裂伤时出现肾周血肿。

(3) 肾实质损伤，局部肾实质出现低回声、无回声或混合回声，边界不清，形态不规则。

(4) 肾蒂损伤可于肾门处、肾周围、腹膜后出现无回声区。

（三）超声检查注意事项

对可疑肾外伤患者，肾内仅显示模糊不清的低回声，而难以确诊者，需动态观察。

九、肾血管病变

（一）肾动脉狭窄

1. 概述

肾动脉狭窄多指肾动脉主干及其分支的狭窄，约 93% 的病变位于肾动脉主干，尤其为动脉主干的近 1/3 处。狭窄可因血管病变，如血管炎、粥样硬化等引起。肾动脉狭窄临床以高血压症状就诊。

2. 声像图特点

(1) 肾动脉狭窄多发生在一侧肾脏，病变侧肾脏形态结构回声无特征性改变。肾门处肾主动脉内径小于 0.5cm。

(2) 彩色多普勒显示狭窄段肾动脉血流束较细，呈花色明亮湍流色彩，频谱多普勒可测及高速喷射性湍流频谱。当管腔狭窄超过 50% ～ 60% 时，收缩期峰值流速≥ 180cm/s，且频带明显增宽，收缩期峰值流速与邻近腹主动脉的收缩期峰值速度之比大于 3.5；肾内小动脉频谱变为三角形、圆顶形或平坦形等，加速时间延长，多大于 0.07s，加速度减小，多小于 300cm/s，阻力指数减低，多小于 0.5。

3. 超声检查注意事项

(1) 超声对于内径减少≥ 60% 的肾动脉狭窄的诊断价值是肯定的，但由于受探测成功率、副肾动脉、狭窄程度等影响，超声检查存在不足，因此超声可作为本病造影前的筛查工具，而肾动脉造影是诊断本病的金标准。

(2) 与肾动脉先天发育细小鉴别：后者患侧肾小，但肾脏形态和内部结构无异常；肾内血流分布、动静脉血管波形及血流参数均正常。

(3) 与肾动静脉瘘鉴别：后者肾脏形态大小大多正常，肾内可见无回声区，彩色多普勒显示有花色血流，频谱多普勒测及湍流频谱，供血动脉呈高速低阻波形，肾内静脉可及动脉样频谱。

(二)左肾静脉压迫综合征(胡桃夹现象)

1. 概述

左肾静脉压迫综合征也称胡桃夹现象，是指左肾静脉入下腔静脉的行程中，因走行于腹主动脉和肠系膜上动脉之间受挤压，引起肾静脉压力增高，输尿管周围静脉及性腺静脉侧支循环形成。好发于青少年、体形瘦长者。

临床主要症状为无症状肉眼血尿，直立性蛋白尿等，立位和脊柱后伸位或运动后加重，卧位或休息时可减轻，尿中红白细胞形态检查属非肾小球源性。

2. 声像图特点

(1) 走行于腹主动脉与肠系膜上动脉夹角内的左肾静脉内径明显变窄，而其左侧受压前的肾静脉明显扩张(图 7-4)。

(2) 仰卧位左肾静脉扩张部内径比狭窄部内径宽 2 倍以上(图 7-4)，脊柱后伸位 20 分钟左右，左肾静脉受压更明显，扩张部内径比狭窄部内径宽 4 倍以上。

(3) 左肾静脉受压狭窄段显示花色血流，频谱多普勒局部测及较高速血流，而左肾静脉远端血管扩张段(既受压前)血流速度明显减慢，尤其收缩期更低，到舒张期血流速度略增块，在整个舒张期呈平台状血流频谱曲线。

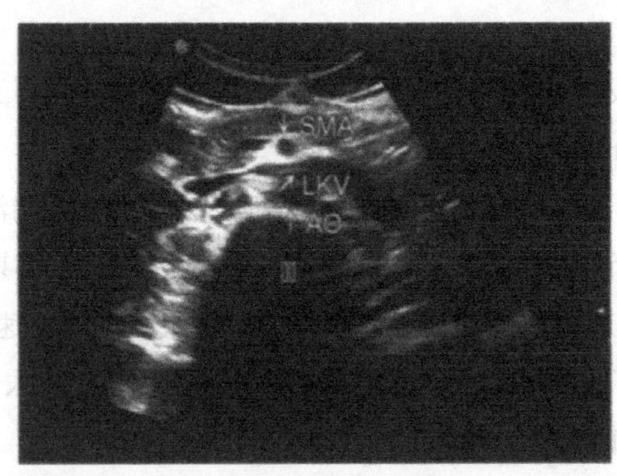

图 7-4　腹主动脉与肠系膜上动脉夹角内的左肾静脉内径明显变窄(箭头)；受压前肾静脉扩张(LKV)
SMA：肠系膜上动脉 AO：腹主动脉 LKV：左肾静脉

(三)肾动静脉瘘

1. 概述

肾动静脉瘘的常见病因有：肾肿瘤、创伤、炎症、动脉粥样硬化及先天性发育异常等。肾创伤多由于枪弹伤、刺伤、经皮穿刺肾活检及肾盂切开取石等引起；肾切除术后也可并发肾动静脉瘘先天性肾动静脉瘘，在动静脉之间存在大量细小的蔓状交通支，多见于肾实质内。后天性肾动静脉瘘，在动、静脉之间交通支多为单个，病变在肾内也可能在肾门附近。临床上表现为血尿、舒张压升高和充血性心力衰竭，腹部可闻及血管杂音。

2. 声像图特点

(1) 肾内或肾门见瘤样扩张的血管。如果肾动静脉瘘的瘘口发生在肾血管主干上，且瘘口较大，声像图上能直接显示；相反则难以辨认瘘口。

(2) 彩色多普勒显示瘘口处血流呈“镶嵌”样，瘤样扩张的血管内血流呈涡流。

(3) 频谱多普勒显示供血动脉频谱呈高速低阻型血流波形(与相邻正常动脉相比较)，静脉内见动脉样血流频谱。

3. 超声检查注意事项

当肾内显示无回声区时，需彩色多普勒检查，除外囊肿、肾动脉瘤、肾动静脉瘘等疾病。

第二节　输尿管超声

一、输尿管扩张

(一) 概述

输尿管扩张是一种因尿路梗阻，尿液排出受阻，尿液潴留于输尿管中的现象，多种原因与疾病均可引起。导致其积水扩张的梗阻部位有输尿管本身、输尿管膀胱连接处、膀胱颈及尿道。常见于下列几种情况：

1. 输尿管腔内梗阻

如输尿管结石、输尿管炎、输尿管狭窄、输尿管肿瘤等。

2. 输尿管外侧受压引起的梗阻

如下腔静脉后输尿管、髂动脉后输尿管、输尿管周围组织肿瘤等。

3. 输尿管膀胱连接处梗阻

如输尿管口囊肿、输尿管开口异位等。

4. 膀胱的梗阻

如膀胱结石、膀胱肿瘤、膀胱憩室、膀胱异物等。

5. 尿道的梗阻

如老年前列腺增生、尿道结石、尿道肿物、尿道狭窄、尿道瓣膜等。

(二) 声像图特点

(1) 输尿管纵切面呈两条平行带状回声，其间为无回声区，内径＞0.5cm(图 7-5)；横切面呈圆形，动态观察，可见蠕动。

(2) 轻度者呈纤细管状结构，重度者呈迂曲囊状结构。

(三) 超声检查注意事项

(1) 输尿管扩张可发生于单侧，也可双侧发生。若双侧输尿管扩张，应考虑梗阻部位在膀胱以下 (包括膀胱)，对超声检查有指导意义。

(2) 超声检查不但能提示梗阻部位，还可结合声像图特点提示梗阻原因，如结石、肿瘤、狭窄等所致的输尿管扩张。

(3) 肠气干扰明显时，输尿管全程显示较困难，超声检查有一定局限性，需结合其他检查。

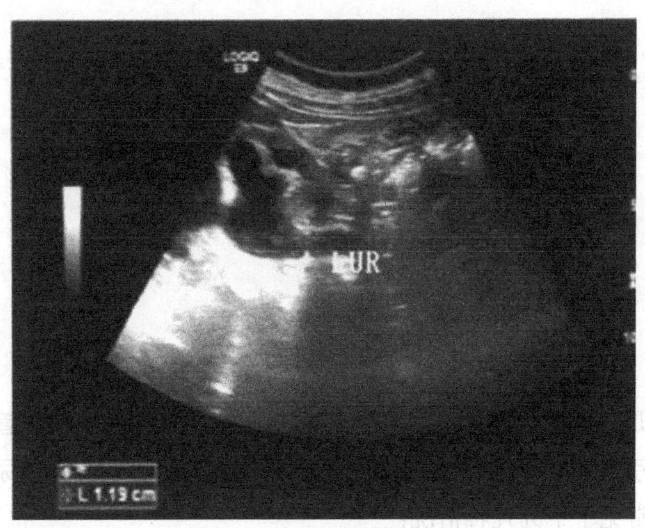

图 7-5　左侧输尿管积水 (LUR)

二、输尿管结石

(一) 概述

主要是肾脏内结石排出时，滞留于输尿管所致。肾绞痛和镜下血尿是输尿管结石的主要临床表现，结石长期滞留于输尿管可致梗阻和继发感染。

(二) 声像图特点

(1) 输尿管腔内见团块或斑点状强回声，后伴声影。

(2) 结石以上输尿管及肾盂可见扩张。

(3) 结石后方显示彩色多普勒快闪伪像。

三、输尿管囊肿

(一) 概述

输尿管囊肿是一种先天性异常，输尿管口向膀胱腔膨出呈囊肿状，壁薄。随着输尿管蠕动，尿液进入囊肿，使囊肿膨大；在输尿管蠕动间歇期，囊内尿液自囊肿的狭小出口缓慢流出，囊肿回缩，形成有节律性的膨大和缩小改变。囊肿由于尿液缘故渐增大，可引起同侧肾、输尿管积水，常并发囊肿内结石。囊肿大到影响排尿时，也可致对侧肾、输尿管积水。

早期可无症状，晚期出现排尿困难、尿潴留，合并结石时出现血尿。

（二）声像图特点

(1) 膀胱三角区出现圆形囊肿，囊壁为纤薄回声，有膨大与缩小节律性改变。4cm 以上大囊肿，此种改变不明显。

(2) 囊肿多形态规则，透声好；巨大囊肿，形态不规则；增加腹压时，囊腔可突然增大。

(3) 常合并囊肿内结石强回声团，后伴声影。

(4) 输尿管失代偿时，同侧肾或双侧肾出现肾盂积水征象。

（三）超声检查注意事项

1. 与输尿管肿瘤鉴别

可发生在输尿管的任何部位，肿块以实性多见，肿块以上的输尿管可表现扩张。

2. 与膀胱憩室鉴别

膀胱憩室可呈现“一大一小两个膀胱”，两者之间相通，膀胱高度充盈时，小腔可增大，排尿后缩小。

3. 与输尿管憩室鉴别

系输尿管局限性突出，突出部位多在输尿管与膀胱交界处附近。可继发尿潴留、感染和结石。

4. 与输尿管脱垂鉴别

输尿管先天性过长或过度收缩，管壁结构松弛。超声显示膀胱三角一侧或两侧输尿管口处有突出物体，表面光滑，回声偏低，中央部有较深的切迹，而不形成囊肿轮廓。

四、输尿管狭窄

（一）概述

输尿管狭窄病因病理不明，可由多种疾病引起，多为先天性肾盂输尿管连接部或输尿管膀胱交界处狭窄。本病小儿多见。

临床主要症状是腰痛、下腹痛。继发感染时，可出现发热和膀胱刺激症状。

（二）声像图特点

(1) 患侧肾脏增大，肾盂肾盏均扩张，肾盂无回声区到肾盂输尿管连接部突然中断呈一盲端或向下延伸逐渐变窄，其外型呈“烟斗”状，输尿管管壁回声增厚增强。

(2) 狭窄段部位的距离与肾盂越近，时间越长，肾盂和近端输尿管扩张的程度越重。部分产重狭窄病例，有时很难显示狭窄部位，仅表现为重度肾积水。

(3) 继发性输尿管狭窄的声像图表现因病因不同而有所差别。结核或炎症所引起的狭窄，狭窄管腔不规则，管壁增厚不均匀；绝大多数同时有肾脏和膀胱病变。输尿管肿瘤或其他部位肿瘤侵蚀或压迫输尿管引起的狭窄，局部能显示肿瘤团块回声。

(三) 超声检查注意事项

(1) 超声显示肾积水后，追踪扫查输尿管中断的位置，并仔细观察寻找梗阻病因，未发现引起输尿管梗阻的后天性病变时，方可考虑为输尿管狭窄。但是声像图很难与肾盂高位出口或异位血管压迫相鉴别。

(2) 对输尿管腹段或盆段狭窄的诊断更应慎重，需仔细扫查，排除输尿管结石、输尿管肿瘤或突入膀胱腔的输尿管囊肿等病变后，方可考虑输尿管狭窄的可能。进一步确诊需行静脉或逆行尿路造影检查。

五、输尿管癌

(一) 概述

输尿管癌多为输尿管移行上皮癌，多发生于中下段，呈乳头状或非乳头状。因输尿管的管壁较薄，管腔又细的特点，肿瘤易侵犯肌层，向内易于形成梗阻，向外易于浸润、转移。

临床主要症状反复发作的无痛性血尿。

(二) 声像图特点

(1) 输尿管腔内或管壁显示实性肿物，呈低回声或等回声。

(2) 局部输尿管管壁增厚，与肿物无分界，输尿管管壁回声连续性中断。

(3) 病变近端肾盂和输尿管扩张。

第三节　肾上腺超声

一、肾上腺皮质增生

(一) 概述

肾上腺皮质增生是由于肾上腺长期分泌过量所致。为双侧病变，可发生于任何年龄，

20 ～ 40 岁多见，女多于男，多是因为垂体前叶分泌过量的促肾上腺皮质激素所致，临床上称为库欣综合征，主要症状为向心性肥胖 (满月脸、水牛背)、皮肤紫纹、多毛等；其次为肾上腺性征异常症，表现为性早熟，第二性征向异性方向发展，出现男性女性化或女性男性化，先天性者可有假两性畸形。肾上腺呈结节性增生者，可引起醛固酮症，表现为周期性肌无力或麻痹、高血压及多尿三大症状；患者消瘦，有低血钾、高尿钾、碱中毒等水、电解质紊乱的表现。

(二) 声像图特点

(1) 双侧肾上腺弥漫性增大，各个侧翼明显变厚、增大，通常厚度超过 0.8cm(正常肾上腺厚度 0.2 ～ 0.6cm)，其声像图倒 V、倒 Y、三叶草等形态变成卵圆形或三角形。

(2) 有时可见增大的肾上腺内有微小低回声区。

(三) 超声检查注意事项

1. 与正常肾上腺鉴别

后者厚度小于 0.8cm，不超过同一扫描切面膈肌脚的最大部分；肾上腺各个扫描切面的形态无改变。

2. 肾上腺皮质结节样增生与皮质腺瘤鉴别

后者多为单侧、单发性病变，并呈边界清晰的低回声结节，与外周正常肾上腺组织有较明显的分界，且功能性的腺瘤常伴有对侧肾上腺萎缩，易与增生区别。

二、肾上腺皮质腺瘤

(一) 概述

分为功能性和无功能性两类。功能性腺瘤 80% ～ 90% 伴醛固酮增多症，又称醛固酮瘤；10% ～ 20% 伴皮质醇增多症，又称皮质醇瘤；5% 伴肾上腺性征异常综合征，也称性激素瘤。无功能性腺瘤较少见。肾上腺皮质腺瘤有恶变的倾向。

无功能性腺瘤临床无症状，多在体检时发现。功能性腺瘤类型不同引起的症状不同。皮质醇瘤临床症状有：向心性肥胖 (满月脸、水牛背)、皮肤紫纹、多毛、骨质疏松等，绝大多数有高血压及性功能改变；醛固酮瘤临床表现为高血压、周期性肌无力或麻痹、多尿三大症状。

(二) 声像图特点

(1) 肾上腺区圆形或椭圆形实性团块，直径多小于 5cm，边缘回声高而光整。

(2) 病灶内部回声低而均匀，后方回声衰减不明显。

(3) 功能性皮质腺瘤者对侧肾上腺萎缩，无功能性皮质腺瘤者对侧肾上腺正常。

（三）超声检查注意事项

1. 与嗜铬细胞瘤鉴别

后者肿瘤大小悬殊，多大于 5.0cm，回声不均，多以偏强回声为主，易囊性变及钙化。

2. 与肾上极肿瘤鉴别

肾上极的小肿瘤突出肾被膜生长时，声像图也可表现为肾上腺区低回声团块，但多断面扫查发现其与肾脏无分界，站立或呼气末与肾上腺分离而不与肾脏分离。彩色多普勒显示其内血供来自肾脏。

三、肾上腺嗜铬细胞瘤

（一）概述

肾上腺嗜铬细胞瘤主要是肾上腺髓质的肿瘤，约占 90%，其余 10% 发生在肾上腺外的交感神经系统内，常见部位有颈动脉体、主动脉旁的交感神经节、嗜铬体等组织内，亦偶见于膀胱壁、脾脏、卵巢、睾丸等处。绝大多数为单侧，右侧多于左侧。

嗜铬细胞瘤临床表现复杂，主要是儿茶酚胺分泌增多引起的高血压和代谢改变。由于肿瘤间歇或持续分泌儿茶酚胺，高血压表现为阵发性或持续性，常伴头痛、多汗、面色苍白、心悸等症状，发作后又可出现低血压，甚至休克；患者代谢水平增高，血糖可能升高，也可出现库欣综合征等。大部分病例是通过尿中儿茶酚胺及其代谢产物确诊。

（二）声像图特点

(1) 肾上腺区圆形或椭圆形实性团块，直径多为 3 ～ 5cm，大小悬殊，可小至不足 1cm，大至数十厘米，包膜回声高而光整，与肾包膜回声构成“海鸥”征。

(2) 内部回声与大小有关，小的肿瘤回声低而均匀，肿瘤较大时，内部回声增高，或呈杂乱的混合回声，内部常有不规则无回声区（图 7-6）。

(3) 恶性嗜铬细胞瘤包膜回声不完整，周围组织有浸润，内脏可能显示有转移病灶。

(4) 异位嗜铬细胞瘤常导致发生部位组织形态或结构回声的改变。

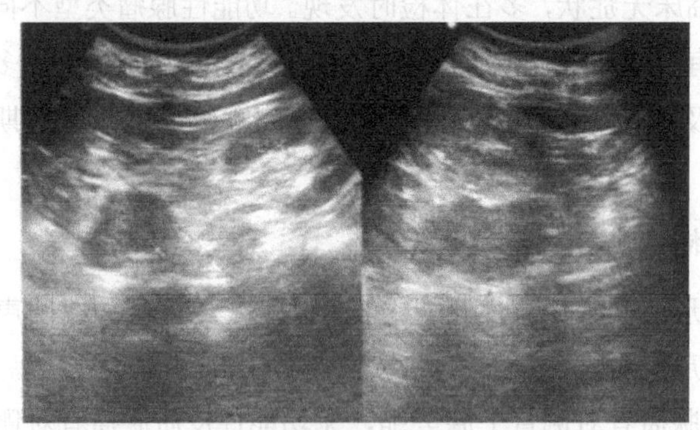

图 7-6　嗜铬细胞瘤出血囊性变（箭头示）

（三）超声检查注意事项

1. 与肾上腺转移癌鉴别

后者无内分泌功能，常能找到原发灶。

2. 与恶性嗜铬细胞瘤鉴别

后者瘤体大，呈不规则分叶状，回声不均匀，肿瘤常侵犯周围组织。无侵犯时不易鉴别。

四、肾上腺皮质腺癌

（一）概述

原发性肾上腺皮质癌罕见，可发生于皮质的任何一层。绝大多数为腺癌，呈单侧，孤立性，大小不等，多数直径在 3cm 以上；外形呈圆形、椭圆形或分叶状，表面凹凸不平，有的有包膜，切面可见出血及坏死区，少数有钙化。癌瘤容易侵犯肾上腺静脉、下腔静脉，发生肺、肝、脑转移。原发性皮质腺癌也有功能性和无功能性之分，大多数为功能性肿瘤，常表现为皮质醇增多症和肾上腺性征异常。特别是小儿有皮质醇症状或男性患者女性化者，更应警惕功能性皮质腺癌。功能性皮质腺癌也有引起醛固酮症和性早熟，但少见。功能性皮质腺癌的远处转移癌也同时有功能，致使原发肿瘤切除后临床症状仍存在。功能性皮质腺癌临床症状出现早，容易早期发现，所以体积相对较小；而无功能性皮质腺癌较少见，早期无临床症状，常在肿瘤较大时或转移后才就诊。

（二）声像图特点

(1) 肾上腺区圆形、椭圆形或分叶状团块，边界不整齐。

(2) 肿瘤较小时，内部回声常均匀。

(3) 瘤体较大时内部回声多样、复杂，有局限的或散在的低回声、无回声或强回声区，为坏死、出血或钙化。

(4) 肿瘤表现为分叶状时，恶性程度大。

（三）超声检查注意事项

1. 与肾上腺邻近脏器肿瘤鉴别

需全方位的扫查判定肿瘤的确切位置，肾上腺皮质腺癌多局限于肾上极前上方。瘤体与外周器官的边界、活动范围及受压的方向等都可作为鉴别的依据。

2. 与肾上腺嗜铬细胞瘤鉴别

后者边界清晰、规则且呈强回声光带，其与肾包膜回声构成典型的“海鸥”征，此为肿瘤的特征性表现。再结合相关临床表现，易与鉴别。

五、肾上腺转移癌

（一）概述

肾上腺转移癌较常见。是继肺、肝、骨之后第四位常见转移部位。转移至肾上腺最常见的原发肿瘤是肺癌 (60%)、乳腺癌 (30%)。肿瘤大小不定，50% 以上为双侧。多数仅表现为原发肿瘤的临床症状，当瘤体较大时，才出现肾上腺占位的表现，如腰痛，腹部包块等，患者多无内分泌症状，少数因腺体破坏而导致肾上腺功能低下。

（二）声像图特点

(1) 肾上腺区圆形或椭圆形实性团块，大小不等，边界清。

(2) 病灶内部回声低，偶可因癌肿坏死出现无回声区。

(3) 彩色多普勒显示瘤体内血供不丰富。

（三）超声检查注意事项

1. 与肾上腺腺瘤鉴别

后者常为单侧发生，肿瘤一般不超过 5cm，圆形，边缘光滑完整。必要时穿刺活检。

2. 与嗜铬细胞瘤鉴别

后者多为单侧，双侧者常并发多发性内分泌瘤，常有高血压及血儿茶酚胺增高，肿瘤的形态学表现与转移癌难以鉴别。

六、肾上腺囊肿

（一）概述

一般无明显症状或仅有患侧腰部酸胀感。囊肿增大时，同侧肾被推移向下方，且肾上极被推向外侧，使肾轴向改变，临床上常因 X 线平片或尿路造影中肾位置改变而引起注意，或偶然超声探测发现。

（二）声像图特点

从囊肿的澄清程度和囊壁有无钙化分为下述三种：

1. 单纯囊肿型

肾上腺区出现圆形或类圆形无回声区，囊壁薄，后方回声增强。

2. 囊内散在光点型

肾上腺区出现圆形或类圆形低回声区，内有许多细小回声，随体位改变而飘动。囊壁薄，后方回声增强。

3. 囊壁钙化型

肾上腺区圆形或类圆形无回声区，囊壁回声粗厚明亮，前壁回声尤甚，后壁回声不如前壁回声明亮，后方回声不增强或有声衰减。

第四节　膀胱超声

一、解剖

膀胱是储存尿液的器官，其形状、大小、位置及壁的厚度随尿液充盈的程度而异。正常成年人的膀胱容量为 350 ～ 500mL。膀胱空虚时呈三棱锥体形，充盈时呈椭圆形，膀胱分尖、体、底、颈四部分，膀胱尖部朝向前上方，膀胱底部朝向后下方，尖部与底部之间为膀胱体部，膀胱颈部位于膀胱的最下方，与男性前列腺及女性盆膈相连。男性膀胱位于直肠、精囊和输尿管的前方，女性膀胱位于子宫的前下方和阴道上部的前方。

膀胱壁自内向外由黏膜层、黏膜下层、肌层、浆膜层构成，肌层较厚，肌束间结缔组织和副交感神经纤维丰富。肌纤维相互交错，可分为内纵、中环和外纵三层；在尿道内口处，中层肌纤维增厚形成括约肌。膀胱内壁覆有黏膜，正常膀胱排空时壁厚约 3mm，充盈时壁厚约 1mm。

当膀胱收缩时，黏膜聚集成皱襞称膀胱壁。而在膀胱的底部，左、右输尿管口和尿道内口间的三角形区域，膀胱黏膜与肌层紧密，缺少黏膜下层组织，无论膀胱充盈或是空虚，始终保持平滑，此区称膀胱三角，是肿瘤、结核和炎症的好发部位。

二、生理功能

膀胱的生理功能是储存尿液和周期性排尿。正常人在每次排尿后，膀胱内并非完全空虚，一般还有少量尿液残留，称为残余尿。正常成人的残余尿量约 10 ～ 15mL。

三、仪器条件及检查前准备

（一）仪器条件

膀胱超声检查，要根据不同的探测途径，选择不同的探头。经腹探测探头类型首选凸阵，经尿道或经直肠探测时，需选取专用的体腔内探头。

(1) 经腹壁探测探头首选凸阵探头，成人常用的探头频率为 3.0 ～ 5.0MHz，儿童常用的探头频率为 5.0MHz。

(2) 经直肠探测选用双平面直肠探头或端射式直肠探头，探头频率为 4.0 ～ 9.0MHz。

(3) 经尿道探测选用微探头导管超声，探头频率为 7.5 ～ 12.5MHz。

（二）检查方法

(1) 经腹壁扫查患者仰卧位，探头置于耻骨联合上方，探头纵向置于以腹正中线为基准依次左右侧动，行一系列纵向扫查；然后探头旋转 90°，做膀胱横向扫查，除此之外，还可做一系列的斜向扫查以防止遗漏。

(2) 经直肠扫查检查前排清大便，检查时患者取膝胸位、截石位或左侧卧位。检查时在探头表面涂以少量耦合剂，然后外裹一个消毒隔离套，外涂以耦合剂，插入肛门由浅而深缓缓顺时针或逆时针旋转，可获得以直肠为轴心的一系列膀胱横断面图像，经直肠探测，主要观察膀胱三角区。

(3) 经尿道扫查法会阴部消毒、麻醉、铺无菌巾后，先作膀胱镜检查，然后取出膀胱镜，换装超声探头，膀胱适量注水后，自外向里作 360° 径向扫查，便可获得膀胱系列横断面图像。

四、正常超声表现和正常测值

（一）正常声像图

正常超声正常膀胱充盈时，膀胱壁呈光滑带状回声，厚度 0.1 ～ 0.3cm，膀胱内尿液呈无回声，膀胱形态随尿液充盈情况而变化 (图 7-7)。

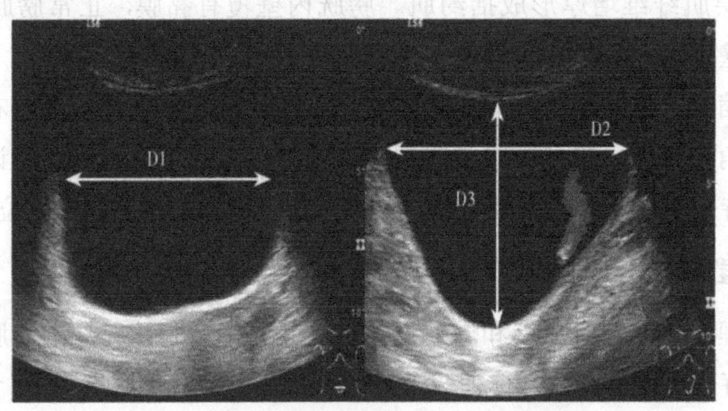

图 7-7　正常膀胱及膀胱测量声像图

D1，上下径；D2，前后径；D3，左右径

（二）膀胱容量测定

膀胱容量指受检者有尿意、急于排尿时，膀胱所能容纳的尿量。一般在腹中线处取膀胱的纵断面，测其上下径 (D1) 与前后径 (D2)，然后将探头横置，取膀胱的最大横断面，测量左右径 (D3)，通常按容积公式计算：V(mL)=0.52×D1(cm)×D2(cm)×D3(cm)。正常人膀胱容量约 250 ～ 400mL(图 6-7)。

（三）残余尿量测定

残余尿量指排尿后未能排出而存留在膀胱内的尿量。残余尿量应在排尿后立即测量。

正常情况下残余尿量少于 10mL。

五、膀胱常见疾病

（一）膀胱肿瘤

膀胱肿瘤是泌尿系统中最常见的肿瘤，发病率在男性泌尿生殖器肿瘤中仅次于前列腺癌，男性发病率明显较女性高，多见于 40 岁以上的成年人。病理上膀胱肿瘤分为上皮细胞性和非上皮细胞性两类。非上皮性肿瘤仅占 2%，而上皮细胞性肿瘤中又以移行上皮乳头状癌最多见，其余为鳞状细胞癌和腺癌。非上皮性肿瘤较少见，包括肉瘤、血管瘤、纤维瘤、嗜铬细胞瘤和畸胎瘤等。膀胱肿瘤发病部位在膀胱侧壁及后壁最多，其次为三角区和顶部，其发生可为多中心。膀胱肿瘤可先后或同时伴有肾盂、输尿管、尿道肿瘤。

血尿为膀胱癌最常见的首发症状，85% 的患者可出现反复发作的无痛性间歇性肉眼血尿。出血量可多可少，严重时带有血块。肿瘤组织脱落、肿瘤本身以及血块阻塞膀胱内口处可引起排尿困难，甚至出现尿潴留。癌肿浸润、坏死及感染和凝血块可产生尿频、尿急、尿痛的刺激症状。膀胱肿瘤侵及输尿管口时，会引起肾盂及输尿管积水，甚至感染，而引起不同程度的腰酸、腰痛症状，如双侧输尿管口受累，可发生急性肾功能衰竭症状。此外，膀胱肿瘤晚期可出现恶心、食欲不振、发热、消瘦、贫血等恶病质表现，如转移到盆腔、腹膜后腔或直肠，可引起腰痛、下腹痛放射到会阴部或大腿以及直肠刺激等症状。国际抗癌联盟提出根据肿瘤大小、淋巴结受累数目和有无转移并结合手术及病理检查来确定肿瘤的 TNM 分期。

超声诊断膀胱肿瘤是临床首选的一种无创检查方法，相比膀胱镜检查，超声不受肉眼血尿和尿道狭窄等因素的限制，能够较好的观察膀胱镜容易遗漏的地方，并能对膀胱肿瘤进行分期；同时还能显示盆腔淋巴结转移的情况，是膀胱镜检查的良好补充。但超声对地毯样早期肿瘤以及 3mm 以下的肿瘤容易漏诊。

1. 超声表现

常见的膀胱肿瘤超声表现多为向膀胱腔内凸出的膀胱壁肿块，呈乳头状或菜花状，中等回声或高回声，肿块基底部与膀胱壁相连，基底部可宽可窄。彩色血流图显示肿瘤的基底部有彩色动脉血流进入肿瘤。膀胱移行上皮乳头状瘤或分化较好的移行上皮乳头状癌呈中高回声的乳头状或菜花状肿块，肿块向膀胱腔内突起，膀胱肌层回声未受破坏，分化较差的乳头状癌、膀胱鳞状细胞癌及腺癌则基底较宽，肿块向肌层侵犯，肿块附着处膀胱壁层次不清。

根据声像图中移行上皮乳头状癌向膀胱壁侵犯的深度和肿瘤基底宽度的程度，可估计肿瘤的性质并作出分期。T1 期的肿块偏小，呈乳头状，多有蒂，边界清楚，膀胱壁局部增厚，黏膜连续性破坏，肌层回声无中断；T2 期的肿块较大，形态不规则，呈菜花样或乳头状，基底部较宽，与肌层界限不清；T3 期的肿块侵犯肌层深部，膀胱充盈时肿块多向膀胱外隆起；T4 期的肿块膀胱外界膜界限不清。

2. 鉴别诊断

(1) 膀胱肿瘤与膀胱结石的鉴别：膀胱肿瘤呈中低回声，当表面坏死伴钙化时也可表现为强回声后伴声影，此时要与膀胱结石鉴别，鉴别要点是：改变体位时，肿瘤钙化灶不能沿重力方向移动，而膀胱结石会沿重力方向移动；此外膀胱肿瘤内可有血流信号。

(2) 膀胱肿瘤与凝血块的鉴别：膀胱内凝血块可随着体位的变化而移动，内部没有血流信号，而膀胱肿瘤不会随体位变化移动，内部可有血流信号。

3. 检查要点及注意事项

检查膀胱肿瘤的部位、大小、形态及数量，测量肿瘤基底或蒂的宽度，观察肿瘤附着处膀胱壁的连续性和完整性、肿瘤对膀胱周围脏器侵犯的情况，估测肿瘤的分期注意采用多角度多切面探测手法，减少对膀胱小肿瘤的遗漏，在发现膀胱肿瘤的同时应探测肾及输尿管，排除肾盂和输尿管肿瘤的存在。

（二）膀胱结石

膀胱结石多由尿路梗阻继发形成，梗阻病因如前列腺增生、尿道狭窄、膀胱憩室等疾病继发形成；也可由肾或输尿管结石排入膀胱所致，膀胱结石临床表现为尿痛、尿急、尿频、血尿、排尿困难等症状。男性膀胱结石发病率远高于女性。同肾结石一样，超声能显示 X 线平片和 CT 不能显示的透光性结石，并能检出 0.5cm 或更小的小结石，是对放射诊断的一个补充。

1. 超声表现

膀胱结石超声表现为膀胱内多发或单发的弧形强回声，后方伴声影，转动身体时，结石会随体位改变而向重力方向移动或滚动。

2. 鉴别诊断

(1) 膀胱内凝血块：膀胱内凝血块呈片状或无特定形态的强回声，后方无声影，变换体位时形态会改变，而膀胱结石除了泥沙样结石，形态不会发生改变。

(2) 膀胱内肿瘤钙化灶：见本章膀胱肿瘤的鉴别诊断。

3. 探测要点及注意事项

探测结石的大小及数量，观察结石随体位变化而移动的情况注意区分膀胱结石和肿瘤表面钙化或其他膀胱内病变。

（三）膀胱憩室

膀胱憩室多为膀胱颈或后尿道梗阻引起，是一种膀胱壁局部向外膨出的疾病，先天性膀胱憩室较为少见，体积较小的膀胱憩室可无临床症状，体积较大的膀胱憩室则会引起排尿不畅或膀胱排空后因憩室内尿液流入膀胱引起再次排尿的现象，临床上膀胱镜检查只能看到憩室口，对憩室内情况难以显示，除非憩室口极大。超声检出膀胱憩室较容易，并可了解憩室内有无结石、肿瘤的存在。

1. 超声表现

膀胱憩室超声表现为膀胱壁周围囊状无回声区，通常发生在膀胱后壁及两侧壁，囊状无回声区与膀胱之间有憩室口相通。憩室口的大小不一，通常在 0.5 ～ 2.0cm 之间，憩室有大也有小，大的憩室比膀胱还大。憩室内有时可探及结石或肿瘤回声。

2. 鉴别诊断

(1) 卵巢囊肿：卵巢囊肿位于卵巢或盆腔内，也可表现为膀胱周围的无回声区，但不和膀胱相通，且排尿后大小也不会发生改变。

(2) 脐尿管囊肿：脐尿管囊肿由胚胎发育时期脐尿管没有完全闭锁而形成，病变位于膀胱顶部、脐与膀胱之间，呈椭圆形无回声区，边界清楚，不与膀胱相通。

3. 探测要点及注意事项

探测膀胱憩室的大小、数目，观察憩室随膀胱充盈及排空时大小的变化，注意憩室内有无肿瘤或结石等病变。

（四）膀胱异物

膀胱异物多是自己或他人经尿道逆行放入。医源性异物较少见，多有膀胱手术史。异物种类很多，如笔芯、塑料绳、发夹、硅胶管、小木条等。异物滞留于膀胱可引起出血或继发感染。异物所致的肉眼血尿患者，膀胱内血块的存留并不少见。

1. 超声表现

异物回声的强度及形态取决于异物的种类，可呈长管状、棒状、宽带状、圆弧形等，一般而言，异位回声偏强，金属异物多更强，且后方多有“彗星尾”出现。异物在膀胱内位置可随体位改变而变化，较长的异物因两端触及膀胱壁活动受限。

异物常伴膀胱内血块出现，膀胱无回声区内可见团块状、扁平状或絮状略强回声，其形态各异，大小不等，后方无声影；膀胱壁显示清晰完整。可随体位的变化，而发生位置改变，当探头加压有浮动感。

2. 鉴别诊断

膀胱内异物一般较易诊断，但若合并膀胱内出血则需要与膀胱肿瘤疾病，后者一般不能移动，彩色血流图可显示实性回声内血流信号。

3. 探测要点及注意事项

异物诊断要结合问诊，患者多能提供放入异物的种类。除了对异物的大小长短形态的探测之外，还要注意膀胱壁损伤的情况，观察膀胱壁的完整性和有无血凝块的形成。

（五）膀胱小梁小房

膀胱小梁小房多由尿路梗阻性疾病继发，如前列腺增生症、尿道狭窄、神经源膀胱、女性膀胱颈硬化等疾病。因长期尿路梗阻，尿液排出发生障碍，导致膀胱逼尿肌加强收缩，肌束代偿性肥厚，膀胱黏膜则呈梁状隆起和形成假憩室。增厚的膀胱壁高凹不平，高起处似“小梁”，凹陷处如“小房”。部分可见大小不一假憩室。

1. 超声表现

长期尿路梗阻，尤其是严重梗阻或神经源膀胱患者膀胱体积可增大，形态饱满变圆，膀胱壁增厚高凹不平且呈梁状突起，似呈梁、房样回声。部分可显示圆形或类圆形向外凸起的大小不等的无回声憩室。

此外，膀胱小梁小房的患者多伴有残余尿量增加，甚至会发生尿潴留的超声表现。

2. 鉴别诊断

膀胱小梁小房要与膀胱炎疾病鉴别。

(1) 急性膀胱炎其形态大小无异常。仅有膀胱内壁的粗糙及不同程度增厚，三角区增厚则更为明显，厚度多大于 3mm。增厚的膀胱壁可回声略减低。

(2) 慢性膀胱炎除具有急性膀胱炎的声像表现外，膀胱壁增厚、粗糙更趋明显。当炎症长期累及膀胱全层及其周围时，膀胱多呈圆形，体积缩小。

(3) 腺性膀胱炎病变多位于近膀胱三角区。结节隆起型表现为膀胱内壁见结节或乳头状隆起的强回声，形态多不规则，基底部多较窄小。局部壁厚型表现为膀胱内壁局部明显增厚，内回声多不均质，表面粗糙不平。病变基底部的长度大于增厚隆起的厚度，黏膜层及其深部组织多因受累而显示模糊。全壁增厚型表现为整个膀胱壁不同程度增厚，最厚者可达数厘米。

第五节　前列腺与精囊超声

一、概要

（一）解剖

1. 前列腺解剖

前列腺呈前后稍扁的栗子形，重约 8 ～ 20g，横径约 4cm，上下径约 3cm，前后径约 2cm。前列腺上端宽大，称为前列腺底部，邻接膀胱颈；下端尖细，称为前列腺尖部，位于尿生殖膈上方；底与尖之间的部分称为前列腺体部；底部与膀胱颈、精囊腺和输精管壶腹相邻，前方为耻骨联合，后方为直肠壶腹。前列腺体部的后面较平坦，在正中线上有一纵行浅沟，称为前列腺沟。男性尿道在底部穿入前列腺，经腺实质前部，由腺尖部穿出。前列腺表面有筋膜鞘包绕，称为前列腺囊。前列腺囊与前列腺之间有前列腺静脉丛。前列腺由腺组织和平滑肌组成，小儿前列腺较小，腺组织不明显，性成熟期腺组织迅速生长，中年后腺体逐渐退化，结缔组织增生，至老年时，常形成前列腺肥大。前列腺的被膜内有较多的弹性纤维和平滑肌，这些成分可伸入腺内，组成前列腺的支架，前列腺的实质由30～50个管泡状腺体组成，共有15～30条导管开口于尿道精阜的两侧，按腺体的分布，可分成黏膜腺、黏膜下腺和主腺。前列腺的排泄管开口于尿道前列腺部的后壁。

2. 前列腺的分区

前列腺传统上分为前叶、中叶、后叶和左右侧叶。“五叶”分法中，前叶体积很小，位于尿道前方、两侧叶之间，临床上无重要意义；中叶位于尿道后方，呈楔形，是两射精管及尿道之间的腺体组织；两侧叶紧贴尿道侧壁，位于后叶侧部前方，前叶和中叶的两侧；后叶位于射精管、中叶和两侧叶的后方。

在组织切片上，前列腺可分为两个明显不同的腺区。据此，又可将前列腺分为内腺区和外腺区。外腺较大，构成前列腺的主要部分，内腺则集中在尿道黏膜和黏膜下层，环绕于尿道前列腺部的周围。内腺对雌雄激素均敏感，是前列腺增生好发的部位，外腺只对雄激素敏感，是前列腺肿瘤和炎症好发的部位。

McNeal 把前列腺的腺体组织划分为中央区、外周区和移行区。两个射精管和尿道内口至精阜之间的前列腺组织为中央区，呈圆锥状，约占前列腺体积的25%；中央区周围的组织为外周区，约占70%，两区合占约前列腺体积的95%；中央区与外周区之间有明显的界限，中央区腺管分支复杂，细而密，上皮细胞密集；外周区腺管分支粗而简单，上皮细胞较稀疏。移行区位于精阜之上、尿道周围，约占前列腺体积的5%。临床上周缘区是前列腺癌的好发部位；移行区是前列腺增生的好发部位。此外，前列腺的非腺体组织称为前纤维肌肉基质区，一般不发生病变。

3. 精囊解剖

精囊又称精囊腺，是一对呈长圆形的囊状结构，长约3.0～5.0cm，宽约1.0～2.0cm。精囊位于前列腺底部的后上方、输精管壶腹的外侧、膀胱底与直肠之间，精囊与直肠之间有筋膜分隔。成人精囊由迂曲的腺囊或腺管构成，表面凹凸不平，精囊上端膨大部为精囊腺底；下端细小，为精囊腺的排泄管，与输精管壶腹末端汇合成射精管，穿过前列腺，开口于精阜。

精囊腺由黏膜、肌层和外膜构成。黏膜的皱折众多呈蜂窝状。皱折间有陷窝或小腔通入中央的大腔，但在切面上，这些腔隙和陷窝是彼此分隔且轮廓不规则的。

（二）前列腺及精囊生理学

1. 前列腺的生理功能

前列腺内布满大量的神经网和神经末梢，能够激发性冲动和性兴奋。前列腺实质内有两条射精管穿过，当射精时，前列腺和精囊腺的肌肉收缩，可将输精管和精囊腺中的内容物经射精管压入后尿道，进而排出体外。前列腺液是前列腺的分泌物，每日分泌量约为 0.5 ～ 2mL，它的分泌受雄性激素的控制，是精液的重要组成成分，约占射出精液量的 10% ～ 30%。前列腺液中含有高浓度的锌离子、酸性磷酸酶和蛋白等，这些成分能够促使精液液化，激发精子活力，帮助精子和卵细胞能够顺利结合。前列腺内含有丰富的 5α- 还原酶，可将睾酮转化为更有生理活性的双氢睾酮，因此前列腺还具有一定的内分泌功能。

此外，前列腺包绕尿道，与膀胱颈紧邻，其环状平滑肌纤维围绕尿道前列腺部，参与构成尿道内括约肌，从而对控尿起到重要的作用。

2. 精囊的生理功能

精囊的生理功能主要是分泌和储存呈弱碱性的精囊液，这种液体呈淡黄色，约占精液的 70%，有营养和稀释精子的功能，其主要成分有果糖、氨基酸、纤维蛋白原等，其中果糖是营养精子和促进增强精子活动的主要物质。精囊液除能稀释精液外，对阴道和子宫颈部的酸性物质能起到中和作用，提高精子的存活率。

（三）重要相关知识

前列腺特异抗原 (PSA) 是由前列腺腺泡和导管的上皮细胞分泌的一种单链糖蛋白。PSA 的发现，使前列腺癌的早期诊断早期治疗成为可能。将 PSA 测定和经直肠超声检查结合分析是前列腺癌诊断的重要进展，可有助于提高前列腺癌的早期诊断率。前列腺癌组织、增生的前列腺组织和正常前列腺组织均可产生 PSA，但它们的每克组织对血清 PSA 水平上升的贡献明显不同，依次为 3ng/mL、0.3ng/mL 和 0.12ng/mL 计算前列腺体积可获得预计血清 PSA(PPSA) 值。PPSA=0.12V(前列腺体积)。比较实际 PSA 测值与 PPSA 可估计发生前列腺癌的可能性大小，并且可粗略估计肿瘤组织的体积 (TV)，TV=(PSA−PPSA)/2。肿瘤的体积大小与前列腺癌的浸润和转移密切有关，也可将血清 PSA 除以前列腺体积，得到 PSA 密度 (PSAD)，PSAD=PSA/V。PSA 密度反映每克组织可产生多少血清 PSA。对一些病例可做 1 年内的动态观察，了解有关指标的变化情况，如 1 年内血清 PSA 上升率＞ 20% 则为不正常。然而，多种前列腺疾病都可使血清 PSA 增高，因此当 PSA 增高时，需结合其他检查对前列腺疾病作出鉴别诊断。

二、仪器条件和检查前准备

(1) 仪器条件应选用彩色超声诊断仪，常规配备凸阵腹部探头和直肠探头。直肠探头可选用端射式直肠探头或线形、凸弧形双平面探头。前者探头前端配有小凸阵晶片，通过在直肠内转动探头做横向、纵向扫查，后者应用线阵晶片做纵向扫查，凸阵晶片做横向扫查，依次获得纵切面和横切面的图像。经会阴探测需另配小凸阵或扇形探头，经尿道探测则需另配备腔内专用小探头。

(2) 探头选择：

①经腹壁探测：凸阵或扇形超声探头，成人选用频率 3.0 ～ 5.0MHz，儿童选用频率 5.0MHz。

②经直肠探测：选用双平面直肠探头或端射式直肠探头，探头频率 5.0 ～ 9.0MHz。

③经会阴探测：小凸阵或扇形超声探头，成人选用频率 3.0 ～ 5.0MHz，儿童选用频率 5.0MHz。

④经尿道腔内探测：腔内小探头，选用频率 7.5 ～ 10.0MHz。

(3) 检查前准备：经腹壁探测需充盈膀胱，但应避免过度充盈。经直肠探测需作探头清洁、消毒，探头表面要套上消毒的隔离套，是否充盈膀胱根据检查需要而定。经会阴扫查一般无需特殊准备，但探头也要注意清洁，检查前要在探头表面套上清洁的隔离套或薄膜。

三、检查方法

(一) 受检者体位

1. 经腹壁探测

经腹壁探测最常采用仰卧位，也可根据检查需要采用侧卧位或截石位。

2. 经直肠探测

常取左侧卧位，也可采取膝胸位、截石位或坐位。

3. 经会阴部探测

可取左侧卧位、膝胸位或截石位，也可采取站立位两腿分开并弯腰扶床的姿势。

(二) 检查技术

1. 经腹部探测

探头置于下腹部耻骨上方，利用适度充盈的膀胱作为透声窗，先将探头横切并向患者足侧缓慢转动，探及膀胱三角区后逐渐移向下方的前列腺和精囊，做一系列的横切面探测，获得精囊和前列腺的横切面图像，然后转动探头至纵切面，左右侧动探头，做一系列的纵切面或斜切面探测，获得左右精囊和前列腺的纵断面图像。

2. 经直肠探测

将直肠探头涂上耦合剂之后套上消毒过的隔离套 (一般可用一次性避孕套)，挤出其中的气泡，在隔离套外再涂一层耦合剂，轻缓地置入受检者肛门内，如果使用的是双平面直肠探头，可上下滑动探头获取前列腺和精囊的横切面图像，左右转动探头获取前列腺和精囊的纵切面图像。如果使用的是端射式直肠探头则可根据需要转动及侧动探头获取前列腺纵切面、横切面和斜冠状面的图像以及精囊的横切面和纵切面的图像。经直肠探测法可清晰显示前列腺形态、大小及内部结构，径线测量准确，是前列腺探测的最佳办法。

3. 经会阴部探测

一般在探头准备好后涂上耦合剂，将探头尽量紧贴被检者会阴部或肛门前区，适当地加压探头，缩短探测距离，根据需要转动及侧动探头获取前列腺冠状面、矢状面和斜冠状面图像以及精囊的横切面和纵切面的图像。经会阴探测由于获得的图像不甚清晰，故不常规应用于临床。

4. 经尿道探测

将消毒过的超声小探头从尿道外口置入后尿道，随着探头在尿道内的缓慢插入，获得前列腺和精囊的一系列径向图像。经尿道探测可用于经尿道前列腺电切术中检测残余前列腺的厚度，此方法由于对设备和探测条件有特殊要求，且存在一定的创伤性，故非临床需要，一般不用于前列腺的探测。

（三）测量方法

1. 前列腺的测量

(1) 上下径（长径）：可在经直肠正中矢状断面上获得准确的测量，经腹扫查常因不能完整显示前列腺的下缘，所以测值往往不准确。

(2) 左右径（宽径）：在经直肠最大横切面或经腹壁最大斜切面上测量。

(3) 前后径（厚径）：在经直肠双平面探头正中矢状切面或横切面上测量，在经直肠端射式探头正中矢状切面上测量。在经腹部探测和经直肠端射式探头的横切面上由于声像图的切面容易产生偏差，故测量不准确。

2. 前列腺体积的测量

临床一般使用椭球体公式计算，即 $V=0.52\times D1\times D2\times D3$。D1、D2、D3 为前列腺的 3 个径线。这种方法简便快捷，前列腺形态越接近椭球体则计算值越精确。

由于前列腺的比重接近 1.05，所以体积的数值大致等于重量的数值。正常前列腺重量随年龄变化，儿童期前列腺在 10g 以下，青春期前列腺开始迅速增大，20 岁后可达到 20g，当前列腺增生时体积会明显增大。

3. 精囊的测量

在纵切面上显示精囊的最大长径后，从精囊的底部到精囊下端的连线即为长径，在精囊的最大横断面上可测量宽径和厚径。经直肠测量精囊比经腹部测量要精确。

（四）注意事项

在进行前列腺和精囊超声检查之前应详细询问病史、临床表现（如有无血精、血尿、盆腔疼痛等），了解实验室检查（如血清 PSA、尿常规、前列腺液检查等）结果。在直肠超声检查之前，常规应进行直肠指检。经腹部前列腺探测前应适量的饮水，不必过度充盈膀胱，以免造成探测不到前列腺全貌和诱发患者尿潴留。直肠癌手术后直肠闭锁或直肠损伤的患者不能采用经直肠探测前列腺或精囊，此时可采取经会阴部探测或经腹部探测的方法。前列腺如果体积过大，如前列腺增生时，经直肠双平面探头由于纵向探测长度的限制往往无法精确测量前列腺的长径，此时可采用端射式探头经直肠测量前列腺的长径以获得较精确测量数据。

四、正常声像图

（一）前列腺和精囊的声像图表现

1. 经腹部探测

前列腺横切面呈栗子状、包膜完整光滑，内部呈低回声，分布均匀。前列腺纵切面呈椭圆形或慈姑形，尖端向后下方，但由于耻骨的遮挡，前列腺尖部往往较难显示。正中矢状面可见稍凹入的尿道内口，在前列腺的后方两侧可见对称的长条状低回声，为精囊。由于前列腺和精囊的位置较深，经腹部探测一般难以显示其彩色血流信号。

2. 经直肠探测

前列腺的形态与经腹部探测类似，但前列腺的边界和内部结构更清晰，可区分内腺和外腺区。内腺回声较低，外腺回声较内腺偏高，横切面上内腺位于外腺的中央偏前部，纵断面上内腺位于前列腺的前部偏上方，外腺位于内腺的后方和下方，在前列腺尖部水平的横断面基本不显示内腺，彩色血流图上前列腺横切面可显示较多的对称分布的血流信号，从周边偏后向前呈放射状分布。纵切面上在前列腺基底部上方靠近直肠的位置可探及扭曲的条状低回声，上方圆钝，下方尖锐，即双侧精囊：在前列腺基底部以上的平面作横切面探测，也可探及两侧精囊扭曲的条状低回声，在二者之间可探及输精管壶腹，输精管壶腹向下和精囊管汇合形成射精管，在纵切面上可探及其斜穿前列腺后方至后尿道精阜的位置。

3. 经会阴部探测

前列腺的形态与经腹部探测类似，但由于探测方向的不同，获得的图像与经腹部探测的图像上下颠倒在前列腺基底部及其以上平面可探及精囊的低回声结构。由于图像没有经直肠探测清晰，必要时可加压探头以获得更清晰的图像

4. 经尿道探测

由于探头位于后尿道内作径向扫查，故声像图上前列腺低回声区围绕在探头的周边。一般情况下，前面的腺体较薄，后方及两侧的腺体较厚，在腺体低回声的外围可探及偏高回声的包膜。

（二）前列腺和精囊的超声测值

我国成年人前列腺的长径为 3.2cm，宽径为 4.2cm，厚径为 2.1cm。成年人精囊的长径为 3 ～ 5cm，厚径为 0.5 ～ 1cm，宽径为 1 ～ 2cm。

五、常见疾病及声像图表现

（一）前列腺增生

前列腺增生是中老年男性的常见疾病，一般在40岁后开始发生增生的病理改变，50岁后出现相关症状。临床上前列腺增生的症状主要表现为尿道梗阻症状和膀胱刺激症状两大类。前列腺增生较严重的患者，梗阻可致尿液无法排出而发生急性尿潴留。部分患者还会出现血尿、肾积水、泌尿系感染、膀胱结石、疝气、痔疮等并发症。

1. 声像图表现

前列腺增生的二维声像图表现为前列腺增大，尤以前列腺前后径增大为主。前列腺由正常的栗子形变圆，变饱满。腺体内出现增生结节，好发部位主要在移行区，增生形成单个或多个结节，结节可压迫后尿道并可向膀胱颈部隆起。由于前列腺增生发生在内腺区，增大的内腺压迫外腺，造成外腺萎缩，内外腺比例失常，在前列腺增生伴有前列腺结石时，由于内腺增生，把前列腺结石推移到内、外腺之间排列成弧形，此为前列腺增生的一个特征。彩色血流图表现为内腺血流信号增多，在增生结节周围可见血流信号环绕。前列腺增生晚期出现膀胱小梁小房、膀胱憩室、膀胱结石、肾积水等并发症的声像图（图7-8）。

2. 鉴别诊断

(1) 前列腺增生与前列腺癌的鉴别：前列腺增生的发病部位主要位于内腺（移行区），前列腺癌的发病部位主要位于外腺（周缘区），前列腺增生结节呈圆形或类圆形、规则，而前列腺癌一般呈低回声，形态不规则，边界不清楚，对早期前列腺癌及前列腺增生合并前列腺癌者，鉴别往往较困难，可行超声引导下穿刺活检。

(2) 前列腺增生与慢性前列腺炎的鉴别：慢性前列腺炎前列腺大小正常或稍大，内部回声不均匀，包膜可增厚，结合临床症状、直肠指检及前列腺液化验可与前列腺增生鉴别。

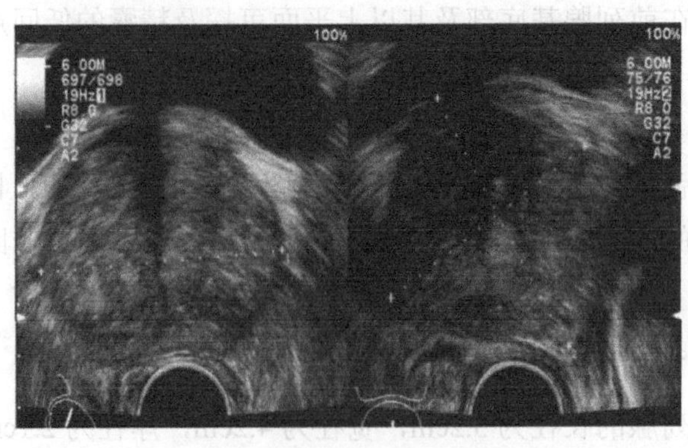

图7-8　前列腺增生经直肠探测声像图

3. 诊断要点和注意事项

前列腺增生的声像图改变是多样性的，既有前列腺本身的改变，又有膀胱、上尿路等继发性的改变，其中诊断最重要的依据是前列腺移行区增大，出现增生结节，造成前列腺增大，内外腺比例失调，前列腺中叶增生则造成前列腺基底部向膀胱突起。前列腺内外腺之间的结石形成、膀胱小梁小房、肾积水等声像图改变则是前列腺增生诊断的辅助依据。

经直肠超声可以精确测量前列腺的大小并估测其体积，腹部超声检查是目前测定残余尿的主要方法，患者在憋尿进行常规的膀胱、前列腺超声检查后即排尿，排尽尿液后，再次用超声探测膀胱，测量排尿后膀胱内的残余尿量。

（二）前列腺癌

前列腺癌是男性生殖系最常见的恶性肿瘤之一，发病率随年龄而增长，我国前列腺癌的发病率正呈明显升高的趋势。前列腺癌早期无明显症状。随着病情的发展，当癌肿引起膀胱颈及后尿道梗阻时可出现尿频、尿急、尿潴留、血尿及排尿疼痛症状，前列腺癌发生转移时，表现为腰背痛、消瘦、无力、贫血等表现。

前列腺癌的起源有明显的区带特征，位于周缘区者占 70% ～ 80%，移行区者占 10% ～ 20%，中央区者约占 5%。发生于周缘区者多位于距包膜 3mm 内，常见于前列腺尖部、底部及侧方血管神经穿入包膜处，这些部位较易指检扪及，但仍有少部分的肿瘤位于前部，距包膜较远，不易触及。前列腺癌 95% 为腺癌，仅有 5% 的癌肿为移行上皮癌、鳞癌及未分化癌。癌肿的生长方式有结节型、结节浸润型及浸润型，其比例分别为 40%、30% 及 30%。

1. 声像图表现

(1) 灰阶超声：前列腺癌约 70% 发生于周缘区，早期前列腺癌声像图往往仅显示周缘区的低回声结节或等回声结节，边界不清楚或欠整齐。病灶向外生长，可超过包膜，进入前列腺周围脂肪组织。二部分前列腺癌灶内有钙化征象。由于经腹壁、经会阴前列腺检查的探头频率低，一般难以发现较早期的前列腺癌，因此以上表现主要是通过经直肠超声获得的。中、晚期前列腺癌的声像图容易识别，表现为前列腺内部回声不均匀，边界不整齐，高低不平，甚至包膜不完整，左右不对称。晚期前列腺癌可侵犯精囊、膀胱、直肠等。

(2) 彩色多普勒超声：部分前列腺癌者低回声结节处彩色血流信号可明显增加。当患者 PSA 增高，而声像图正常时，如果彩色多普勒检查发现非对称性的异常血流则提示有前列腺癌的可能性，进一步做前列腺穿刺活检能帮助确诊。

2. 鉴别诊断

(1) 前列腺增生。

(2) 膀胱颈部肿瘤：膀胱颈部癌可侵入前列腺，前列腺癌也可侵犯膀胱，向膀胱内生长，此时二者需鉴别。鉴别要点是膀胱癌自膀胱向腺体内侵犯，而前列腺癌自腺体外后侧向前延伸，膀胱颈部肿瘤 CDFI 多能发现一支滋养血管，而前列腺癌少有这种典型的图像。此外血清 PSA 检查也有助于二者的鉴别。

(3) 前列腺肉瘤：多见于中青年男性，发病率较低，由于前列腺肉瘤恶性程度较高，临床发现时往往已属晚期，故声像图多表现为前列腺明显肿大，内部回声可呈均匀低回声，也可不均匀，甚至内有无回声区，彩色血流信号无明显特异性。但前列腺肉瘤患者 PSA 多不会升高，而且直肠指检前列腺质地柔软，结合这些特点可以和前列腺癌鉴别。

3. 诊断要点及注意事项

由于经直肠探测前列腺图像清晰，可作系列横切面及纵切面探测，故临床前列腺癌主要采用经直肠超声探测，观察前列腺形态、大小，左右对比观察前列腺内部有无异常回声，有无异常彩色血流分布。前列腺包膜是否完整，精囊、直肠或膀胱有无侵犯。一般来说，癌肿多发生于外腺或周缘区，增生多发生于内腺或移行区，但外腺的低回声病灶还存在其他良性病变的可能性，如炎性结节、良性增生；内腺的增生结节还需要与内腺的癌灶鉴别，此外，尚有一部分前列腺癌声像图及彩色血流图表现不具特异性，故对临床高度怀疑，但超声不能发现异常肿块的患者，可在超声引导下行前列腺穿刺活检确诊。超声对盆腔淋巴结的显示能力不足，前列腺癌的临床分期多需依靠 CT、MRI 等。

（三）前列腺炎和前列腺脓肿

前列腺炎可见于各个年龄段的成年男性，50 岁以下的成年男性发病率较高。该病的病因和影响因素较多，如辛辣饮食、饮酒、性活动、久坐、泌尿生殖道感染、前列腺增生、精神心理因素等。该病传统上分为急、慢性两种，急性前列腺炎多为化脓性炎症，病理上表现为充血、水肿、渗出及脓肿形成等，慢性前列腺炎除了腺体慢性迁延性炎症表现外，还可有纤维增生及前列腺缩小的改变。前列腺脓肿是急性前列腺炎的并发症。急性细菌性前列腺炎发展到腺泡周围组织，会引起腺泡坏死形成脓肿。临床表现为先有急性炎症的表现，如寒战、高热、尿急、尿痛、排尿困难等，然后出现前列腺肿大、触痛明显、指检有波动感，脓肿如果破溃可自尿道、直肠或会阴部流出，此时症状却会明显缓解。

1. 声像图表现

(1) 前列腺炎：急性前列腺炎超声表现为前列腺体积增大，形态规则，包膜增厚，内部回声不均匀，呈片状低回声改变，内部可有强回声或结节状改变。彩色血流图表现为前列腺内部及周边彩色血流信号增多。慢性前列腺炎如发生纤维化则会出现前列腺体积缩小、彩色血流信号减少的声像图改变 (图 7-9)。

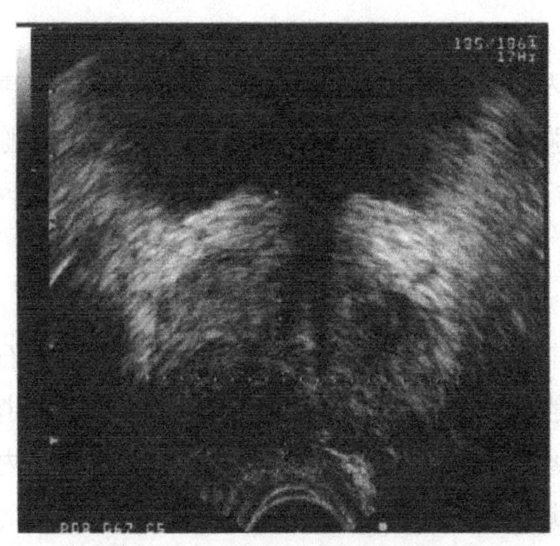

图 7-9　前列腺炎灰阶声像图

(2) 前列腺脓肿：前列腺脓肿早期表现为前列腺内圆形或类圆形的病灶，病灶回声可为多种类型，但内部回声多不均匀。随着脓肿的发展，病灶内可逐渐出现形态不规则的液性区，其内部回声多样。脓肿病灶较大者前列腺会出现明显的肿大。

2. 鉴别诊断

急性前列腺炎声像图中会出现低回声区和丰富的血流信号，临床上 PSA 也会明显升高，需要与前列腺癌鉴别。急性前列腺炎的低回声区质地较软，而前列腺癌的低回声区质地较硬，这可通过端射式直肠探头加压来观察，如果加压时低回声区可发生形变则质地较软，反之则质地较硬。此外，急性炎症结节会有明显的触痛而癌结节没有。

3. 注意事项

前列腺炎特别是慢性前列腺炎超声没有特异性的表现，超声诊断就需要结合临床症状、病史和实验室检查。

（四）前列腺结石

前列腺结石是指前列腺腺泡或腺管内形成大小不一、数目各异的内源性结石，这种结石是由淀粉样小体钙化形成，内含多种有机成分，如蛋白质、胆固醇、嘌呤等，随着时间的延长，小体不断增多，同时在小体周围沉积碳酸钙、草酸钙、碳酸镁、磷酸钙或磷酸镁等从而形成结石。这种结石大的可如蚕豆，小的可像粟米，形态各异，数目可为一个，也可为成百个。由于结石周围可聚集细菌，且抗生素较难到达，故易诱发炎症。

前列腺结石本身没有明显的症状，但前列腺结石如果诱发前列腺炎或前列腺纤维化，就会出现相应的症状。前列腺炎表现为骨盆区包括会阴部、尿道、腹股沟等部位的反复疼痛，严重的感染还会形成脓肿，前列腺纤维化晚期则会造成尿频、尿急、排尿困难等临床表现。此外，靠近尿道较大的结石会对后尿道产生压迫从而引起相应的症状。

1. 声像图表现

前列腺结石可位于内腺区，超声表现为腺体内斑块状强回声，较大者后方伴声影，也可表现为散在的点状强回声，后方不伴声影；也可位于内外腺之间，呈弧形排列的强回声。另有一种前列腺结石声像图表现为沿后尿道簇状分布的强回声，有些还能连续成线，称为尿道黏膜下结石。

2. 鉴别诊断

前列腺结石特别是前列腺内近尿道黏膜下结石须与尿道结石鉴别，尿道结石位于尿道内，较少为多发，一般体积较大，排尿期超声检查发现在尿道内可明确诊断。前列腺结石还须与前列腺钙化鉴别，二者在声像图上都表现为前列腺内的强回声，但前列腺钙化应有前列腺原发的疾病存在，如肿瘤或结核等。

（五）精囊炎

精囊炎是成年男性较多见的泌尿生殖系统感染，发病年龄在 20 ～ 40 岁。精囊炎多由细菌感染引起。细菌可由尿道或睾丸附睾通过输精管侵及精囊腺，也可通过前列腺、直肠、膀胱等邻近器官直接蔓延至精囊，还可通过血液循环传播至精囊。

精囊炎最常见的症状是血精。精囊炎的发病有急性和慢性两种类型。急性精囊炎有全身性症状如发热、寒战，还会有会阴部疼痛、尿频、尿急甚至血尿的临床表现。慢性精囊炎的症状与慢性前列腺炎类似，但血精是其特征。

1. 声像图表现

急性精囊炎超声表现为精囊一侧或两侧明显增大且以精囊厚径增大为主，精囊张力明显增加，精囊壁增厚，囊内回声减低，内部呈点状回声。慢性精囊炎没有急性精囊炎体积肿大得明显，但精囊内部原有的扭曲条状回声消失，而以低回声代替。

2. 诊断要点和注意事项

精囊炎的临床诊断依据是血精、直肠指检发现精囊肿大、指检触痛、精液常规和细菌学检查为阳性。由于超声诊断没有明显的特异性，故需结合病史、体检和实验室检查做出诊断。

实验室检查中精液常规会发现大量的白细胞、红细胞、死精或精子活动力差。急性精囊炎患者血常规可发现白细胞明显增加。影像学检查有精囊造影、超声检查、CT 和 MRI 等，其中超声检查精囊图像显示较清晰且没有创伤，故临床应用较多。

第八章　肌肉、骨骼及关节辅助结构超声

第一节　肌肉超声

肌肉（本书中肌肉均指骨骼肌）由肌纤维构成，每条纤维外包裹有一层薄的结缔组织膜，为肌内膜，肌纤维在超声声像图上呈低回声；多条肌纤维构成一束肌肉，外由结缔组织包绕，称肌束膜，又称纤维脂肪隔，多个肌束构成整块肌肉，其外包裹有肌外膜，肌束膜和肌外膜内富含神经、血管和脂肪组织。相邻的肌肉之间，由筋膜分隔，称肌间隔。正常的肌束膜、肌外膜和肌间隔均呈强回声。

不同肌肉由于其功能的差异，决定了其内肌束排列方式的差异。这些特点均可用线阵探头在超声声像图上真实而清晰地显示出来：①肌束的走行与肌肉长轴平行时，探头沿整块肌肉长轴纵切，表现为在低回声的背景下可见平行的分布均匀的线状高回声，后者为肌束膜。如肱二头肌就属于这种类型，短轴切面呈现为在低回声背景上的均匀分布的点状高回声，这些点状高回声是肌束膜和肌外膜的横断面回声。②肌束走行与肌肉长轴成一定角度时，前者排列成羽毛状或树叶状，又可分为单羽状、双羽状和环羽状等。半膜肌、股四头肌、三角肌分别属于这种类型。在长轴切面可见内部强回声的平行排列的肌束膜，与外围的肌外膜成一定角度，很像羽毛或树叶内纹理的排列，短轴则见短棒状回声分布于低回声的肌纤维内。

某些情况下肌肉很轻微的拉伤，临床称筋膜伤，影像检查未见肌肉撕裂和血肿，声像图仅发现局部线状的高回声减少或不均匀，这种损伤属于只在镜下才能发现的微小撕裂。因此，要注意观察正常肌肉内的肌束膜和肌外膜的分布特点（图 8-1）。

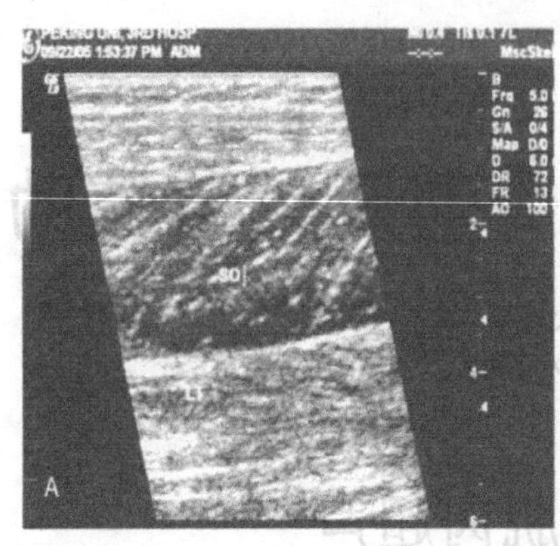

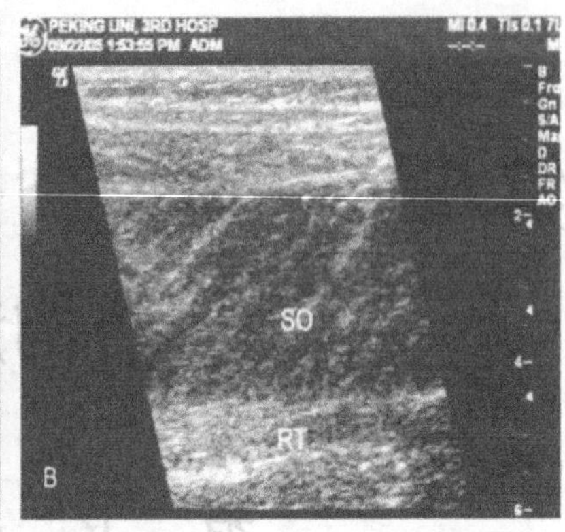

图 8-1　比目鱼肌声像图

注：图 A 为正常侧：图 B 为患侧比目鱼肌，仅见肌束膜减少无撕裂征象（SO 为比目鱼肌；LT 为左侧：RT 为右侧）

肌肉的厚度个体差异极大，检查时双侧对比更有意义。肌纤维只有采用线阵探头才能清晰显示，根据要检查的深度选择探头的频率。检查下肢肌肉一般选择 5 ～ 7MHz，如股四头肌、小腿三头肌等。上肢肌肉可选用 7 ～ 10MHz，如检查三角肌、肱二头肌等。

应掌握所要检查肌肉的功能，采用相应的体位，使肌肉处于紧张状态更能清晰显示其内的纤维结构。如小腿三头肌有屈膝和屈踝（跖屈）功能，检查时应使受检者伸直膝关节和距小腿关节（背屈），肩胛下肌使臂内收内旋，检查时使臂外旋外展。

肩胛下肌扫查时使上肢外旋外展，使肌肉处于紧张位，利于更清晰地显示其内的正常纤维结构。

肌肉和肌腱的连接处是肌肉撕裂的好发部位，检查时更应仔细观察该处回声和纤维纹理，如小腿三头肌、肱二头肌等。

肌肉的检查还要注意以下几点。

一、解剖的变异

20 岁以下少年儿童的冈上肌肌腹比成人长，检查肩袖时可见在肌腱内有一低回声区，酷似肩袖撕裂，要特别注意这一解剖变异。增大探头频率，可见这一低回声区内有正常排列的羽毛状的纤维纹理，借此可以避免误诊。副肌的存在有时易误诊为包块和腱鞘炎。如比目鱼肌常有副肌，位于比目鱼肌尾部下方，跟腱弓跟骨之间，初学者易将此肌肉误为包块。

二、运动时肌肉回声的生理性变化

(1) 在等长收缩时，肌肉变粗变厚，回声减低，注意勿与肌肉损伤尤其是筋膜伤导致的回声减低混淆，应使其在休息状态下对比检查。

(2) 某些运动项目会使运动员的某一肌肉或肌群肥大，回声亦减低，属生理性。

(3) 在松弛状态下，探头使劲加压会使受压肌肉回声增强。

三、肌肉内血流信号

肌肉占人体体重的 40%，血流仅占全身血流量的 15%，因此，正常情况下肌肉内血流并不丰富。但剧烈运动会使其内血流明显增加，恢复平静 15 分钟后，血流就迅速减少，了解这一特点并与急性拉伤后造成的充血状态区分开。

第二节　肌腱超声

肌腱是将肌肉连接在骨骼关节处粗硬的无弹性的纤维状组织束，位于肌肉（本书中的肌肉均指骨骼肌）的两端，由平行致密的胶原纤维构成。

肌腱的主要功能是将肌肉收缩产生的应力通过止点传递到骨骼，从而产生运动。肌腱通过止点可使机体运动时对关节和骨骼的牵拉应力起到缓冲作用，以避免受伤或减低损伤程度。

虽然肌肉是通过肌腱止于骨骼，但肌腱和肌肉的数量对应关系却是多样的，并非都是一对一的关系。检查时应首先掌握这一解剖特点。一个肌腹的一端可以通过一条肌腱附着，也可以是多个肌肉共同合并成一个肌腱，有的部位是一个肌肉分出若干肌腱。

比如，胫骨前肌通过一条胫骨前肌腱止于骨骼，而小腿三头肌则是 3 块肌肉（腓肠肌内侧头、腓肠肌外侧头、比目鱼肌）共同形成一个肌腱即跟腱，趾长伸肌和趾长屈肌的远端均分出 4 条肌腱分别止于足背和足底的第 2 ～ 5 趾骨。

很多肌腱周围有腱鞘包绕，腱鞘由位于外层的纤维层和位于内层的滑膜层两部分构成，后者又由包在肌腱表面的脏层和贴在骨面的壁层构成。脏层和壁层之间含有少量滑液，起保护作用。由于多数骨骼肌的肌腱均位于关节附近，在本书的第二篇中，将对位于人体六大关节处和其周围的肌腱，包括解剖、超声检查技巧和方法、声像图表现等做详细介绍。

一、肌腱的一般声像图特征

肌腱在长轴切面声像图表现为条索样结构，内有多个相互平行的强回声线，之间被纤细的低回声区间隔。一般探头频率越高，肌腱的线状结构越清晰。正常肌腱在长轴切面上应为结构均匀、径线一致且双侧对称，在肌腱的末端附着于骨骼处，常呈尖锐的鸟嘴样或笔尖样。当末端变钝时常常是急性或慢性肌腱炎所致，临床称为肌腱“末端病”。

正常肌腱在短轴切面呈网状结构。在短轴上，可有圆形（如肱二头肌长头腱）、椭圆形（如跟腱）、扁平形（如髌腱）、弧形（如冈上肌腱）等多种形态。

在检查具体的某一肌腱时，应事先掌握不同肌腱的正常形态特点，以与异常情况鉴别。如在短轴切面冈上肌腱表面（滑囊面）由外凸形突为凹陷形时，常由深面（关节面）纤维部分缺失造成，跟腱横切面由椭圆形变为圆形时，可能是急、慢性肿胀或跟腱炎的表现。

表面呈向外凸起的弧形，若局部向内凹陷则常常是该处有肌腱撕裂导致的间接征象。

很多肌腱周围有腱鞘包绕。高分辨率超声可以显示正常腱鞘内的少量液体，液深一般为 1 ～ 2mm（图 8-2）。部分肌腱没有腱鞘，如跟腱，周围有脂肪垫等腱围组织，对肌腱起保护作用。

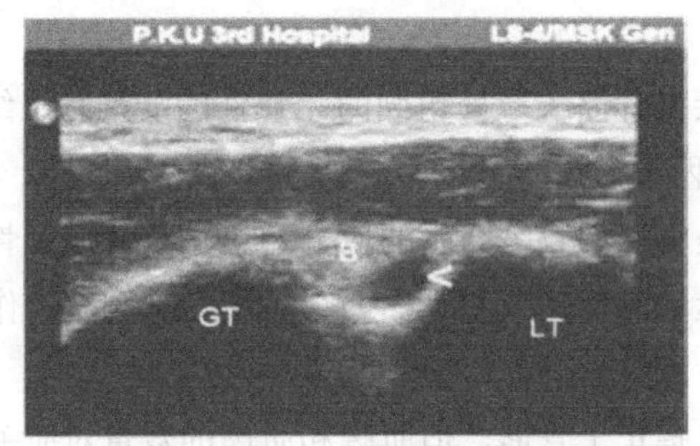

图 8-2　正常肱二头肌长头腱内可见少量的腱鞘液体

注：B 为肱二头肌长头腱；箭头为腱鞘内的正常滑液；LT 为小结节；GT 为大结节

二、肌腱的超声检查技巧

不同肌腱依其解剖部位、大小和功能特点，有相应的检查技巧。一般来说，肌腱超声检查应注意以下几点。

（一）认识肌腱检查时的各向异性伪像，并尽可能避免伪像

各向异性是在声束与表面光滑的观察目标角度不垂直时出现的回声部分缺失现象。在肌腱超声检查时经常出现。如在冈上肌腱平肱骨解剖颈深面，由于该处有凹陷形成的弯曲，使局部肌腱纤维回声消失，初学者易误为部分撕裂。在肌腱远端的止点处，如髌腱在胫骨粗隆的附着点，由于纤维从平行走行变为会聚到一点，也可出现各向异性现象。为避免出现这一伪像，首先应使用线阵探头，避免声束的散射效应，当观察的肌腱局部回声减低时，应调整探头角度或使受检部位轻微旋转或移动，使声束与观察的局部区域垂直，则可克服上述伪像。

（二）熟知并采用正确的体位

当肌腱处于紧张状态时才能更清晰显示其内部正常的线状纤维结构。体位不当，不

但会使肌腱结构显示不清导致误诊，很多肌腱（如肩袖各肌腱）甚至根本无法显示，比如肩胛下肌腱和冈上肌腱应分别在肩关节外旋和内旋的体位下才能显示。肘关节处的伸肌总腱需在双手合拢并使双肘屈曲体位下才能显示完整。

（三）动态检查，包括使受检者在主动和被动运动中观察图像

如观察跟腱时应在背伸、跖屈和背屈连续动作下观察跟腱纤维的连续性，使上臂内旋和外旋动作时动态观察肱二头肌长头腱是否位于结节间沟内。

（四）双侧对比检查

不同人群存在明显的个体差异，但同一肌腱左右对比在径值、回声强度、内部结构等声像图表现方面应是一致的。

（五）熟悉解剖，有疑问时随时查阅解剖书籍

人体肌腱名称众多，解剖位置各异，比如腕管内有9条屈肌腱，检查时应对解剖十分熟悉。

第三节 滑囊超声

一、滑囊的基本知识

滑囊一词起源于希腊语，意为酒红色的皮肤。在现代医学中滑囊是指具有几种共同特点的解剖结构。它是由疏松结缔组织组成的、在运动关节内具有衬里的囊状结构，滑囊的显著形态特征是在最小的空间容积内占据尽可能大的表面积。其作用是便于关节和肌肉运动，减少肌肉与骨面之间的摩擦。

正常情况下滑囊内仅含有极少量的浆液，使其两层壁分开，因此，滑囊类似胸膜腔，仅是一个潜在的腔隙，只在病理情况下这个腔隙才充满液体。

根据滑囊与其邻近关节腔的关系，可分为相通性和非相通性两类，以后者更常见。如髌上囊与膝关节腔相通，而髌下滑囊与关节腔不相通。根据滑囊所处的深度，可分为皮下浅囊和深部滑囊两种。

二、滑囊的超声解剖及检查方法

滑囊是关节周围的重要辅助结构之一。滑囊炎和滑囊积液是运动医学和骨科临床的常见病、多发病。人体的滑囊数量众多，解剖位置各异，检查时需熟悉其解剖位置，所需要的仪器条件（探头频率的选择），并采取正确的体位。在本书第二篇关节各论部分，将对人体重要滑囊做详细介绍。本篇只对一般共性的超声图像特征及检查注意事项做一介绍。

仪器要求：皮下浅囊的超声探查，一般需要 10MHz 或以上频率的线阵探头，如髌骨前滑囊、鹰嘴滑囊、髌下浅囊、跟腱皮下囊等。多数的深部滑囊选用 7 ～ 10MHz 线阵探头即可显示，如髌下深囊、三角肌下－肩峰下滑囊、髌上囊、腘窝滑囊、跟骨后滑囊等。少数位置深在的滑囊，如髋关节和坐骨结节周围滑囊可使用 5MHz 或 3 ～ 5MHz 探头。当查检者为体型肥胖皮下脂肪较厚或肌肉发达的运动员，可适当降低探头频率，相反，对儿童或体型较瘦者，可适当增加探头频率。病理情况下，比如髌上囊大量积液时，可使用低频率探头，以观察滑囊全貌和测量积液深度，但探头频率偏低造成的分辨率不够理想会遗漏一些细节，如滑囊内壁轻度增生的滑膜，探头频率偏低时易被大量积液的现象所掩盖，应引起注意。当滑囊的最大径值超过线阵探头的一个切面时，可用宽景超声技术帮助观察。

因很多滑囊在生理状态下仅是一个潜在的腔隙，在正常情况下，目前的超声及其他影像的分辨率还不能显示这些滑囊，如正常的髌前皮下囊、跟骨前滑囊、鹅足腱下滑囊等，这些部位当超声检查发现滑囊液体时，多可认为是病理情况。这类滑囊还有髌下浅囊、鹰嘴滑囊、转子间浅囊、趾间滑囊、腓侧副韧带和胫侧副韧带滑囊、髂胫束滑囊等。

另外，很多滑囊在生理情况下可含有极少量滑液，与周围组织形成很好的界面回声，高分辨率超声可清晰显示这些滑囊的结构形态，为薄层的片状无回声区。在生理情况下能显示的滑囊有肩峰下 (三角肌下) 滑囊、髌上囊、髌下深囊、跟骨后囊、腓肠肌－半膜肌腱之间腘窝滑囊 (Baker 滑囊) 等等，这些部位在生理状态下高分辨率超声可见深 1 ～ 2mm 的极少量积液，超过 2mm 深的积液则视为病理情况。

一个特殊现象是：三角肌－肩峰下滑囊 (SASD) 的滑膜与周围脂肪组织形成很清晰的超声界面，即使探查不到滑囊液体，仍可清晰显示滑膜回声，为两条线状回声。

综上，滑囊的超声探查，首先要熟悉其精确的解剖位置和层次，通常是以深方骨性标志和其浅方的肌腱或韧带等作为寻找的参照物，并了解该滑囊是关节交通型还是非交通型的，如髌上囊在股四头肌腱的深方，股骨的前面，上下两个脂肪垫之间，与关节相通 (图 8-3)。其次，根据其深度选择含适的探头频率，在能满足穿透深度的前提下，频率越高越清晰。第三，要熟知应选择的体位，不同部位的滑囊所需体位是不同的。最后，根据滑液量判断是生理性还是病理性滑液，并注意双侧对比。

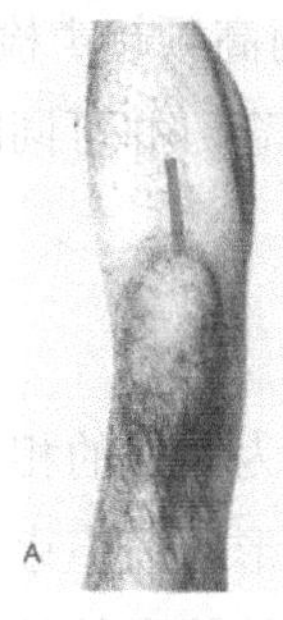

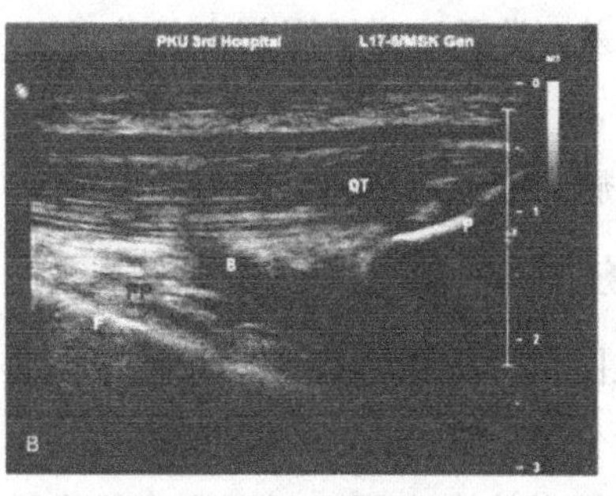

图 8-3　髌上囊检查体位及其声像图

注：图 A 为体位及探头位置，探头置于大腿下端前方：图 B 为声像图，以股四头肌腱和股骨及周围脂肪垫作为辨认的解剖参照，其中 B 为髌上囊；F 为股骨；P 为髌骨 TQT 为股四头肌腱；FP 为脂肪垫

第四节　周围神经超声

神经系统是人体结构和功能最复杂的系统，由数以亿万计的、相互联系的神经细胞组成。一般来讲，神经系统分为中枢部和周围部，中枢部包括脑和脊髓，即中枢神经系统 (CNS)；周围部包括与中枢部相连的脑神经、脊神经和内脏神经，统称为周围神经系统 (PNS)。根据周围神经在各器官、系统所分布的对象不同，周围神经一般又分为躯干神经和内脏神经，其中躯干神经分布于体表、骨、关节和肌肉，在走行方式上多数具有一定的规律，即与相应部位的动、静脉相互伴行，形成血管神经束，同时，其走行方向与相应部位骨骼的走行方向相平行。

周围神经的基本构成单位为神经纤维。神经纤维是神经细胞突起的延伸部分，每条神经纤维均被包裹在由纤细的结缔组织网形成的薄膜 - 神经内膜内，多条神经纤维相互聚集并被包裹在致密的结缔组织膜 - 神经束膜内形成神经纤维束，数目不同的神经纤维束聚集在一起，并被较为疏松的结缔组织膜 - 神经外膜包裹后形成神经。神经内的血管丰富，神经外膜内的纵行血管发出分支进入神经束膜，进而在神经内膜内形成毛细血管网。此外，神经内膜上也含有淋巴管。

目前，随着超声仪器的不断发展，现代高频超声已成为观察周围神经及其病变的重要手段，高频超声可在观察正常神经结构、判别神经有无病变、鉴别神经内外肿瘤、评判神经肿瘤的范围及对神经的累及程度等方面起到重要作用。与其他影像学检查相比，虽然近年来 MRI 在对周围神经及其病变的研究方面有了很大进展，在检查较大范围病变及深部病变方面优于超声，但其费用高，耗时长，不宜用做常规检查；CT 在观察病变范围及病变内钙化等方面具有一定优势，但在观察小病变时可能会出现容积效应伪像，并且由于软组织对比度差，常需注射造影剂来帮助观察。而高频超声检查费用低、无创伤、耗时少，且操作灵活，一次即可完成对整条神经干的扫查，并可同时进行动态观察，故目前已成为周围神经病变的首选检查方法。

一、周围神经的一般声像图特征

在高频超声声像图上，周围神经在其长轴方向表现为多发的相互平行的低回声束被不连续的强回声线所分隔；在短轴方向表现为多发小圆形低回声束被强回声线包绕形成网状结构。对应的组织学检查表明，低回声束代表神经结构中的神经纤维束，强回声线为包裹在神经纤维束周围的神经束膜，由于每一神经纤维束内神经纤维的含量不同，故声像图上低回声束的粗细也不相同，而超声所能显示的神经纤维束的数量要明显少于组织学检查中所实际观察到的数量。神经的这种束状结构在大多数的周围神经均可见到，探头频率越高，其束状结构越清晰，但当探头频率较低、神经受挤压(如穿越神经孔、骨纤维管等狭窄空间时)、神经位置深在或神经较纤细时，这种束状结构可变得模糊不清，甚至仅表现为带状低回声。

二、周围神经的超声扫查技巧

进行扫查之前，操作者应对神经周围的解剖结构，如骨骼、肌肉、血管等有清楚的了解。为了获得更好的分辨率，我们建议用高频探头进行扫查，浅表部位应用 7.5MHz 以上探头，较深部位(如坐骨神经)应至少用 5MHz 探头，同时应采用线阵探头以减少出现图像失真的情况。

大多数的躯体神经在走行线路上与血管非常接近，甚至有时神经会挤压静脉造成膨入管腔内的假象，故彩色多普勒超声的应用在寻找正常神经走行位置方面具有一定的帮助作用。当神经较为纤细、位置较深时，其超声表现一般为细带状的低回声结构，在二维图像上与小的血管不易鉴别，彩色多普勒超声的使用则可有效地解决这一难点。

周围神经需注意与肌肉及肌腱组织相鉴别。一般而言，周围神经的回声高于肌肉组织，同时，神经在短轴方向所表现出的特异性网状结构也使其很容易与肌肉组织相鉴别；肌腱组织的回声强于周围神经，其在高频超声上表现为强回声的平行线样结构，故两者也容易鉴别。动态扫查也有助于神经与周围的肌肉或肌腱进行鉴别：因在肢体屈伸过程中，相对于周围的肌肉及肌腱，神经是不运动的。此外，与沿神经长轴进行纵断扫查相比，对神经进行横断面的系列扫查也可有效地避免将神经干与同一平面的肌肉及肌腱相混淆。

三、常见周围神经超声表现

(一)臂丛神经

臂丛神经由 C5(部分变异为 C4) 到 T1 的脊神经根前支的大部分纤维组成，这些神经根走行于前、中斜角肌之间，并在此融合形成3支神经干。3支神经干继续下行，至位于锁骨下的锁骨下动脉后上方时分别发出前后支，然后在腋动脉周围再次融合形成3个神经束分别从内侧、后方、外侧包围腋动脉中段，此3束因而被称为臂丛的内侧束、后束、外侧束。

在高频超声上，与多数周围神经不同，臂丛神经仅表现为低回声的带状结构而无线样强回声穿行其中，其原因可能与其位置深有关。扫查要点为首先通过横向斜切找到前斜角肌的横切面，其后方即为臂丛神经根的位置，表现为数个圆形的低回声，其余部位则可通过连续的横断或纵断进行追踪扫查。

（二）正中神经

正中神经发自臂丛的内、外侧束，在腋窝处走行于腋动脉浅方，在上臂水平绕至肱动脉外侧，在肘部位于肱动脉前方，在前臂水平走行于屈指深肌及屈指浅肌之间，并在掌根部进入腕管。

正中神经的超声扫查可自位于掌根部的腕管处开始。位于腕管内的正中神经在横断面上表现为椭圆形的网状结构，位于屈肌支持带与第2、3指屈肌腱之间，拇长屈肌腱内侧。此处为腕管综合征的发生部位，有研究表明正常的正中神经在此部位的截面积应不＞0.09cm^2，否则应结合临床表现考虑为腕管综合征。正中神经其他部位的扫查以腕管处为基点，自下而上进行横断的系列扫查。

（三）尺神经

尺神经发自臂丛内侧束，在腋窝处走行于腋动、静脉之间，在上臂沿肱动脉内侧、肱二头肌内侧沟下行一段距离后穿内侧肌间隔绕至上臂后区内侧，在肘后部走行于肱骨内上髁与尺骨鹰嘴之间的尺神经沟，在前臂位于尺侧腕屈肌及屈指深肌之间，在前臂下端与尺动脉伴行，在近腕部水平位于尺侧腕屈肌腱及尺动脉尺侧，屈肌支持带浅方。

尺神经的超声扫查可从肘后部开始进行，最好采用小探头，以连续的横切面扫查为宜。尺神经在此部位走行于肱骨内上髁与尺骨鹰嘴之间形成的肘管内，位置浅表，呈椭圆形或双叉形结构，与内上髁骨皮质所产生的强回声紧相邻。正常情况下，尺神经在上髁水平的横断面积应不＞0.075cm^2，其横断面上的最短直径不＞0.19cm。尺神经其他部位的超声扫查以肘部为基点，进行向上或向下的横断系列扫查。需要注意的是，由于走行弯曲而致的各向异性效应，尺神经在肘管的横切面超声上表现为低回声结构，而在其他部位则呈典型的神经横断面特点－强回声与低回声相间的网状结构。

（四）桡神经

桡神经发自臂丛后侧束，在腋窝处位于腋动脉后方，向下走行于肱三头肌长头与内侧头之间，继而沿肱骨螺旋沟经肱骨后面旋向外下，在肱骨内上髁上方穿过外侧肌间隔行至肱桡肌与肱肌之间，并在肱骨外上髁前方分为深、浅两终支。

桡神经的超声扫查可自上臂中部的后外方、肱骨螺旋沟处开始进行，在横断面上表现为与肱骨紧邻的网状结构。其他部位的超声扫查以此处为基点，进行其向上或向下的横断系列追踪扫查。

（五）坐骨神经

坐骨神经是全身最粗大、最长的神经，自骶丛分出，经梨状肌下孔出盆腔后，位于臀大肌深面，在坐骨结节与大转子之间下行至股后区，在股二头肌长头深面继续下行，一般在腘窝上方分为胫神经和腓总神经两大终支。

坐骨神经可在腘窝上方通过横断扫查进行寻找。其超声表现为典型的网状结构，位于腘动、静脉旁，股二头肌与半膜肌、半腱肌之间。坐骨神经的扫查以此为基点，向上追踪至臀大肌深面，向下追踪至腘窝顶端的胫神经及腓总神经分支处。

（六）胫神经

胫神经在腘窝上方自坐骨神经分出，沿中线下行至腘窝与腘动、静脉伴行，继而在小腿后区伴胫后动、静脉下行，在内踝处穿过由内踝骨、跟骨内侧壁、屈肌支持带构成的踝管，并在踝管远端分为足底内侧神经和足底外侧神经两终支。

胫神经可在腘窝处腘动、静脉旁或踝管处胫后动、静脉旁通过横断扫查进行寻找，均表现为典型的网状结构（图 8-4）。其他部位的超声扫查以此二处为基点，进行其向下或向上的横断系列追踪扫查。

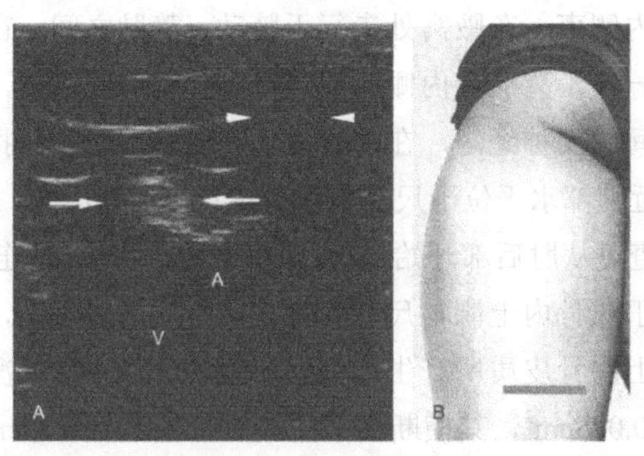

图 8-4　腘窝处胫神经（箭头）及腓总神经（三角箭头）短轴切面（图 A）及检查体位（图 B）

注：A 为腘动脉；V 为腘静脉

（七）腓总神经

腓总神经在腘窝上方自坐骨神经分出，沿股二头肌腱内侧向外下方走行，继而弯曲绕过腓骨颈向前，穿过腓骨长肌并分为腓浅神经和腓深神经。腓浅神经位于拇长伸肌与腓肌之间，腓深神经穿腓骨长肌和趾长伸肌起始部伴胫前动脉下行。

腓总神经可在腘窝上方其坐骨神经分支处开始进行横断的系列追踪扫查，也可让患者俯卧，在其小腿外侧的腓骨小头旁进行寻找。腓总神经的神经纤维束较为粗大且数量较少，故其在声像图上表现为回声较低，而绕行于腓骨颈处的腓总神经由于与腓骨紧邻，故其横断面在形态上呈扁圆形，此处也是腓总神经最容易受损伤的部位。

(八)股神经

股神经是腰丛最大的神经，自腰大肌外缘穿出，继而在腰大肌与髂肌之间下行，在腹股沟韧带中点稍外侧经腰大肌深面，股总动、静脉外侧进入股三角区，随即分为数支。

股神经可在腹股沟处股总动、静脉外侧通过横断扫查进行寻找，表现为典型的网状结构。其他部位的超声扫查以此处为基点，进行其向下或向上的横断系列追踪扫查。

参考文献

[1] 陈明 . 心脏与血管超声生物力学 [M]. 上海：上海科技教育出版社，2014.

[2] 富京山，富玮 . 胃肠疾病与常见急症超声诊断 [M]. 北京：人民军医出版社，2012.

[3] 张小红 . 腹部常见疾病超声诊断分册 [M]. 太原：山西科学技术出版社，2014.

[4] 林红军 . 腹部超声检查技巧与鉴别诊断 [M]. 北京：科学技术文献出版社，2015.

[5] 国家卫生计生委能力建设和继续教育中心著 . 超声医学专科能力建设专用初级教材 腹部分册 [M]. 北京：人民卫生出版社，2016.

[6] 傅先水，张卫光 . 肌骨关节超声基础教程 [M]. 北京：人民军医出版社，2015.

[7] 国家卫生计生委能力建设和继续教育中心 . 超声医学专科能力建设专用初级教材 妇产和计划生育分册 [M]. 北京：人民卫生出版社，2016.

[8] 李泉水 . 浅表器官超声医学 [M]. 北京：人民军医出版社，2013.